颈椎病的中医药治疗与康复

宋志靖 编著

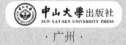

·广州·

版权所有　翻印必究

图书在版编目（CIP）数据

颈椎病的中医药治疗与康复/宋志靖编著. —广州：中山大学出版社，2016.6
ISBN 978-7-306-05252-0

Ⅰ.①颈… Ⅱ.①宋… Ⅲ.①颈椎—脊椎病—中医治疗法 ②颈椎—脊椎病—中医学—康复医学 Ⅳ.①R274.915 ②R247.9

中国版本图书馆CIP数据核字（2015）第074148号

出 版 人：	徐　劲
责任编辑：	曾育林
封面设计：	小鸟设计工作室
责任校对：	高　洵
责任技编：	黄少伟
出版发行：	中山大学出版社
电　　话：	编辑部 020-84111996，84113349，84111997，84110779
	发行部 020-84111998，84111981，84111901，84111160
地　　址：	广州市新港西路135号
邮　　编：	510275　传　真：020-84036565
网　　址：	http://www.zsup.com.cn　E-mail:zdcbs@mail.sysu.edu.cn
印 刷 者：	虎彩印艺股份有限公司
规　　格：	787mm×1092mm　1/16　18.25印张　300千字
版次印次：	2016年6月第1版　2016年12月第2次印刷
定　　价：	49.80元

如发现本书因印装质量影响阅读，请与出版社发行部联系调换

颈椎病是当今临床常见病、多发病。随着社会科技的进步与发展，人们日常的工作与生活已离不开手机、电脑，该疾病发患者群有低龄化倾向，越来越多的人被颈椎病所困扰。该疾病已严重影响人们的正常学习、生活质量和工作效率，因此，如何正确认识颈椎病，更重要的是如何从中医药的角度去认识该疾病，如何正确应用中医药的手段去防治与康复，已成为人们关心的问题。本书从颈椎病概述、中医药治疗与康复方法、颈椎病的康复评定、颈项部常见疾病的鉴别与康复治疗及椎动脉型颈椎病的中药治疗与证候研究等方面，对颈椎病做了较为系统、全面的介绍。

目前报道90%～95%的颈椎病患者经过非手术治疗获得痊愈或缓解。非手术治疗目前主要是采用中医、西医、中西医结合以及康复治疗等综合疗法，中医药治疗手段具有方法多、显效快、疗效好、安全且无毒副作用等独特优势。书中介绍了常见的治疗手段，包括手法治疗、中药治疗、针灸治疗、牵引治疗、练功治疗、拔罐刮痧、针刀治疗、物理治疗等。通过对这些治疗手段的介绍，能够使人们更好地认识并了解中医药治疗手段。同时，通过对颈椎病康复评定的相关内容介绍，能够使人们了解颈椎常用功能评定、颈椎的一般检查、肌力评定、感觉和反射评定与特殊检查、平衡功能评定、疼痛评定、肌电图与神经传导评定、ADL 能力评定、整体护理评定等内容，重点了解 ADL 能力评定、整体护理评定，使人们在日常生活中能够自我保健与康复，提高生活质量。本书还对颈项部相关疾病，如落枕、钩椎关节紊乱症、颈椎椎曲异常综合征、颈肩综合征等常见疾病进行了鉴别、诊断与治疗，以期通过这些介绍，使人们正确认识和理解颈项部疾病，做到诊断明确，对症治疗，辨证调护。

笔者对椎动脉型颈椎病进行了专门、深入的研究。椎动脉型颈椎病

(CSA)是颈椎病中的一种常见分型，应用中药内服治疗具有较好的疗效。笔者通过将近二十年的文献研究与现代统计学分析相结合的方法，探求中药治疗 CSA 的证治规律，以期能够完善中药治疗该病的理论体系，统一并规范化和标准化中医证候名称，为中药治疗 CSA 提供更多的借鉴和用药思路。这对于颈椎病的其他分型研究具有一定的指导与借鉴意义。本课题由国家自然基金"基于 NEI 信号网络探讨影响 CSA 发病关键分子及活血定眩胶囊干预机制"（编号：81360554）、甘肃省教育厅项目"椎动脉型颈椎病（CSA）临床证型与中药治疗匹配规律的研究"（编号：1106B-06）、甘肃中医学院中青年基金及甘肃省中医药防治慢性疾病重点实验室资助。

颈椎病的防治与康复，需从整体观念出发，要综合环境、气候、时间以及全身的证候表现，分型论治。中医药治疗颈椎病具有鲜明的特色，应用中医药手段对颈椎病进行康复，符合现代人对疾病治疗与康复的物理性、有效性和安全性要求。希望本书对颈椎病的临床治疗与康复有所裨益。

作者

2015 年 10 月 30 日

目　　录

第一章　颈椎病概述 ··· 1

第一节　颈椎的功能解剖 ·· 2
一、上颈椎的功能解剖 ·· 2
二、下颈椎的功能解剖 ·· 3

第二节　病因病机 ··· 4
一、病因 ·· 4
二、病理 ·· 10

第三节　临床表现 ··· 27
一、颈椎病引起的一般症状 ······································ 27
二、颈椎病的分型 ·· 30
三、颈椎病的临床表现 ·· 32

第四节　诊断评定 ··· 35
一、神经根型颈椎病 ·· 35
二、脊髓型颈椎病 ·· 36
三、椎动脉型颈椎病 ·· 37
四、交感神经型颈椎病 ·· 38
五、颈型颈椎病 ·· 39
六、混合型颈椎病 ·· 40

第五节　影像检查 ··· 40
一、X线平片检查 ··· 40
二、CT检查与ECT检查 ·· 43
三、MRI检查 ·· 46

四、经颅多普勒检查 ………………………………………… 50
　　五、肌电图检查 ……………………………………………… 51

第二章　中医药治疗与康复方法 ………………………………… 57

第一节　手法治疗 …………………………………………… 58
　　一、手法治疗的作用原理 …………………………………… 58
　　二、手法治疗颈椎病的原则 ………………………………… 64
　　三、手法治疗适应证与禁忌证 ……………………………… 68
　　四、手法治疗注意事项 ……………………………………… 68
　　五、手法选择与操作方式 …………………………………… 69

第二节　中药治疗 …………………………………………… 74
　　一、内治法 …………………………………………………… 74
　　二、外治法 …………………………………………………… 75

第三节　针灸治疗 …………………………………………… 79
　　一、针法 ……………………………………………………… 80
　　二、灸法 ……………………………………………………… 85

第四节　牵引治疗 …………………………………………… 87

第五节　练功治疗 …………………………………………… 90
　　一、功能锻炼的原则 ………………………………………… 90
　　二、功能锻炼的方法 ………………………………………… 91
　　三、健康习惯 ………………………………………………… 92

第六节　拔罐刮痧 …………………………………………… 92
　　一、拔罐疗法 ………………………………………………… 92
　　二、刮痧疗法 ………………………………………………… 94

第七节　针刀治疗 …………………………………………… 97
　　一、适应证与禁忌证 ………………………………………… 97

二、常用小针刀法 ·· 99

　　三、颈椎病小针刀治疗 ·· 104

第八节　物理治疗 ··· 105

　　一、适应证与禁忌证 ·· 106

　　二、常见治疗方法 ·· 107

第三章　颈椎病的康复评定 ·· 113

第一节　颈椎常用功能评定 ·· 114

第二节　颈椎的一般检查 ··· 120

　　一、一般检查 ·· 120

　　二、体格检查 ·· 122

第三节　颈椎肌力评定 ··· 124

　　一、操作方法与步骤 ·· 124

　　二、评定标准 ·· 125

　　三、注意事项 ·· 126

　　四、等速肌力评定 ·· 126

　　五、其他器械肌力评定 ··· 128

　　六、肌肉耐力评定 ·· 129

第四节　感觉和反射评定与特殊检查 ························· 130

　　一、感觉的检查 ··· 131

　　二、生理反射 ·· 132

　　三、特殊检查 ·· 134

第五节　平衡功能评定 ··· 137

　　一、基本概念 ·· 137

　　二、平衡功能的分类 ·· 138

　　三、平衡的生理学机制 ·· 138

　　　　四、评定目的 ………………………………………………………… 139
　　　　五、评定方法 ………………………………………………………… 140
　　第六节　疼痛评定 ……………………………………………………… 145
　　　　一、常用的疼痛的评估方法 ………………………………………… 146
　　　　二、疼痛的评估方法与管理 ………………………………………… 149
　　第七节　肌电图与神经传导评定 ……………………………………… 150
　　　　一、肌电图的诊断标准 ……………………………………………… 150
　　　　二、下运动神经元疾患的肌电诊断 ………………………………… 151
　　　　三、肌源性疾病的肌电诊断 ………………………………………… 153
　　第八节　ADL 能力评定 ………………………………………………… 155
　　　　一、ADL 定义、范围及评定目的 …………………………………… 155
　　　　二、ADL 的分类 ……………………………………………………… 155
　　　　三、ADL 评定方法 …………………………………………………… 156
　　　　四、日常生活活动能力评定的实施及注意事项 …………………… 158
　　第九节　整体护理评定 ………………………………………………… 158
　　　　一、整体护理 ………………………………………………………… 158
　　　　二、局部护理 ………………………………………………………… 159
　　　　三、颈椎性相关病症的护理 ………………………………………… 160
　　　　四、颈椎牵引的护理 ………………………………………………… 167

第四章　颈项部常见疾病的鉴别与康复治疗 …………………………… 169
　　第一节　急性斜颈症(落枕) …………………………………………… 170
　　　　一、病名概念 ………………………………………………………… 170
　　　　二、功能解剖和损伤机制 …………………………………………… 170
　　　　三、病因 ……………………………………………………………… 171
　　　　四、诊断 ……………………………………………………………… 171

五、治疗 …………………………………………………… 172

　　　六、预后 …………………………………………………… 172

　第二节　寰枢关节错位症 …………………………………………173

　　　一、病名概念 ……………………………………………… 173

　　　二、功能解剖和损伤机制 ………………………………… 173

　　　三、病因 …………………………………………………… 174

　　　四、诊断 …………………………………………………… 174

　　　五、治疗 …………………………………………………… 176

　　　六、预后 …………………………………………………… 177

　第三节　钩椎关节紊乱症 …………………………………………178

　　　一、病名概念 ……………………………………………… 178

　　　二、功能解剖和损伤机制 ………………………………… 178

　　　三、病因 …………………………………………………… 178

　　　四、诊断 …………………………………………………… 179

　　　五、治疗 …………………………………………………… 180

　　　六、预后 …………………………………………………… 181

　第四节　急性颈椎间盘突出症 ……………………………………183

　　　一、病名概念 ……………………………………………… 183

　　　二、功能解剖和损伤机制 ………………………………… 183

　　　三、病因 …………………………………………………… 184

　　　四、诊断 …………………………………………………… 184

　　　五、治疗 …………………………………………………… 188

　　　六、预后 …………………………………………………… 190

　第五节　颈椎椎曲异常综合征 ……………………………………190

　　　一、病名概念 ……………………………………………… 190

二、功能解剖和损伤机制 …………………… 190
　　三、病因 …………………………………… 191
　　四、诊断 …………………………………… 192
　　五、治疗 …………………………………… 197
　　六、预后 …………………………………… 199

第六节　退变性颈椎管狭窄症 ………………………199
　　一、病名概念 ……………………………… 199
　　二、功能解剖和损伤机制 …………………… 199
　　三、病因 …………………………………… 200
　　四、诊断 …………………………………… 201
　　五、治疗 …………………………………… 204
　　六、预后 …………………………………… 206

第七节　颈肩综合征 …………………………………206
　　一、病名概念 ……………………………… 206
　　二、沿革 …………………………………… 206
　　三、功能解剖和损伤机制 …………………… 206
　　四、病因 …………………………………… 208
　　五、诊断 …………………………………… 208
　　六、治疗 …………………………………… 211
　　七、疗效判断 ……………………………… 212
　　八、预后 …………………………………… 212

第八节　颈肘综合征 …………………………………212
　　一、病名概念 ……………………………… 212
　　二、沿革 …………………………………… 212
　　三、功能解剖和损伤机制 …………………… 213

　　　　四、病因 ………………………………………………… 213
　　　　五、诊断 ………………………………………………… 213
　　　　六、治疗 ………………………………………………… 215
　　　　七、疗效判断 …………………………………………… 216
　　　　八、预后 ………………………………………………… 216
　　第九节　退变性颈腰椎间盘病 ……………………………… 217
　　　　一、病名概念 …………………………………………… 217
　　　　二、沿革 ………………………………………………… 217
　　　　三、功能解剖和损伤机制 ……………………………… 217
　　　　四、诊断 ………………………………………………… 217
　　　　五、治疗 ………………………………………………… 221
　　　　六、预后 ………………………………………………… 223
　　第十节　颈胸枢纽交锁症 …………………………………… 223
　　　　一、病名概念 …………………………………………… 223
　　　　二、功能解剖和损伤机制 ……………………………… 224
　　　　三、病因 ………………………………………………… 224
　　　　四、诊断 ………………………………………………… 224
　　　　五、治疗 ………………………………………………… 225
　　　　六、预后 ………………………………………………… 226

第五章　椎动脉型颈椎病的中药治疗与证候研究 ……………… 227
　　第一节　中医对椎动脉型颈椎病认识 ……………………… 228
　　　　一、发病机制 …………………………………………… 228
　　　　二、临床表现与诊断 …………………………………… 233
　　　　三、诊断标准 …………………………………………… 234
　　　　四、鉴别诊断 …………………………………………… 236

五、中药治疗 ·· 237
　　六、疗效评价 ·· 238

第二节　椎动脉型颈椎病中医临床证型 ························· 239
　　一、研究目的、方法和统计学依据 ························· 239
　　二、研究对象和范围 ··· 240
　　三、中医证候分型规律研究 ································ 241
　　四、不同分型的临床症状 ··································· 243

第三节　椎动脉型颈椎病的中药治疗规律研究 ················ 246
　　一、研究目的、方法和统计学依据 ························· 246
　　二、研究对象和范围 ··· 247
　　三、用药规律研究 ·· 248

第四节　中医临床证型与中药治疗规律 ························· 268
　　一、中医临床常见证型 ······································ 268
　　二、用药频数与用药框架 ··································· 268
　　三、中药组方特点 ·· 268
　　四、用药内涵剖析 ·· 269
　　五、现代研究概况及展望 ··································· 271

参考文献 ··· 273

第一章
颈椎病概述

第一节　颈椎的功能解剖

第二节　病因病机

第三节　临床表现

第四节　诊断评定

第五节　影像检查

第一节 颈椎的功能解剖

一、上颈椎的功能解剖

颈椎由枕骨—寰椎—枢椎复合体组成，承担颈椎 40% 的伸屈运动和 60% 的旋转运动。其中，寰枕关节的主要运动方式是伸屈运动，寰枢关节主要为旋转运动。

(1) 寰枕关节 (C0～C1)：连接寰椎与枕骨，由枕骨髁及寰椎的上关节凹相联而成，为椭圆关节，有寰枕前膜和寰枕后膜加固。寰枕关节的主要运动形式为矢状面上的屈伸运动，可使头部在其他颈椎不参与的情况下做 15°～20° 的屈伸动作（点头及仰头）。另外，可使头部做约 10° 的侧屈，几乎不能旋转。由于枕骨大孔前缘和齿突尖在头颈部屈曲时可产生撞击，从而限制寰枕关节过度的屈曲运动；寰枕关节的伸展运动被覆膜限制，覆膜在枢椎的椎管前缘处移行为后纵韧带。当头部受外伤或猛烈活动头颈以及在不自然的姿势下做不协调的动作时，可致关节脱位。由于儿童寰枕关节之间关节面较平坦，韧带松弛，头颅重量相对较大，因此，儿童比成人在外伤时更容易损伤此处结构。

(2) 寰枢关节（C1～C2）：由寰枢正中关节（由枢椎的齿突和寰椎前弓后方组成）和两侧的寰枢外侧关节（位于齿突两侧，由寰椎的下关节面和枢椎的上关节面组成）组成。三个关节联合运动，可使寰椎带动头部围绕齿突做旋转运动，其旋转活动度大约为 50°。因此，寰枕、寰枢关节的联合运动可使头部做三维运动。

寰枢关节的关节囊较松弛，两侧的寰枢外侧关节较水平，寰枢正中关节接触面积较小，相对不稳定。作为高活动性的寰枢关节，其稳定性主要取决于韧带结构的完整。寰椎横韧带是寰枢关节的主要支持韧带。寰椎横韧带在跨越齿突时，发出两纵束，分别向上固定于枕骨，向下固定于枢椎。这些韧带合称为寰椎十字韧带。

正常情况下，寰枢关节无矢状方向的运动，尤其在前后位的移动高度受限制，寰椎前弓限制寰椎向后移动，横韧带限制寰椎向前移动。一旦出现前后位的移动，则预示着病理情况。

二、下颈椎的功能解剖

下颈椎包括第3～7颈椎体及其连接结构。C2～C6的横突孔内有椎动脉、椎静脉丛和交感神经丛通过。

(1) 椎间盘：自第2颈椎起，两个相邻的椎体之间都有椎间盘。颈椎间盘前部厚，后部薄，从而使颈椎具有前凸曲度。

(2) 关节突关节：下颈椎的上关节突面向上、后、内侧，下关节突面向下、前、外侧。这样的结构有利于屈伸，但单独节段的旋转侧屈受限。下颈椎的关节突关节运动幅度较大，因此，容易出现退变性疾病。

(3) 钩椎关节：第3～7颈椎体上面两侧缘向上突起称为钩突。钩突在椎体上面呈鞍状，从而限制了椎体的侧弯运动。钩突与相邻椎体下面侧方的斜坡形成钩椎关节，即所谓"Luschka关节"。此关节构成椎间孔前壁，其侧与椎动脉相毗邻，故椎间盘突出伴钩椎关节骨赘时可挤压神经根或椎动脉而出现相应的临床症状。

(4) 椎动脉与颈部交感神经：椎动脉自第6颈椎横突孔穿入，跨经上位6个颈椎横突孔上行，位于颈椎钩椎关节的外方。自寰椎横突孔穿出后，绕过寰椎侧后方，跨过寰椎后弓的椎动脉沟，转向上经枕骨大孔进入颅腔。头部旋转时椎动脉可扭曲或变直而影响血流。

颈部有2个交感神经干，位于颈椎前外方、颈动脉鞘后方、椎前筋膜的深侧，每侧有3～4个颈神经节。其节前纤维与C5～T1神经根相伴离开脊髓；其节后纤维随颈神经分布至咽喉、上肢动脉、颈外动脉、颈内动脉和椎动脉，以及头颈部和上胸部的汗腺、瞳孔括约肌、眼睑平滑肌、内耳和心脏等器官组织；另有脊髓脑膜返回神经，又称为窦椎神经，分布至硬脊膜、后纵韧带、小关节和关节囊。当交感神经受刺激或受压迫时，以上部位可产生相应的症状。颈下神经节常与第1胸神经节合并形成星状神经节。

第二节 病因病机

中医学对脊柱结构早在《黄帝内经》时代就有了相当的认识。《黄帝内经》将颈椎称为"天柱",其中的"骨以下至尾骶二十一节长三尺"包括胸椎12节、腰椎5节、骶椎5节。在《灵枢·骨度》中指出,对每一骨节还要"先度其骨节之大小、广狭、长短",这对临床有一定的指导意义。《灵枢·经水》曰:"骨为干,脉为营。"在整体运动活动中,颈腰椎的强弱尤为重要。颈部是气血、筋骨肌肉等的综合枢纽,上撑头颅,活动频繁,故有"旋台骨"、"天柱骨"之称。

中医学认为脊柱相关疾病的发生是内因和外因共同作用的结果。《素问·宣明五气论》曰:"久视伤血、久卧伤气、久坐伤肉、久立伤肾、久行伤筋,是谓五劳所伤。"《素问·至真要大论》曰:"湿淫所胜……病冲头痛,目似脱,项似拔,腰如折,髀不可以回,腘如结,腨如别。"《正骨心法要旨》首次把颈椎骨折脱位分四大类:"一曰从高坠下,致颈骨插入腔内……一曰打伤头低不起……一曰坠伤左右歪斜……一曰扑伤面仰,头不能垂……"还描述了脊柱损伤的症状:"若脊筋陇起,骨缝必错,则成佝偻之形。"说明我国古代医家对颈椎病的病因有比较深刻的认识。人体是一个有机的整体,因此,颈椎出了问题必然涉及脏腑经络。经络是人体内运行气血,沟通表里上下,联系脏腑器官的独特系统。当人体遭受损伤后,经脉失常,气血运行受阻,机体抵抗力减弱,外邪或疼痛刺激可通过经络的传递作用而影响脏腑的功能。另外,伤痛引起经络运行阻滞,也会使经络循行所过组织器官功能失常,从而出现相应的临床症状。

一、病因

(一) 外在因素

外因是指由于外在因素作用于人体而引起的颈部损伤,主要是外力损伤,但其发病与邪毒感染及外感六淫也有一定的关系。

外力作用可以损伤人体的皮肉筋骨而引起的脊柱相关疾病。如跌扑、坠堕、撞击、闪挫、负重、劳损等所引起的颈椎周围软组织损伤都与外力作用有关。根据外力作用的性质不同，一般可分为直接暴力、间接暴力、持续劳损3种。

人体的软组织遭受外力的作用可以引起不同程度的损伤。损伤部位多在骨骼肌的脊椎骨及其附件的一般形态：成年人有26个脊椎骨，即7个颈椎、12个胸椎、5个腰椎、1个骶椎（小儿为5块，成人亦融合成1个）和1个尾椎（小儿为3～5块，成人亦融合成1个）。除第1、第2颈椎及骶骨、尾骨外，其余各椎骨的解剖结构大致相同，均由椎体、椎弓、关节突（上下各2个）、横突（左右各1个）及棘突所组成。各椎骨上下由椎间盘及坚强的韧带相连接，会受到创伤性无菌性炎症的化学性刺激引起疼痛。这些骨骼部位的软组织受伤后未及时正确治疗，或由于经常受到持续性牵拉和重复的损伤，使已有的损伤不易痊愈，在该处机体椎管外软组织损伤的特定部位形成有规律的和具有无菌性炎症病理变化的压痛点，局部众多的压痛点还会构成一软组织疼痛区，散发出原发性局限痛或并发传导痛。

脊柱是人体负重和运动的轴心，连接椎骨和协调运动的软组织（包括肌肉、韧带、关节囊、筋膜、椎间盘等）易遭受急性扭挫伤。其常见原因从所造成的不同损伤来分析，可分为直接外力损伤、间接外力损伤和持续劳损。

1. 直接暴力

直接暴力是指外力直接作用在脊柱或脊柱周围软组织引起的损伤，多指钝性挫伤的暴力，如棍棒打击、挤压、跌扑、挫伤等。直接外力所造成的软组织损伤多发生在直接作用的局部。外力作用较大时，可引起肌腱、韧带、关节囊、关节软骨的损伤，其软组织常被挤压、碾挫或撕拉断裂，有时甚至同时发生骨折、关节移位，开放性损伤率较高。局部常见出血、肿胀、青紫等症状。如治疗不及时或治疗不得法，可使损伤发展到软组织变性阶段，成为慢性软组织损伤。由于受伤部位位于外力直接作用的区域，因此产生相应的疾病往往与脊柱损伤部位有关，如颈部外伤常出现上肢症状，颈肩部疼痛，视力、听力异常，血压异常及脑缺血等症状。

2. 间接暴力

间接暴力是指暴力远离作用部位，因传导而引起脊柱及周围软组织的损伤。如自高处坠落，臀部先着地，身体下坠的冲力与地面向上的对脊柱的反作用力造成的挤压可造成胸腰椎发生压缩性骨折或伴有脱位及脊髓神经的损伤。常为肌肉、肌腱、韧带、关节软骨、关节囊等的撕裂伤，进而累及相应节段的血管、脊髓及神经组织而出现相应的病变，开放性损伤较少。疼痛、肿胀、出血及淤血等症状一般出现较迟缓。受伤时感觉不是很明显，比较隐蔽。有时在伤后数小时或数天才出现轻微症状。当然，有时间接外力损伤严重者也可立即出现症状，具体有：①挫伤，主要由较重的踢、扭、打、碰撞引起，可使脊柱周围肌肉、肌腱、韧带等部位纤维断裂；②捩伤，主要是指机体活动时超过正常的范围（过伸或过屈等）时发生的肌腱或韧带的撕伤或断裂；③挤压伤，因机体受到重物或长时间挤压，造成肌纤维或韧带部分或全部断裂。传导暴力的损伤多见于应力较集中和解剖结构薄弱的节段，常见为颈椎1～2节。间接暴力所造成的损伤情况有时较为复杂，由于外力的传导或外分力的交叉作用，可形成两处以上的损伤，在检查的时候往往容易忽视而造成漏诊。

无论是直接外力还是间接外力损伤软组织，如果未能彻底修复这些损伤的软组织，日后往往后遗慢性疼痛，就使腰骶、臀髋、大腿根部等或头颅、项颈、背肩、锁骨上窝等部位软组织的无菌性炎症病变从急性转化到慢性，且经常突发不断加重。所以认为急性损伤并非软组织损害真正的原发因素，未能治愈而后遗留下来的软组织无菌性炎症之病理变化，才会引起原发性头痛、项颈痛、背痛、肩痛和锁骨上窝痛等。

3. 持续劳损

持续劳损是指反复、长期地作用于人体某一部位的较小的外力作用引起颈椎及其周围软组织的力学失衡，颈椎小关节错位。临床引起颈椎病的因素多为持续劳损引起的。如长期以不正确的姿势劳动、工作或不良的生活习惯而使人体某一部位处于力失衡状态，如不良的睡眠姿势、枕头太高、长时间的低头工作、躺在床上看书或看电视，颈椎的正常生理弧度就发生改变，会造成颈椎的前突消失，从而压迫神经或椎动脉，造成颈部、肩部、肘部及手部酸麻胀痛或无力，或者引起脑部供血不足引起头晕、头疼、失眠及脑神经衰弱等问题。人体的软组织特别是肌肉、筋膜等在日常工作或生活中经常受到不能察觉到的牵拉性刺激，如经常低头工作也常会使枕颈、项颈、背、肩胛骨背面等部位的肌肉和筋膜等骨骼附着处受到这类刺激，容易产生头颈背肩部软组织损害，会引起原发性疼痛。早期的这些牵拉性刺激实质上就是一种最轻微的、临床上不具备任何征象的损伤。如果骨骼肌和筋膜等长期、频繁地受到这类牵拉性刺激，这样微量的损伤因素日积月累，由量变到质变，就使骨骼的软组织附着处逐渐形成无菌性炎症反应、炎性粘连、炎性纤维组织增生、炎性组织变性和挛缩（下文统称为"无菌性炎症病变"），引起不同程度的疼痛。其病理变化与急性损伤后遗的完全一样。发病率也远较急性损伤要高得多，为原发性椎管外软组织损害性头痛、枕颈痛、项颈痛、背痛、肩痛、锁骨上窝痛、头颈痛、颈背痛、背肩痛、肩臂痛、颈背肩痛、颈背肩臂痛、头颈背肩臂痛包括头颈背肩臂腰骶臀腿的全身痛在内等最为常见的原发因素。可见，慢性劳损常与职业或不良习惯有关，常见原因有：

（1）长期低头工作或长期在某一特定姿势下做重体力劳动，工作及生活中不良姿势，办公或上课时所坐的桌椅高度不适且长期如此，最常见于长期单边肩挑重物、姿势不良，如歪头写字、卧位看书、看电视、姿势性驼背、睡高枕等。某些特殊体位的重体力劳动等，如坑道作业，而又不重视定时做适应性肌力平衡运动者。

（2）过度疲劳。正常人因工作或生活过度疲劳，只要休息一段时间即能恢复。对颈椎退变或失稳者，稍微过劳即可发病。

（3）剧烈运动前没有做适当的预备动作，如单双杠、球类比赛等；单侧长期持重的运动，如保龄球等，会因右肩臂肌肉发达引起脊柱侧弯。

（4）反复轻度扭挫伤。在攀、抬、挑、搬重物时，或手持重物向外抛掷时，因用力不当或用力过大反复造成的损伤。

（5）自幼缺乏体力劳动锻炼或因疾病所致的体质疲弱、气血亏虚的人突然从事过重的挑、抬、扛、掷等劳动，或持久做过伸、过屈头颈造成的损伤类。

（6）头颈、胸背部受撞击，或软组织急性扭挫伤后，导致气滞血淤，组织撕裂后水肿、血肿，如未彻底治疗，可发展为纤维性变，以致肌肉、韧带、关节囊等发生粘连，形成瘢痕，出现伤侧（椎旁）软组织痉挛或挛缩。

（7）轻微扭挫伤。轻微扭挫伤对正常人不会造成损害，然而对颈椎失稳者，却可造成椎间小关节微小移位，或骨质增生处的椎间软组织损伤等。

（8）反复损伤或治疗不当旧伤未愈，又再次损伤该部位或者急性损伤后，发生组织撕裂、血肿，又未彻底治疗，可发展为纤维性变形成创伤性瘢痕，以致肌肉、韧带、关节囊等粘连，造成椎旁软组织痉挛，幼儿及青少年时期外伤尤为多见。

4．感受风寒湿邪

汉代张仲景在《金匮要略》一书中明确指出疾病发生的3个途径："一者，经络受邪，入脏腑，为内所因也；二者，四肢九窍，血脉相传，壅塞不通，为外皮肤所中也；三者，房室、金刃、虫兽所伤。"中医经络学说中的督脉和足太阳膀胱经，均循行于脊背部位。历代医家认为，督脉为阳脉之纲，足太阳膀胱经中五脏六腑均有俞穴注于背部，因此许多内脏疾病的民间疗法，都常规性地在背部实施，如刮痧、梅花针以及推拿疗法中的捏脊疗法。中医学对这些病因学的认识，对颈椎病的辨证有一定的指导意义。慢性劳损的软组织受到上呼吸道感染或其他发热等炎症以及过度劳累或内分泌紊乱等内部因素的影响；或轻度外伤、气候改变、寒冷、潮湿等外界因素的诱导，即中医学理论中所说的风、暑、寒、湿、燥、火"六淫"及"正气不足"、"邪胜正负"。《诸病源候论·卒腰痛候》指出："夫劳伤之人，肾气虚损。而肾主腰脚，其经贯肾络脊，风邪乘虚，卒入肾经，故猝然而患腰痛。"风寒湿邪侵袭，阻塞经络，导致气机不得宣通，引起肌肉挛缩或松弛无力，从而使脊柱及周围软组织力平衡失调，出现一系列相关的脏腑疾病。则往往引起疼痛的发作。即当无菌性炎症加剧，疼痛也就加重；炎症消退时，疼痛也会减轻或消失。不过从六淫邪气所致病症来看，与软组织损伤关系最严重最密切的是风、寒、湿三邪，它们既是某些软伤疾病的直接诱因，又是软组织损伤后期并发症的病因。风、寒、湿三邪可单独侵害人体，更多的是两种或两种以上的邪气同时侵害人体而致病，也就是中医文献所说：风、寒、湿三气杂至，合而为"痹"。

（二）内在因素

内因是指引起颈椎病的内在因素。颈椎病的发生不仅与外部因素的影响密切相关，而且有一定的内部因素和发病规律。因此，在讨论颈椎病的发病原因时不能忽视内在因素对疾病的影响，必须注意内在因素在发病学上的重要作用。下面我们从内分泌、年龄、体质、职业、局部解剖结构等方面来说明内在因素对脊柱相关疾病的影响。

1. 内分泌

内分泌失调的患者常并发自主神经功能紊乱，这种紊乱可使全脊柱失稳加剧。故更年期妇女，内分泌失调常并发自主神经功能紊乱，可加剧脊柱失稳。妇女经期前紧张性头痛常为颈2、颈3椎体小关节错位引起。

2. 年龄

不同的年龄，颈椎病的好发部位和发病率是不一样的。如儿童的骨骼正处于生长发育期，周围组织的维系作用尚不够坚强，常常以寰枢椎半脱位多见。青年人活动较剧烈，外力过大或不注意姿势时容易引起颈椎小关节紊乱及相关组织的损伤。颈椎间盘突出发病率以中年人最高，椎间盘中胶原组织的物理性能随年龄增长而改变，胶原组织的生物期要比别的蛋白质长，加之营养问题，氧及代谢降解物的弥散性降低等异常，导致细胞死亡，进而椎间盘含水量减少、椎间隙增大而成为突出的原始病因。由此可见，椎间盘突出一般有急慢性外伤史。从生理角度看，由于脊椎负重大，所以临床上较易发生椎间盘突出症。近年来发现颈椎椎间盘突出症的发生率也相当高。因后纵韧带在后外侧较薄弱，故病变椎间盘以向后外侧突出者居多，突出的椎间盘初期为较软的髓核及部分纤维组织，之后可逐渐钙化及骨化。

3. 体质

体质的强弱与颈椎病的发生有密切的关系。如年轻人身体强壮，气血旺盛，肾精充实，一般不容易发生损伤。只有足够大的外力作用才能引起损伤，且往往损伤较严重。体质虚弱，气血亏虚，肝肾不足，年老者，筋骨痿软，韧带松弛，骨质疏松者，当受到较小的外力作用的时候，往往也造成颈椎损伤而发病。

4. 职业

职业与颈椎病的发生有密切的关系，如颈椎病常常发生于长期低头或伏案工作。

5. 局部解剖结构

脊柱的特殊解剖结构与颈椎病的发生和发展有直接的密切的关系。脊柱是人体的中轴，是身体的支柱，类似支架，悬挂着胸壁和腹壁；下部短，相对比较固定，身体的重量和所受的震荡即由此传达到下肢。脊柱由脊椎骨及椎间盘组成，共同完成人体躯干的前屈、后伸、侧屈、旋转及各种复合运动。但这些功能的顺利完成取决于脊椎骨和椎间盘的完整，相关韧带、肌肉与脊椎骨关节间和谐的运动。从侧面看，脊柱有4个生理曲度，即向前的颈曲和腰曲、向后的胸曲和骶曲。这4个弯曲，犹如一个大弹簧，增加缓冲震荡的能力，加强姿势稳定性。其中胸曲和骶曲是与生俱来的，而婴儿开始抬头时才逐渐形成颈曲，开始爬行或坐的时候逐渐形成腰曲。随着儿童身体活动的逐渐增加，颈曲、腰曲不断加深，随着人年龄的衰老，颈曲和腰曲又逐渐变浅。老年人因髓核脱水，椎间盘逐渐退化而椎间隙变窄，颈曲逐渐消失，胸曲逐渐加大，从而形成老年性驼背。当人们长期从事低头伏案工作或弯腰搬物工作时，可使颈曲和腰曲的生理曲度变直，从而改变相应的椎间隙及椎间孔而产生腰痛并可牵涉头部、上肢、下肢等相关神经分布区域的症状。脊柱的4个生理曲度的产生和变化总是随着所受应力的变化而变化，而其中主要的变化产生于后天所形成的颈曲和腰曲。因此，临床上引起损伤最多的节段产生脊柱相关疾病绝大多数发生于应力变化最明显的颈椎段和腰椎段。而颈椎病的发生与颈椎段的解剖变化密不可分。

各种病因必须作用于颈椎，通过颈椎反映到相应的肢体、脏器以及气血、经络而发生疾病。人体对各种有害因素的反应，固然有其共同的规律，但由于颈椎特殊的解剖结构和生理功能，人们所处的环境、地点不同，人体体质因素，致伤外力、感邪程度等的差异，这就产生了人体对各种病因反应的特殊性。由于目前人类对疾病的认识水平有其局限性，很多有关颈椎病发生的病因尚未完全清楚，还需不懈努力探索。

二、病理

脊颈椎病的发生多是由颈椎椎管内外软组织的急性损伤后遗、慢性劳损等形成的病变所产生的无菌性炎症刺激、脊颈椎解剖结构发生微小的位移等引起椎旁肌痉挛和肌挛缩、刺激，牵拉或压迫相应的脊神经、自主神经及椎管内外的动静脉甚至脊髓，从而引起多种类似呼吸、消化、心血管、内分泌、神经、五官等一系列相似的临床症状。具体的病理变化有以下几个方面。

（一）解剖位移

单（多）个椎体可沿三维空间、6个自由度位移。其位移形式可发生在额状轴上的前倾、后仰，矢状轴上的左右侧屈，纵轴上的旋转。因椎体、关节突、棘突是一个整体，在单（多）个椎体位移时必然导致棘突偏歪、关节突关节错缝、棘间隙的宽窄变化，从而引起神经节段刺激或压迫神经、血管引起一系列的临床表现。主要的病症有：第1颈椎，脑供血不足、头晕、嗜睡、摇头、头痛、健忘、倦怠；第2颈椎，头痛、头昏、耳鸣、眼眶痛、视物模糊、斜视、鼻塞、失眠、心动过速；第3颈椎，眩晕头昏、偏头痛、三叉神经痛、视力障碍、失听、吞咽不适、房颤；第4颈椎，落枕、呃逆、咽喉痛、恶心、弱视、全手麻木；第5颈椎，胸痛、心动过缓、喘哮、血压波动、发声嘶哑、呃逆、口臭；第6颈椎，咳喘、咽喉痛、血压波动、扁桃体肿大；第7颈椎，咽喉痛、哮喘、气短胸闷、甲状腺病、雷诺症。

（二）疾病性损伤

疾病性软组织损伤引起颈椎病可分为疾病损伤与手术损伤两种。

1. 病损性软组织损伤

病损性软组织损伤指某种疾病或炎症侵蚀破坏了局部肌纤维、毛细血管和韧带等造成的损伤。例如，风湿病、类风湿病、疖、疮等，这些疾病直接损伤其局部的软组织。随着这些疾病的治愈，受到损伤的软组织也随之修复。但是，在修复过程中，在一定因素的影响下，如缺乏适应的功能活动和锻炼或病变部位紧贴骨面等原因，就会产生瘢痕、粘连，甚至关节挛缩等。

2. 手术性软组织损伤

手术性软组织损伤指因某些疾病而行切开手术造成的损伤。在手术愈合过程中，常难以避免地产生组织粘连、瘢痕或挛缩等。

(三) 其他因素

1. 生化因素

化学因素或生物因素也常可致颈椎周围软组织损伤变性而导致颈椎病的发生。

(1) 化学因素。如局部封闭、肌肉或静脉给药，某些药物导入等，甚至酸碱等化学物质均可导致局部软组织的损害。有些化学药物还可破坏体内某些酶的正常代谢。

(2) 生物因素。某些细菌、病毒感染等，可直接破坏组织细胞的代谢，有些则通过变态反应而引起一些软组织的损伤。

2. 椎骨退变或骨质增生

颈椎失稳后，活动度增加。软组织损伤后可在伤侧（椎旁）出现肌肉痉挛，肌肉痉挛则可使关节突关节、钩椎关节或椎体边缘的韧带、肌腱附着点及骨膜等处遭受不平衡力的牵拉从而造成损伤，使骨关节的附着处发生充血、水肿、渗出等，久而久之则机化或进一步骨化成为骨质增生（骨刺、骨唇、骨嵴）。骨质增生随年龄的增长而增多，但不一定致病。只有增生骨质突入椎管、椎间孔或横突孔时，才可直接压迫神经根、椎动静脉、交感神经或脊髓而致病，从而引起一系列内脏病变。

3. 先天性畸形

颈椎骨畸形临床可见，特别是腰骶部较其他部位多，均由于发育过程障碍所致。

(1) 颈椎骨融合畸形。常见相邻 2～3 节椎骨完全或不完全性融合，颈椎多见。颈椎有时甚至与胸椎融合成一骨，患者颈部短缩，呈蛙颈状，不能旋转。有的患者伴有半椎体形成、肋骨分叉及脊柱明显侧凸。

(2) 脊椎骨移行的变化。脊椎骨节总数很少发生变化，但各部位可发生互相移行，如腰椎骶化或骶椎腰化。脊椎骨的总数如有变化，一般为多余的椎骨，常呈楔形，位于一侧，可形成脊柱侧凸。多余椎骨发育完整者很少见。

(3) 椎弓崩裂与脊柱滑脱。椎弓崩裂多指椎弓峡部不连接。脊椎滑脱是指由于椎弓崩裂所引起的椎体不稳而向前移位，也称为真性脊柱滑脱。有时脊椎向后方移位滑脱，称为脊椎后滑脱。脊柱滑脱后除直接压迫神经外，常合并有椎间盘突出、肌肉痉挛或韧带劳损。病变常以腰 4～5 节段最为常见，占 95%。颈椎滑脱多发生在颈 4～5 节段。脊柱滑脱的致病原因主要有先天畸形与后天外伤两大类。

（4）脊柱裂及脊膜膨出。胚胎期软骨化中心或骨化中心缺乏或两侧椎弓在后部不相愈合，即形成脊柱裂。脊柱裂以腰骶部多见，占 80.9%，亦可出现在颈胸部。多位于骶 1～2 或腰 5，亦有骶骨后部全裂开者。脊柱裂可以为一窄缝，亦可广泛敞开，整齐或不整齐。因椎板变形，棘突可短小飘浮形成游离棘突，也可缺如，或随分离的椎弓偏向一侧。因棘突为肌肉韧带的附着点，故使脊椎稳定性减弱。如脊柱裂只累及骨结构，称为主隐性脊柱裂，其表面覆盖有纤维组织而无脊膜或脊髓膨出，一般无症状，但有时也有尿失禁、下肢不全瘫痪及内翻足。因骨缺如，神经根可因慢性炎症而与周围组织发生粘连，从而过早地发生腰痛。此类患者在儿童期易发生遗尿，其机制可能与软组织刺激马尾神经有关。覆盖于隐性脊柱裂上的皮肤，外观如同血管瘤，上有色素沉着及毛发生长。约有 1/4 的患者在脊柱裂上覆盖有脂肪瘤。所有的脊柱裂患者在缺损部位都能见到有坚韧的纤维组织或软骨填补并伸入椎管内，并形成一横行纤维带，黏附在硬脊膜及神经根上，紧压马尾。如有游离棘突，这种现象则更为明显。在先天性脊柱裂并伴有脊髓膜膨出的病例中，随膨出的内容物不同而分为脊髓膨出、脊髓囊肿和脊髓膜膨出 3 种类型。这种脊柱裂常有下肢瘫痪、营养性溃疡、内翻足及大小便失禁等病症。

（5）半椎体。椎体的一半可完全不发育，剩余的一半受上、下椎体的挤压呈楔形，亦可以呈两个对称的楔形，中间为椎体裂；或在两个近似正常的椎体之间有一个多余的半椎体。在这种病例，如为胸椎，往往只有一侧有肋骨，同时在相邻两个椎体之间，出现多余的半椎体，患侧被撑开，而健侧被压缩。因此，这类患者全都有脊柱侧凸畸形。半椎体的作用不仅作为楔形体使相邻两个椎体分开，如继续生长，最后会在凸侧与相邻椎体融合，结果凸侧上下终板及椎间盘将被压缩。

（6）先天性颈肋及椎管狭窄。由于颈肋局部活动度减少，当增加其上或下部椎间负担时易发生肌肉劳损,故脊柱病好发于畸形椎体的上或下一椎间部位。先天性椎管狭窄者,其椎管、椎间孔及横突孔等骨性孔道比正常狭小,故代偿功能较差,对原可不致病的轻度颈椎错位、骨质增生或韧带肥厚钙化等患者,则可引起发病,且患病后症状往往比一般患者重。

4. 强直性脊柱炎

一般认为强直性脊柱炎属自身免疫性疾病。免疫反应性炎症首先侵入椎间关节滑膜及韧带。受累滑膜充血、水肿,大量单核细胞、浆细胞、淋巴细胞浸润。浸润处毛细血管和纤维增生,形成肉芽,进而出现滑膜增厚,并有绒毛形成,最终使关节囊、韧带机化甚至钙化,导致椎体间骨桥形成,也会引起相关疾病的发生。

5. 源于脊髓或脊神经的疾患

它又可以分为原发性和继发性两种,前者是由于脊髓或脊神经本身的疾患所致,如脊髓肿瘤、脊髓结核、脊髓炎、蛛网膜炎及神经根炎等;后者则以机械性压迫为主,如由于脊椎骨肿瘤所引起的脊髓压迫、椎间盘突出或黄韧带肥厚所引起的脊神经根压迫、椎管狭窄所引起的脊髓或脊神经根压迫、骨质增生及有关结构的退行性病变所引起的神经或血管压迫等。临床上以继发性较为常见,除上述各种原因外,脊柱本身的水肿、粘连、纤维化、椎管静脉曲张及化学性炎症反应,也可使疼痛明显增强。

6. 源于内脏器官的疾病

某一内脏器官发生疾患,其病理性刺激通过中枢神经系统的扩散作用,可在颈背相应部位发生疼痛,但颈背部事实上并未患病,这类疼痛的诊断常易混淆,在临床上必须认真鉴别。此类患者经常伴有相应内脏的症状,颈肩背部常有压痛点,但无脊柱活动障碍,故临床应仔细询问病史,仔细检查。

7. 精神因素

有时精神因素可成为颈椎病(如颈背痛或不适)的主要原因。此类患者多见于长期精神高度紧张或神经衰弱、癔症、情绪不稳定者。患者的神经活动抑制过程减弱,肌肉紧张性增加,对疼痛的感受阈降低,敏感性增高。颈背部疼痛的性质、部位和范围都不确定,使人难以捉摸;但体位改变及咳嗽等使腹内压增加的动作不会使疼痛加剧。此外，尚伴有其他一系列症状，如情绪不稳定、易激动、恐惧、悲观、自制力差、经常头痛、四肢发麻、记忆力减退等；有时还可伴有呼吸道或胃肠道功能紊乱的症状，但仔细检查时，却发现背部组织或内脏等并无任何器质性病变。

8．其他原因

脊椎骨折、脱位、结核、肿瘤等疾病均可引起颈椎病。相关病机尚未清楚，需进一步进行相关研究。

（三）软组织损伤

1．肌痉挛

人体有生命力的骨骼肌在正常情况下具有一定的张力现象，称为"肌肉紧张力"，简称"肌紧张"。这些在骨骼上附着的肌肉起点或止点，由于肌紧张而出现一持续性牵拉作用，形成肌肉适度收缩，使人体的整个骨骼在这种肌肉紧张力导致的持续性纵行压迫作用下，保持站立和保持身体的力学平衡。所以肌紧张是有生命力的骨骼肌的生理现象，并非病理状态。但是，在上述原发因素所造成的骨骼肌、筋膜、韧带、关节囊、脂肪等软组织骨骼附着处的疼痛，必然累及所属肌肉或与其相关联的肌群进一步收缩，出现过度的肌紧张，称为"肌痉挛"。肌痉挛是机体为了减少关节活动，减少对损伤部位的刺激，从而达到减轻疼痛的一种反射性和保护性反应。肌痉挛虽为一种保护性反应，但其本身又可破坏身体的协调和力学平衡。这种病理变化引起了颈椎力学平衡状态的失调，从而刺激交感神经或内脏神经引起内脏一系列功能紊乱和临床表现。当然还有很多病理因素尚不清楚，需要不断探索。

（1）牵拉性软组织劳损，加重了原有的肌肉、筋膜等软组织骨骼附着处的病理改变，出现炎性粘连或炎性纤维组织增生，进一步刺激神经末梢。

（2）骨骼肌和筋膜出现缩短和增粗的形态改变，但无本身的病理变化。

（3）软组织骨骼附着处的小血管因疼痛发生痉挛，其周围结缔组织的炎性反应变为炎性粘连或炎性纤维组织增生。

（4）持续性肌痉挛产生肌肉本身的血供不足，均会产生新陈代谢和营养障碍。

(5) 机体动力性平衡受到破坏,发生对侧及上、下两方肌群的补偿性肌痉挛(即对应补偿调节和系列补偿调节)。

(6) 特定部位出现有规律的压痛点(区),滑动按压时会引出局限痛外还可能引起肢体的传导征象。

(7) 所谓椎—基底动脉供血紊乱,自主神经功能紊乱,眼、耳、鼻、咽喉或口腔等功能失调以及循环系统、呼吸系统、神经系统、消化系统、泌尿生物系统或运动系统等功能紊乱。

2. 挛缩

较长时期的肌痉挛,其肌肉和筋膜本身因供血不足和新陈代谢障碍,有可能出现在组织学上不同程度的病理改变,造成肌挛缩,它是晚期继发因素的临床表现。因而肌挛缩所引起的病理变化,可以成为椎周软组织损害性头、颈、背、肩痛的主要继发因素。

(1) 肌挛缩的初期有下列病理变化:

1) 骨骼肌、筋膜或其他软组织本身出现轻度的组织变性和挛缩。

2) 骨骼肌附着处与其他软组织骨骼附着处出现轻度的炎性组织变性和挛缩。

3) 上述两处变性挛缩的软组织均会产生不同程度的机械性压迫作用,引起血管和神经轻度的压迫征象。

(2) 肌挛缩的后期则出现下列病变:

1) 骨骼肌、筋膜或其他软组织,本身出现重度的组织变性和挛缩。

2) 骨骼肌附着处与其他软组织骨骼附着处出现重度的炎性组织变性和挛缩。

3) 上述两处变性挛缩的软组织均会产生不同程度的机械性压迫作用,引起血管和神经重度的压迫征象。

(四)自主神经调节障碍

脊髓是上端接脑、旁连脏器、外通躯干四肢的指挥全身的"第二生命中枢"(与脊背部穴位密度有关)。自主神经高级中枢在大脑边缘叶,较低级中枢在下丘脑,低级中枢在头骶部和胸腰部。头骶部(副交感神经低级中枢)是指中脑、脑桥、延髓和骶2～4节段,其轴突随第Ⅲ、第Ⅶ、第Ⅸ、第Ⅹ对脑神经和第2、第3、第4对骶神经传出,到所支配的脏器。胸腰部(交感神经低级中枢)在胸1～腰2节段。自脊髓侧角细胞发出的节前纤维在交感神经节内交换神经元后,节后纤维分布到所支配的部位(交感神经比副交感神经多支配皮肤、汗腺、立毛肌、肌肉血管、甲状腺、肾上腺髓质、子宫等)。

(五)炎性变

炎性变主要是指颈椎的急慢性感染。这种感染可刺激邻近的肌肉、韧带和关节囊,使其充血、松弛,从而造成脊椎的内在和外在稳定性降低,再加上一定的诱因作用,就可能引起脊椎的错动。如儿童中绝大多数自发性第1、第2颈椎脱位者,大多与咽喉及颈部的炎症有关。消化系统和呼吸系统及盆腔、内脏等炎症变化,亦能影响椎、颈椎和腰骶椎,使其稳定性能降低,以致引起颈背和腰骶部的疼痛不适,这主要是由炎性脊椎节段错动造成的。关节囊及其周围韧带充血松弛,也可发生骨质脱钙,使颈椎的稳定性受损,在一定诱因条件下,亦可发生错位。

炎症是机体组织对损伤的一种防御反应。在与有害因子的斗争过程中,它既限制损伤因子的播散,又不免使组织本身遭到损害。炎症不仅包含着组织坏死、崩解的过程,而且也包含着修复和愈合的过程。炎症的局部改变呈现红、肿、热、痛和功能障碍。红与局部充血有关,肿与炎性渗出有关,热是充血和组织细胞代谢旺盛的结果。痛与渗出物压迫神经末梢或有害物质刺激神经末梢有关;发炎妨碍机体局部的功能,如关节发炎可影响肢体活动。炎症对损伤的反应不仅表现在局部,而且全身也参与不同程度的反应,例如出现发热、全身无力和血液白细胞增多等。

外伤引起的炎症,不完全等同于其他理化因素如高温、低温、放射线、强酸、强碱、各种毒物或毒气所致的炎症,但其基本反应是一样的。在发炎过程中,可以感染细菌,并发生物因素。由于机体健康状况不同,对损伤的反应程度也不同。健康的机体有强的抵抗力,受损害的组织修复愈合较快;即使感染细菌也会将侵入的细菌消灭。相反，抵抗力很弱的机体，创伤修复愈合同样也很弱，局部可无炎症反应，合并细菌感染后，全身也可无发热，血液中白细胞不增多，易引起败血症。

1. 炎症的基本变化

炎症的基本变化是局部组织发生渗出、坏死和增生。一般来说，在炎症过程中的急性期组织细胞变性坏死，晚期出现增生，而早期是渗出。渗出主要是血管扩张和血流的变化，有血浆渗出、白细胞游走和浸润。炎症经过分急性、亚急性和慢性。急性炎症病程短，一般在1个月以内，病变常以坏死和渗出为主，一般可迅速治愈。慢性炎症时间长，多从急性炎症转变而来。介于急性、慢性之间的叫亚急性炎症。炎症病程长短与机体健康状况、引起发炎有害因子种类以及损伤的轻重和治疗是否及时得当有关。

2. 炎症的结局

在炎症过程中，通过机体的抗损伤作用，坏死崩解的组织被吸收或排出，组织再生修复而恢复常态。每当受损严重或不易吸收，则由成纤维细胞和毛细血管形成肉芽组织填补缺损。老化的肉芽组织形成瘢痕，成为不完全的愈合。经久不愈的炎症可转为慢性炎症，慢性炎症不易愈合或带来不良后果，如创伤引起的慢性骨髓炎或慢性脓胸等，复杂的创伤并发细菌感染时，若机体抵抗力低，细菌毒素毒力强、数量多，则局部繁殖的细菌可直接经组织间隙向周围蔓延，也可经淋巴或血循环遍及全身，形成败血症。败血症是指细菌进入血液循环后，在血内生长繁殖，产生毒素，引起全身的中毒。皮肤黏膜斑状出血，脾及全身淋巴结肿大，实质器官变性坏死。全身各器官形成小脓肿者又叫脓毒血症。单纯由细菌毒素和毒性代谢产物吸收，进入血液循环，引起全身中毒症状者叫毒血症。毒血症表现为高热、寒战等全身症状，严重时出现中毒性休克或发生弥散性血管内凝血。毒血症要比脓毒血症轻，但也可使心、肝、肾等实质器官发生变性坏死。毒血症和上述的败血症、脓毒血症均可危及生命。

（六）中医病机内在的因素——气血、津液、经络、脏腑

1. 气血津液病机

气血津液病机是研究由于损伤因素导致的气血津液不足，各自的代谢或运动失常和各自的生理功能异常，以及气血津液之间的关系不协调等病理变化。人体气、血、津液流行全身，是脏腑、经络、形体、九窍等一切组织器官进行生理活动的物质基础。气血津液是脏腑功能活动的产物，损伤后气血津液失常，必然会影响机体的各种生理功能而导致疾病的发生。气血津液病机不仅是脏腑、经络、形体、九窍等各种病机变化的基础，也是分析研究颈椎病常见病机的基础。

（1）气血病机。气血运行于全身，周流不息，外而充养皮肉筋骨，内则灌溉五脏六腑，气血为人体生命活动的重要物质，是维持正常生理活动的基础。

"气"一方面来源于与生俱来的肾精，另一方面来源于肺吸入的自然界清新之气和由脾胃所化生的"水谷精气"。前者为先天之气，后者乃后天之气，这两种气相互结合而形成"真气"，成为人体生命活动的原动力。气是一种流动的物质，气的运动形式只有通过人体各个脏腑、组织的生理活动才能体现出来。它的主要功能是一切生理活动的推动作用；温养形体的温煦作用，防御外邪侵入的防御作用；血和津液的化生、输布、转化的气化和固摄作用。总之，气在全身流通，无处不到，上升下降，维持着人体的动态平衡。

"血"由脾胃运化而来的水谷精气变化而成。《灵枢·决气》说："中焦受气取汁，变化而赤，是谓血。"血形成之后，循行于脉中，依靠气的推动而周流于全身，对各个脏腑、组织、器官有营养作用。《素问·五脏生成》说："肝受血而能视，足受血而能步，掌受血而能握，指受血而能摄。"说明全身的脏腑、皮肉、筋骨、脏腑都需要得到血液的营养，才能进行各种生理活动。

气与血的关系十分密切。气推动血沿经脉而循行全身，以营养五脏六腑、四肢百骸。二者相互依附，周流不息。《素问·阴阳应象大论》阐述了气血之间的关系："阴在内，阳之守也；阳在外，阴之使也。"而《血证论·吐血》则概括为："气为血之帅，血随之而运行；血为气之守，气得之而静谧。"血的循行，靠气的推动，气行则血行；反之血溢脉外，形成淤血，气亦随之而滞。

大量出血必然导致气血同时衰竭，称为"气随血脱"。

1) 伤气。由于负重用力过度，或举重呼吸失调，或跌仆闪挫、击撞胸部等因素，导致气的失常，主要包括两方面：一是气不足，因而气的功能减退，称为气虚；二是气的运动失常，如气运行不畅或气的升降出入失常等，称为气机失调。一般表现为气虚和气滞，损伤严重者可出现气闭、气脱，内伤肝胃可见气逆等症。

• 气虚。气虚是指气不足及所引起的气功能减退。在脊柱相关疾病发病过程中，某些慢性损伤、体质虚弱和老年患者等均可见到。主要表现为疼痛绵绵不休、疲倦乏力、语声低微、气短、白汗、脉细软无力等。

• 气滞。气滞是指气运行不畅而郁滞的病理状态。《素问·阴阳应象大论》说："气伤痛，形伤肿。"气本无形，故郁滞则气聚，聚则似有形而实无质，气机不通之处，即病痛之所在，必出现胀闷疼痛。损伤气滞的特点为无肿胀，痛无定处，自觉疼痛范围较广，体表无明显压痛点。

• 气闭。气闭常为损伤严重而骤然导致气血错乱，气闭不通。其主要表现为出现一过性的晕厥、不省人事、窒息、烦躁妄动、四肢抽搐或昏睡等。

• 气脱。气脱损伤可造成气不内守，大量向外脱逸，而出现全身严重气虚，功能突然衰竭的病理状态，属于危重病症，气脱者多突然昏迷，或醒后又昏迷，表现呼吸浅促、面色苍白、四肢厥冷、二便失禁、脉微弱等证候。

• 气逆。气逆损伤而致内伤肺、肝、胃，可造成气机升降失常，气上升太过或下降不及，使气机趋向上逆的病理状态。在肺，使肺失肃降而上逆，常表现为咳嗽、气喘等症；在胃，使胃失和降，出现恶心呕吐、嗳气、呃逆等症；在肝，使肝气升动太过，出现头痛、头胀、面红、目赤、易怒等症，若肝气升动失去控制，甚至发生咯血、吐血等血随气逆的症状，严重时还会突然昏倒。

2) 伤血。由于跌打、挤压、撞击以及各种机械冲击等伤及经络血脉，以致出血或瘀血停积。损伤后血的功能失常可出现各种病理现象，主要有血量不足与血的功能减退，称为血虚；血的运行失常，如因各种原因，使血行不畅甚至瘀积，称为血瘀；若热邪入血，使血行加快，甚至溢出脉道而出血者，称为血热。

- 血虚。血虚是指血不足，血的营养与滋润功能减退的病理状态。其原因主要是失血过多或心脾功能不减退，生血不足。在脊柱相关疾病发生过程常累及肝肾，肝血肾精不充。血虚证候表现为面色不华或萎黄、头晕、目眩、心悸、手足发麻、心烦失眠、爪甲色淡、唇舌淡白、脉细无力。血虚患者，往往由于全身功能衰退，同时可出现气虚证候。

- 血瘀。血瘀是指血液流动迟缓和瘀滞不畅的病理状态。血瘀的原因，主要有5种：①气滞。气为血帅，血随气行，故气行则血行，气滞则血瘀。②气虚。血有形而静，血的运动全靠气的推动，气虚则血脉运行无力，故血行迟缓，形成血瘀。③血寒。寒性凝滞，血凝而不流，形成血瘀。④血热。邪热入血，煎熬血液，使血稠而难流，故成血瘀。⑤外伤。扭挫伤之类，局部因外伤造成气血流通受阻，而气滞血瘀。以上5种原因都可以形成血瘀，甚则血液瘀结而成瘀血。所以，瘀血是血瘀的病理产物，而瘀血形成后，又可阻滞脉络而成为血瘀的一种原因。血瘀可以发生在脏腑、形体、经络、九窍的任何部位。脊柱相关疾病发病主要是外伤引起局部血瘀，血流缓慢而不畅，因而阻滞了气的运行，形成气滞。气滞加重血瘀，血瘀又加重气滞，二者互为因果，使气血不通，不通则痛。这种疼痛呈持续性，如针刺刀割，痛点固定不移，有压痛。

- 血热。血热是指血内有热，使血行加速、脉道扩张，甚至出血的病理状态。伤后积瘀化热或肝火炽盛、血分有热均可引起血热。血热的病机主要有四方面：①血热多实证，多属阳胜则热之类，具有一般实热证阳亢的病机，并表现出热象；②血得热则血行加速，脉道扩张，故见面红目赤，舌的脉络也高度扩张，舌色深红，称为舌络；③在血行加速与脉道扩张的基础上，热邪灼伤脉络，引起出血，称为"热迫血妄行"，或称"动血"；④扰动心神。因为心主血脉，血脉与心相通，所以血热会直接影响心中所藏之神，使心神不安，而见烦躁、语多，甚至昏迷。故临床可见发热、口渴、心烦、舌红络、脉数等证候，严重者可出现烦躁、谵语或高热昏迷。

(2) 津液病机。津液是人体内一切正常水液的总称，主要是指体液而言。清而稀薄者称为津，浊而浓稠者称为液。津多布散于肌表，以渗透润泽皮肉、筋骨之间，有温养充润的作用，所以《灵枢·五癃津液别》说："以温肌肉，充皮肤，为其津。"汗液、尿液均为津所化生。津血互生，血液得津液的不断补充，才能在周身环流不息。液流注、浸润于关节、脑髓之间，以滑利关节、濡养脑髓和骨髓，同时也有润泽肌肤的功能。津和液都是体内正常水液，两者之间可互相转化，故并称为津液。有充盈空窍，滑利关节，润泽皮肤、肌肉、筋膜、软骨，濡养脑髓和骨髓，即所谓填精补髓等生理功能。

津液代谢包括津液的生成、输布与排泄。正常情况下，津液的输布畅通而有序，生成与排泄保持相对的平衡。津液代谢失调主要是津液输布障碍，或者津液的生成与排泄失去平衡。若津液生成不足或耗散、排泄过多，会引起津液不足；若输布不畅，或排泄障碍，均可造成水液停聚，而出现水、湿、痰、饮等病理产物。津液的代谢是一个极其复杂的过程。这一代谢过程主要与气的升降出入和气化功能有关；同时，与脾、肺、肾、三焦等脏腑功能的关系也十分密切。津液为水类，属阴而静，通过气的升降出入、运动不息，津液才能在气的推动下，输布全身。所以说，气行则津行，气滞则津停。同时，津液的生成与排泄，则与气化作用有关。水谷在胃肠中被分化为精微与糟粕，其中精微被吸收，在脾气作用下，转化为津液；津液经过代谢，被转化为汗液、尿液与水汽，排出体外。这一系列的转化过程，都是通过气的气化作用而发生的。所以，气旺而推动有力，气化作用正常，津液代谢也旺盛；若气衰，则津液代谢也会减弱，流行迟缓，甚至停积而成水湿痰饮之类。从有关脏腑的生理功能来说，津液的生成，离不开脾胃的运化；津液的输布和排泄，离不开脾的散精、肺的宣发和肃降、肾的蒸腾和膀胱的气化、三焦的通调和肝的疏泄等功能。这些脏腑生理功能的互相协调，构成了津液代谢的调节机制，维持着津液的生成、输布与排泄之间的协调平衡。因此，在脾、肺、肾、三焦等脏腑的有关生理功能中，任何一个脏腑或任何一种生理功能异常，均能导致津液代谢的失常，形成体内津液不足或津液在体内滞留，从而内生水湿或痰饮。

1）津液不足。津液不足是指津液的数量亏少，使脏腑、形体、九窍等得不到充分的滋润濡养和充盈，因而出现干燥枯涩的病理状态。伤津主要是失水，最易引起伤津的病症是吐泻。吐泻损失大量津液，若不及时补充，可出现目眶内陷，十指螺瘪，小便减少，口干舌燥，皮肤失去弹性；严重者，目眶深陷，啼哭无泪，小便全无；甚至引起血中津液渗出脉外，血液浓缩，量少而流行困难，而见面色苍白、脉微欲绝的危症。此外，高热、汗出也易伤津，而见口干欲饮，大便干燥秘结，小便少而黄。气候干燥，皮肤与肺之津最易散失，而见皮肤干裂、鼻干、咽干、易干咳等症。在干燥而寒冷的季节，皮肤汗少，表面津液又易散失，血中津液不足之人，对皮肤濡养之力尤差，故易出现皮肤干而痒，抓之落屑甚多，临床上称为血燥生风证。伤液不能简单地理解为失水，应理解为水分、精微物质、营养物质共同丢失的一种复杂的病变。最易引起脱液的是严重热病的后期，此时患者形瘦骨立，大肉尽脱，皮肤干燥，毛发枯槁，舌光红无苔或少苔，有时会因液不养筋，出现手足震颤、肌肉抽动的症状。慢性消耗性疾病，如恶性肿瘤的晚期，以及大面积烧伤的患者也会出现脱液的证候。失血过多时，脉外的津液可渗入脉中，以补偿脉内血液容量的不足。如某些部位的骨折，出血量较多，疲于体内，造成津液不足。临床可见有口渴难忍、尿少、舌苔干燥等症状。

2）津液的输布、排泄障碍。津液的输布，是指津液在体内的运输、布散与环流，以进行体内代谢的过程；津液的排泄，是指将代谢后的津液通过尿、汗、水汽等途径排出体外的过程。这两个环节的功能障碍，虽然各有不同，但其结果都能导致津液在体内不正常的停滞，成为内生水湿痰饮的根本原因。津液的输布与排泄障碍，主要与脾、肺、肾、三焦的功能失常有关，并受肝失疏泄病变的影响。脾虚运化无力，则津液的运输、布散、环流皆迟缓，可能在某处停滞，形成水湿，或积而成痰饮。肺之宣发、肃降失司，水道失于通调，津液不得四布与下输，停于肺中则成痰饮；若已宣发而达头面皮毛之津液，因宣发不畅而停滞于局部，则见头面及皮下水肿。同时，肺的宣发失司还会影响汗液与水汽的排泄。肾阳虚，则全身津液流行迟缓，关门不利，尿液形成减少，水液积于体内，溢于皮肤，发为水肿，上泛至心肺脾胃，则成痰饮。三焦气涩，脉道闭塞，则水饮停滞，不得宣行，聚成痰饮。肝的疏泄功能正常，三焦气机畅达，津行通利；若肝失疏泄，气机不利，气滞则津停，津液停聚则成痰饮水湿之类。损伤以后由于淤血滞着，津液失运，直接影响津液环流，导致肢体肿胀。气滞血肺之宣发、肃降失司，水道失于通调，津液不得四布与下输，停于肺中则成痰饮；若已宣发而达头面皮毛之津液，因宣发不畅而停滞于局部，则见头面及皮下水肿。同时，肺的宣发失司还会影响汗液与水汽的排泄。肾阳虚，则全身津液流行迟缓，关门不利，尿液形成减少，水液积于体内，溢于皮肤，发为水肿，上泛至心肺脾胃，则成痰饮。三焦气涩，脉道闭塞，则水饮停滞，不得宣行，聚成痰饮。肝的疏泄功能正常，三焦气机畅达，津行通利；若肝失疏泄，气机不利，气滞则津停，津液停聚则成痰饮水湿之类。损伤以后由于瘀血滞着，津液失运，直接影响津液环流，导致肢体肿胀。气滞血瘀，则津液输布也随之障碍，津液聚而成痰。痰之为证，或聚而成块，或留于关节，漫肿阻碍肢体活动。胸胁部损伤时，由于气滞血瘀，津液聚而为痰，痰滞在肺，则见咳喘咳痰等症。

气、血、津液之间有着密切的联系，三者中的任何一种失常，都会对另外两者造成影响。气能生血，气虚则生血无力，会引起血虚；气能生津，气虚则津液生成不足而津亏；血能载气，血虚则所载之气也少，所以血虚者多兼气虚；津能载气，伤津者多伴气不足；津血同源，津液是血的组成部分，伤津时，血中之津渗出脉外，结果血中津少，甚至血涩难行。气能行血，气滞则瘀血，甚则形成瘀血，气能行津，气滞则津液停滞，形成水湿痰饮之类；瘀血为有形之物，会阻碍气的运行，引起气滞血瘀，水湿痰饮也是有形之邪，亦阻碍气机，引起气滞；瘀血会阻碍津液的流行，使津液停滞形成水或痰之类，痰也会进入脉中，阻碍血的流行而成瘀血，痰瘀互结，常成肿块。气能摄血，气虚无力统摄血液，而引起出血；气能摄津，气虚则统摄津液无力，导致自汗、多尿等。

2. 脏腑病机

脏腑是化生气血，通调经络，营养皮肉筋骨，主持人体生命活动的主要器官。脏与腑的功能各不相同。《素问·五脏别论》中说："五脏者，藏精气而不泻。六腑者，传化物而不藏。"脏的功能是化生和储藏精气，腑的功能是腐熟水谷、传化糟粕、排泄水液。《素问·至真要大论》病机十九条中指出："诸风掉眩，皆属于肝；诸寒收引，皆属于肾；诸气郁，皆属于肺；诸湿肿满，皆属于脾，诸痛痒疮，皆属于心。"说明各种病变与脏腑息息相关。而《灵枢·邪气脏腑病形》说："有所堕坠，恶血留内，若有所大怒，气上而不下，积于胁下，则伤肝。有所击仆，若醉入房，汗出当风，则伤脾。有所用力举重，若入房过度，汗出浴水，则伤肾。"《血证论》强调："业医者不知脏腑，则病原莫辨，用药无方。"脏腑病机是指在疾病发生、发展和变化中，脏腑生理功能失常的机制。脊柱损伤后，必然会出现脏腑生理功能的紊乱，出现一系列病理变化。

(1) 肝、肾病机。《素问·宣明五气》提出五脏随其不同功能而各有所主。"肝主筋"、"肾主骨"的理论亦广泛地运用在脊柱损伤临床辨证治疗上，损伤与肝、肾的关系十分密切。肝主筋。《素问·五脏生成》说："肝之合筋也，其荣爪也。"《素问·六节脏象论》说："其华在爪，其充在筋。"《素问·痿论》说："肝主身之筋膜。"又如《素问·上古天真论》说："丈夫……七八肝气衰，筋不能动；八八天癸竭，精少，肾脏衰，形体皆极。"提出人到了五十多岁，则进入衰老状态，表现为筋的运动不灵活，是由于肝气衰，筋不能动的缘故。

肾主骨、生髓。肾藏精，精生髓，髓养骨，所以骨的生长、发育、修复，均须依赖肾脏精气的滋养和推动。临床上肾的精气不足可见小儿的骨软无力、囟门迟闭以及某些骨骼的发育畸形；肾精不足，骨髓空虚，易致下肢瘦弱而行动困难，或骨质脆弱易于骨折等。《医宗必读》认为腰痛的病因："有寒有湿，有风热，有挫闪，有淤血，有滞气，有积痰，皆标也，肾虚其本也。"所以肾虚者易患腰部扭闪和劳损等，而出现腰酸背痛、腰背活动受限等症状。

(2) 脾、胃病机。脾为仓廪，主消化吸收。《素问·灵兰秘典论》说："脾胃者，仓廪之官，五味出焉。"说明胃主受纳水谷，脾主运化，输布精微。它对于气血的生成和维持正常活动所必需的营养起着重要的作用，故称为气血生化之源。此外，脾还具有统摄血液，防止血液溢出脉外的功能。脾对损伤后的修复起着重要的作用。

脾主肌肉四肢。全身的肌肉都要依靠脾胃所运化的水谷精微营养。通常人如果营养好，则肌肉壮实，四肢活动有力，即使受伤亦容易痊愈；反之，则肌肉瘦削，四肢疲惫，伤后不易恢复。所以损伤以后还要注意调理脾胃的功能。胃气强，则五脏俱盛。脾胃运化功能正常，则消化吸收功能旺盛，水谷精微得以生气化血，输布全身，损伤也容易修复。如果脾胃运化失常，则化源不足，无以滋养脏腑器官，影响气血的生化和筋骨损伤的恢复。

(3) 心、肺病机。心主血脉，肺主气。心肺功能正常，气血才能周流不息，输布全身，发挥温煦濡养的作用。

肺主一身之气，如果肺气不足，不仅呼吸功能减弱，而且也影响真气的生成，从而导致全身性的气虚，出现体倦无力、气短、自汗等症状。血液的正常运行，不仅需要心气的推动，而且有赖于血液的充盈，气为血之帅，而又依附于血。因此，损伤后出血过多，血液不足而心血虚损时，心气也会随之不足，出现心悸、胸闷、眩晕等症。

3. 经络病机

经络病机，是指致病因素直接或间接地作用于经络系统而引起疾病。在这类疾病发生、发展和变化过程中，有经络生理功能失常的机制。经络是运行全身气血、联络脏腑肢节、沟通内外表里、调节体内各器官功能活动的通路。人体依靠经络的沟通、联络作用，使五脏六腑、四肢百骸、五官九窍、皮肉筋骨等组织协调统一，形成有机的整体。脏腑发生病变，必然通过它的相关经络表现在体表；而位于体表的组织病变，同样可以导致所属脏腑出现功能紊乱。

经络病机的内容，按经络系统的组成分，有十二经脉和经别病病机、络脉病病机、经筋和皮部病病机、奇经八脉病病机等。经络的病理具有其各自不同的特点。如十二经脉病理多与体表循行部位及络属的脏腑有关，并能反映病位的传变，其所出现的经脉气血虚实、逆乱、郁滞和衰竭是整个经络病理变化的基础；奇经八脉除循经病理外，还与肝肾脑及妇女经、带、胎、产关系密切；络脉病理则以感受外邪、损伤及内伤虚实为主；经筋病变则以外感寒热之邪为多见，表现出关节、筋肉等运动机功能失常方面为主；皮部则易受外邪而发病，其病理除与脏腑密切相关外，还与络脉局部疾患有关，等等。

颈椎损伤多发生局部，由外及内而影响全身，这就是经络失和所致。经络内联脏腑，外络肢节，肢节伤损，脏腑必然受累。因此，经络一旦受伤，就会使营卫气血的通路受到阻滞。经络的病候主要有两方面：一是脏腑的损伤可以累及经络，经络损伤病变又可内传脏腑而出现症状；二是经络运行阻滞会影响它循行所过组织器官的功能，出现相应部位的证候。颈椎病累及经络时，则影响经络循行经过器官的功能，引起相应的症状表现，如脊柱或周围软组织损伤时，可导致相应的内脏器官出现一系列病变等。

第三节 临床表现

一、颈椎病引起的一般症状

（一）头痛

头痛，是由于头部疼痛的敏感组织，包括第Ⅴ、第Ⅸ、第Ⅹ对脑神经和颈1、2、3神经分布的头皮及皮下组织、肌肉、颅骨骨膜、颅内外血管、颅底的硬脑膜及大小脑幕等，受病变刺激而引起疼痛。

头痛是指伤病员自我感觉，可有轻有重，有持续性和暂时性，有间歇性和反复发作性。头痛的部位和伴随的症状均不相同。颈椎病的头痛，多为颈1、2、3神经损伤所致，常牵涉同侧枕区、枕下区、颈上区或舌咽迷走神经支配后颅凹部分结构，其头痛的表现往往是间歇性、方位性，稍休息头痛减轻，或头颈体位改变即可缓解。而且，头痛的部位多为后枕部及偏头痛，也可牵涉耳、喉。常合并头晕、耳鸣、听力下降或胸闷、恶心等，多见于寰枢椎错位症。颈椎病引起的头痛，一般都能忍受。如果激烈头痛或持续性头痛，除排除感冒、高血压或五官科疾病等病之外，要注意排除脑部病变，如颅内占位性病变或脑脊液外漏所致低压性头痛等。

（二）头晕

头晕是指自觉头昏沉重感。眩晕，是指患者自觉失去平衡，有站立不稳或视物转动的症状。头晕和眩晕是就病情的轻重而言，有时患者很难自我区分。因为头晕沉重走起路来也会出现眩晕，所以两者的鉴别主要是疾病的鉴别。颈椎病引起的头晕，主要是钩椎关节错位、椎体旋转；轻者导致椎曲紊乱、椎动脉供血障碍，重者椎管狭窄、压迫脊髓、供血障碍。椎动脉进入颅腔后组成基底动脉，营养小脑、脑桥并参与大脑的供血。而头晕的表现主要是小脑缺血导致平衡失调。小脑功能失常比较明显的表现有平衡失调，肌张力失调或伸展受阻，腱反射和稳定关节的能力受阻；由于协同肌在收缩的时间、速度和力量等方面不规则而产生运动不协调——运动失调。平衡不稳表现为站立时有跌倒倾向或步态蹒跚，伴旋转感、恶心等，受影响的肌肉较多，腱反射减弱，肌肉易疲劳、无力。关节控制能力低下，可发展到移位或连枷关节，下肢一部分呈钟摆样摆动。大多数小脑功能失常主要是肌肉不协调，但影响的区域不同，因此症状亦多变。共济失调是肌群间平稳有序活动的功能减弱。一个复杂的动作可以变为一连串的不规则动作，称为分解运动。控制运动幅度的能力可能丧失，称为辨距不良。运动紊乱常见，表现为闭眼行走时偏离原定路线并有跌倒倾向。因而不能正确指准物体，称为错定物位征。静息时一般无震颤，但可出现运动性震颤，在运动时加剧，震颤亦可影响头和躯干。肌肉不协调产生语言缺陷。可出现同向小脑性眼球震颤，这是在快速回返后出现同向凝视。将临床现象与不同区域小脑或实验结果联系起来的想法至今只取得有限的成功。

寰枢关节错位，是颈2、3、4钩椎关节紊乱、椎曲改变继发。因此，除颈1、2、3神经受刺激之外，椎动脉受最大损伤，往往因椎体旋转、倾斜而致椎动脉扭曲，甚至闭塞。从而导致基底动脉供血不足而头晕；小脑失养、平衡失调而眩晕。

颈椎多个椎间盘突出，尤其是颈3、4、5椎间盘突出、椎体塌陷、椎曲变直甚至反弓，继发椎管狭窄，同样导致椎动脉供血障碍，出现较严重的小脑功能失调，表现为头晕、上肢颤抖、辨距不良、运动性震颤、步态不稳等症状。梅尼埃病的眩晕，表现为发作性，并有波动性听力减退及耳鸣，是内耳膜迷路积水致病。

（三）颈项痛

颈项痛，多为颈项肌肉韧带劳损，特别是项韧带因长时间俯首工作，局部充血而疼痛。反复发作可导致项韧带与棘突分离，出现"弹响"。由于项韧带损伤，多继发颈椎不稳，轻者胸椎关节紊乱而致颈部运动障碍，特别是旋转障碍最为明显。重者可致椎间盘突出、椎曲紊乱。因此，颈项痛是颈椎病的明显症状，尤其是以颈椎中、下段损伤，最易出现颈项痛。有时转动一下头颈，疼痛可缓解。颈项痛除项韧带损伤之外，肩胛提肌及斜方肌损伤也可致痛，如此两组肌肉损伤，其疼痛多牵涉肩背。

临床上对颈项痛要排除强直性脊柱炎，以及头面部的急性炎症。此外，伤风感冒也可有颈项痛。

（四）肩背痛

肩背痛是颈椎病最常见的症状，轻者自觉肩背不适、麻痹、沉重感；重者酸痛。头颈运动因痛而运动受限。但肩关节运动是正常的，仅有牵涉痛而已。

肩背部主要的肌肉是斜方肌、肩胛提肌及正中线之头颈最长肌、半棘肌、大小菱形肌，以及肩胛旁之前、后锯肌。斜方肌起止于颈项韧带、枕外隆凸下连胸椎棘突，外止于肩峰、肩胛冈，受颈3、4、5神经支配。肩胛提肌起于上段颈椎横突后下缘，止于肩胛内上角及肩胛冈，受颈3、4、5神经支配。因此，颈椎损伤、颈神经受刺激可导致此两大组肌肉充血、痉挛而麻痹疼痛。同时，胸椎紊乱也同样可导致肌纤维力平衡失调而痉挛、粘连、疼痛。

肩背痛往往是颈椎病早期的症状，笔者曾论述颈椎病的主要病因是胸背损伤。这是从事伏案工作人群导致肩背肌肉劳损，继发肌力不平衡引起颈椎紊乱致病。

肩背痛需与肩周炎、外伤性肩周炎、慢性胆囊炎、胆石症、糖尿病、肺癌、冠心病心绞痛等鉴别诊断。肩周炎的肩背痛并有肩关节运动障碍。外伤性肩周炎有明显肩关节外伤史，且同时有肩关节运动障碍。慢性胆囊炎、胆石症之肩背痛为牵涉（感应）性痛，同时右上腹有压痛、反跳痛，胆囊超声诊断可协诊。糖尿病之肩背痛多为肩部不适，无颈椎X线病理改变。肺癌所致肩背痛，疼痛剧烈难忍，无明显压痛点，X线片或CT扫描可协助诊断。冠心病、心绞痛的肩背痛多为牵涉（感应）性疼痛，疼痛集中于心脏位置，并有面青、唇紫、冒冷汗等危重症状。此外，急性支气管炎或胸膜炎也可有肩背痛，但有咳嗽、胸痛，X线片可确诊。

（五）上肢痹痛

上肢痹痛是指从肩关节以下至手指麻痹不仁，甚至疼痛。上肢痹痛可有一侧，也可有双上肢同时出现痹痛。上肢受臂丛神经支配。因此，臂丛神经受损伤可导致上肢麻痹疼痛乃至功能障碍。颈椎病引起上肢痹痛，是从上臂到前臂及受损神经支配之手指麻痹疼痛，是臂丛神经受卡压之神经根型颈椎病。可根据支配神经定位诊断其受损之椎体及颈髓节段。如果双上肢麻痹、震抖、无力，或合并双下肢步态不稳，多为颈椎管狭窄症或中央型颈椎间盘突出压迫颈髓引起。如果是颈椎间盘压迫严重导致的半切综合征，可引起一侧上肢运动丧失，肌张力下降，肌肉萎缩，无汗等。

上肢痹痛常见的伤病有肩周炎、肱骨外上髁炎（网球肘）或内上髁炎（高尔夫球肘）、腕管综合征、上运动神经元疾病和颈椎病变。中风偏瘫的上肢瘫痪，则并有同侧下肢瘫痪。肩周炎的上肢痹痛，常伴肩关节运动障碍，局限于肩关节周围，不至于放射到前臂，且伴肩关节运动障碍。肱骨外上髁炎（网球肘）是肘关节外侧疼痛、局部压痛，可放射到前臂桡侧。肱骨内上髁炎（高尔夫球肘）是肘关节内侧疼，局部明显压痛，也可放射到前臂尺侧。腕管综合征痹痛，局限于手部桡侧三指半，腕关节深屈背伸时手指麻痹明显，严重者手部大鱼际肌萎缩，拇指对掌对指障碍。上运动神经元疾病以麻痹无力为主，且有明显的手掌骨间肌萎缩。

（六）视觉障碍

由于颈椎病引起椎-基底动脉系痉挛，继发大脑枕叶视觉中枢缺血性病变，少数患者可能不能睁眼，只能闭目平卧，出现眼胀、眼沉、睁眼无力、视物不清、视力减弱、暗点、视野缺损等症状，严重者甚至可能失明，在颈部过度活动时出现眼痛、眼肌痉挛、结膜充血等症状。

二、颈椎病的分型

根据受累组织和结构的不同，颈椎病分为颈型（又称软组织型）、神经根型、脊髓型、交感型、椎动脉型、其他型（目前主要指食道压迫型）。如果两种以上类型同时存在，称为混合型。

（一）颈型颈椎病

颈型颈椎病是在颈部肌肉、韧带、关节囊急、慢性损伤，椎间盘退化变性，椎体不稳，小关节错位等的基础上，机体受风寒侵袭、感冒、疲劳、睡眠姿势不当或枕高不适宜，使颈椎过伸或过屈，颈项部某些肌肉、韧带、神经受到牵张或压迫所致。多在夜间或晨起时发病，有自然缓解和反复发作的倾向。30～40岁女性多见。

（二）神经根型颈椎病

神经根型颈椎病是由于椎间盘退变、突出、节段性不稳定、骨质增生或骨赘形成等原因在椎管内或椎间孔处刺激和压迫颈神经根所致。在各型中发病率最高，占60%～70%，是临床上最常见的类型。多为单侧、单根发病，但是也有双侧、多根发病者。多见于30～50岁者，一般起病缓慢，但是也有急性发病者。男性发病率多于女性1倍。

（三）脊髓型颈椎病

脊髓型颈椎病的发病率占颈椎病的12%～20%，由于可造成肢体瘫痪，因而致残率高。通常起病缓慢，以40～60岁的中年人为多。合并发育性颈椎管狭窄时，患者的平均发病年龄比无椎管狭窄者小。多数患者无颈部外伤史。

（四）交感型颈椎病

由于椎间盘退变和节段性不稳定等因素，从而对颈椎周围的交感神经末梢造成刺激，产生交感神经功能紊乱。交感型颈椎病症状繁多，多数表现为交感神经兴奋症状，少数为交感神经抑制症状。由于椎动脉表面富含交感神经纤维，当交感神经功能紊乱时常常累及椎动脉，导致椎动脉的舒缩功能异常。因此，交感型颈椎病在出现全身多个系统症状的同时，还常常伴有的椎-基底动脉系统供血不足的表现。

（五）椎动脉型颈椎病

正常人当头向一侧歪曲或扭动时，其同侧的椎动脉受挤压、使椎动脉的血流减少，但是对侧的椎动脉可以代偿，从而保证椎-基底动脉血流不受太大的影响。当颈椎出现节段性不稳定和椎间隙狭窄时，可以造成椎动脉扭曲并受到挤压；椎体边缘以及钩椎关节等处的骨赘可以直接压迫椎动脉或刺激椎动脉周围的交感神经纤维，使椎动脉痉挛而出现椎动脉血流瞬间变化，导致椎－基底供血不全而出现症状，因此不伴有椎动脉系统以外的症状。

三、颈椎病的临床表现

（一）颈型颈椎病

1．症状

颈项僵直、疼痛，可有整个肩背疼痛发僵，不能作点头、仰头及转头活动，呈斜颈姿势。需要转颈时，躯干必须同时转动，也可出现头晕的症状。少数患者可出现反射性肩臂手疼痛、胀麻，咳嗽或打喷嚏时症状不加重。

2．临床检查

急性期颈椎活动绝对受限，颈椎各方向活动范围近于零度。颈椎旁肌、胸1～胸7椎旁或斜方肌、胸锁乳头肌有压痛，冈上肌、冈下肌也可有压痛。如有继发性前斜角肌痉挛，可在胸锁乳头肌内侧，相当于颈3～颈6横突水平，扪到痉挛的肌肉，稍用力压迫，即可出现肩、臂、手放射性疼痛。

（二）神经根型颈椎病

1．症状

（1）颈痛和颈部发僵，常常是最早出现的症状。有些患者还有肩部及肩胛骨内侧缘疼痛。

（2）上肢放射性疼痛或麻木。这种疼痛和麻木沿着受累神经根的走行和支配区放射，具有特征性，因此称为根型疼痛。疼痛或麻木可以呈发作性，也可以呈持续性。有时症状的出现与缓解和患者颈部的位置和姿势有明显关系。颈部活动、咳嗽、打喷嚏、用力及深呼吸等，可以造成症状的加重。

（3）患侧上肢感觉沉重、握力减退，有时出现持物坠落。可有血管运动神经的症状，如手部肿胀等。晚期可以出现肌肉萎缩。

2．临床检查

颈部僵直、活动受限。患侧颈部肌肉紧张，棘突、棘突旁、肩胛骨内侧缘以及受累神经根所支配的肌肉有压痛。椎间孔部位出现压痛并伴上肢放射性疼痛或麻木，或者使原有症状加重具有定位意义。椎间孔挤压试验阳性，臂丛神经牵拉试验阳性。仔细、全面的神经系统检查有助于定位诊断。

（三）脊髓型颈椎病

1. 症状

（1）多数患者首先出现一侧或双侧下肢麻木、沉重感，随后逐渐出现行走困难，下肢各组肌肉发紧、抬步慢，不能快走。继而出现上下楼梯时需要借助上肢扶着拉手才能登上台阶。严重者步态不稳、行走困难。患者双脚有踩棉感。有些患者起病隐匿，往往是自己想追赶即将驶离的公共汽车，却突然发现双腿不能快走。

（2）出现一侧或双侧上肢麻木、疼痛，双手无力、不灵活，写字、系扣、持筷等精细动作难以完成，持物易落。严重者甚至不能自己进食。

（3）躯干部出现异常感觉，患者常感觉在胸部、腹部或双下肢有如皮带样的捆绑感，称为束带感。同时下肢可有烧灼感、冰凉感。

（4）部分患者出现膀胱和直肠功能障碍。如排尿无力、尿频、尿急、尿不尽、尿失禁或尿潴留等排尿障碍，大便秘结。性功能减退。

病情进一步发展，患者须拄拐或借助他人搀扶才能行走，直至出现双下肢呈痉挛性瘫痪，卧床不起，生活不能自理。

2. 临床检查

颈部多无体征。上肢或躯干部出现节段性分布的浅感觉障碍区，深感觉多正常，肌力下降，双手握力下降。四肢肌张力增高，可有折刀感；腱反射，包括肱二头肌、肱三头肌、桡骨膜、膝腱、跟腱反射活跃或亢进；髌阵挛和踝阵挛阳性。病理反射阳性，如上肢 Hoffmann 征、Rossolimo 征、下肢 Barbinski 征、Chacdack 征。浅反射如腹壁反射、提睾反射减弱或消失。如果上肢腱反射减弱或消失，提示病损在该神经节段水平。

（四）交感型颈椎病

1. 头部症状

头部症状如头晕或眩晕、头痛或偏头痛、头沉、枕部痛、睡眠欠佳、记忆力减退、注意力不易集中等。偶有因头晕而跌倒者。

2. 眼耳鼻喉部症状

眼胀、干涩或多泪、视力变化、视物不清、眼前好像有雾等；耳鸣、耳堵、听力下降；鼻塞、"过敏性鼻炎"、咽部异物感、口干、声带疲劳等；味觉改变等。

3. 胃肠道症状

恶心甚至呕吐、腹胀、腹泻、消化不良、嗳气以及咽部异物感等。

4. 心血管症状

心悸、胸闷、心率变化、心律失常、血压变化等。

5. 面部及其他部位症状

面部或某一肢体多汗、无汗、畏寒或发热，有时感觉疼痛、麻木但是又不按神经节段或走行分布。

以上症状往往与颈部活动有明显关系，坐位或站立时加重，卧位时减轻或消失。颈部活动多、长时间低头、在电脑前工作时间过长或劳累时明显，休息后好转。

6. 临床检查

颈部活动多正常、颈椎棘突间或椎旁小关节周围的软组织压痛。有时还可伴有心率、心律、血压等的变化。

（五）椎动脉型颈椎病

椎动脉型颈椎病症状如下：

(1) 发作性眩晕，复视伴有眼震。有时伴随恶心、呕吐、耳鸣或听力下降。这些症状与颈部位置改变有关。

(2) 下肢突然无力猝倒，但是意识清醒，多在头颈处于某一位置时发生。

(3) 偶有肢体麻木、感觉异常。可出现一过性瘫痪和发作性昏迷。

第四节 诊断评定

颈椎病的诊断，需从整体观念出发，也就是说要综合环境、气候、时间以及全身的证候表现，进一步分型诊断评定，为后期治疗方案的制订奠定基础。

一、神经根型颈椎病

此型发病率最高。由于颈椎间盘向后外突出，钩椎关节或关节突关节增生、肥大以及小关节的松动及移位，在椎管侧隐窝或椎间孔等处压迫或激惹单侧或双侧神经根，产生相应神经根支配区反射性疼痛或放射性疼痛、感觉异常、肌力改变及反射改变。

（一）临床表现

1．症状

具有典型的根性症状，其范围与受累颈神经根节段一致。颈肩背部酸痛，并沿神经根分布区向下放射到前臂和手指，重者痛如刀割、针刺样，颈过伸、咳嗽、打喷嚏可使疼痛加重，神经支配区域有麻木及感觉减退。

2．体征

颈部有压痛、活动受限，上肢感觉减退、腱反射或肌力减弱等。颈神经根紧张试验、臂丛神经牵拉试验（又称 Eaton 试验）、头颈牵引试验、椎间孔挤压试验（又称 Spurling 试验）、转头加力试验可阳性。

（二）检查评定

1．一般检查

一般检查如心率、血压、脉搏和呼吸等，可伴有高血压、心律失常等。

2．运动功能检测

运动功能检测如颈椎活动度的测定，颈项肌肉肌力、肌张力及患肢活动度测定。日常生活活动能力评定（ADL）常用巴氏指数（Barthel Index）。

3．辅助检查

辅助检查颈椎正、侧、双斜位 X 线片，可见生理弯曲变直或消失，甚至反张，椎体前后缘增生，钩椎关节、关节突关节增生及椎间孔变窄等退变征象，严重时可见骨桥形成，前纵韧带及项韧带钙化，椎间隙狭窄；CT、MRI检查，可确诊病理学的性质、部位及严重程度；脑TCD检查有助于了解颈椎基底动脉血流情况；神经肌肉电生理检查可了解脊神经受压情况。

（三）鉴别诊断

需与胸廓出口综合征、进行性肌萎缩、心绞痛、肩周炎、神经鞘瘤、早期带状疱疹、周围神经炎鉴别。

二、脊髓型颈椎病

此型为各型颈椎病中最为严重的一种，病变多发生在颈脊髓较粗的颈椎下段。发育性椎管狭窄、颈椎退行性病变及椎间盘病变使脊髓直接受压，或退变组织反复摩擦脊髓致伤，或导致脊髓血供障碍而发病。

（一）临床表现

1. 症状

有肢体、躯干麻木，肌肉无力，症状时好时坏，呈波浪式进行，行走时双足有踩棉花感。下肢发沉，肌肉发紧，行走缓慢，步态不稳。肢体麻木、疼痛、无力，持物坠落，严重者不能扣扣子。颈部发僵或无症状。部分患者胸、腹部有束带感，大便无力，小便排不尽感或尿潴留，40～60岁多见。

2. 体征

肢体有感觉减退、肌力减低、下肢肌张力增高，腱反射亢进，病理反射阳性，出现髌阵挛、踝阵挛。

（二）检查评定

（1）检查肢体感觉、肌力、下肢肌张力，腱反射，病理反射等。

（2）辅助检查中X线片，颈轴变直或向后成角，多发性椎间隙狭窄，椎体后缘骨刺形成，颈椎节段性失稳，颈椎管矢状径小于13 mm，或椎体锥管矢状径之比小于0.75，项韧带钙化、后纵韧带骨化征象等。CT检查，可显示椎管大小、椎体后缘骨刺、后纵韧带骨化、黄韧带钙化、椎间盘突出等。磁共振显像,可显示骨、椎间盘、脊髓、软组织影像,可见脊髓是否受压、是否变细、有空洞或肿瘤等。

(三)鉴别诊断

寰枢椎半脱位、颈椎骨结核、脊髓肿瘤、脊髓空洞症、脊髓侧索硬化、脊髓蛛网膜炎和纵韧带骨化症。

三、椎动脉型颈椎病

椎动脉第Ⅱ段即横突段,穿行于第6颈椎横突孔至第2颈椎横突孔之间,横突孔这一骨性管道却使椎动脉失去退缩与回避空间。当椎节失稳后钩椎关节松动及变位而波及侧方上下横突孔出现轴向或侧向移位,钩突后外侧的增生或钩椎关节肥大,向外延伸的骨赘及突出的椎间盘,可机械性压迫椎动脉或刺激颈椎关节囊韧带和椎动脉管壁外的交感神经丛,造成椎动脉痉挛、狭窄和供血不足。当关节突增生、骨赘形成时,也可从后方压迫椎动脉造成其狭窄,或压迫颈神经前支,使其向前移位,加重压迫椎动脉。另外,椎间盘退变,使椎间隙变窄,颈椎总长度缩短,椎动脉颈椎长度平衡被破坏。

(一)临床表现

1. 症状

眩晕为主要症状,可表现为旋转性、浮动性或摇晃性眩晕,头部活动时可诱发或加重;可伴有定向障碍、记忆障碍等。头痛表现为枕部、顶枕部痛,也可放射到颞部,多为发作性胀痛,常伴自主神经功能紊乱症状;视觉障碍,为突发性弱视或失明复视,短期内自动恢复;部分患者有头面部麻木、运动障碍;猝倒,椎动脉受刺激突然痉挛引起,多在头部突然发生旋转或屈伸时发生,如无脑外伤,倒地后再站立即可继续正常活动。

2. 体征

旋颈试验阳性。

（二）检查评定

（1）旋颈试验阳性（做试验过程中要注意保护好患者，以防跌倒）。

（2）辅助检查中椎动脉造影、椎-基底动脉多普勒、MRI、CT、核医学等检查有助诊断。

（3）排除神经内科、眼、耳鼻喉、口腔等科疾病。

（三）鉴别诊断

需与椎-基底动脉供血不足、高血压以及梅尼埃综合征鉴别。

四、交感神经型颈椎病

交感型颈椎病患者症状繁多且难以发现。由于椎间盘退变和节段性不稳定等因素，从而对颈椎周围的交感神经末梢造成刺激，并通过脊髓反射或脑-脊髓反射而产生一系列交感神经症状。它以头颈、上肢的交感神经功能异常为主要临床表现，多数表现为交感神经兴奋症状，少数为交感神经抑制症状。由于椎动脉表面富含交感神经纤维，当交感神经功能紊乱时常累及椎动脉，导致椎动脉的舒缩功能异常。因此，交感型颈椎病在出现全身多个系统症状的同时，还常伴有椎-基底动脉系统供血不足的表现。

（一）临床表现

1. 症状

（1）交感神经兴奋症状。主要表现为头痛或偏头痛，头晕特别在头转动时加重，有时伴有恶心、呕吐、视物模糊或下降、瞳孔扩大或缩小、眼后部胀痛、心跳加速、心律失常、心前区痛、血压升高、头颈四肢出汗异常、耳鸣、听力下降、发音障碍等症状。

（2）交感神经抑制症状。主要表现为头晕、眼花、流泪、鼻塞、心动过缓、血压下降及胃肠胀气等。

（3）疲劳、失眠、月经期可诱发发作，更年期多见。

2. 体征

压顶试验、屈颈试验、伸颈试验大多阳性。

（二）检查评定

（1）压顶试验、屈颈试验、伸颈试验大多阳性。

（2）辅助检查中 X 线平片，发现颈椎退行性变。

（3）如果行星状神经节结封闭或颈椎高位硬膜外封闭后，症状有所减轻，则有助于诊断。

（三）鉴别诊断

需与梅尼埃病、神经官能症、内耳听动脉栓塞、冠状动脉供血不全、更年期综合征鉴别。

五、颈型颈椎病

颈型颈椎又称为韧带关节囊型颈椎病，多见于青壮年，是其他各型颈椎病共同的早期表现。以颈部症状为主，急性发作时常被俗称落枕。由于颈椎间盘变性引起椎间隙狭窄、椎节松动与不稳，当睡觉时姿势不正确，枕头过高或过低，颈椎转动超过自身的正常限度，或由于颈椎较长时间弯曲，一部分椎间盘组织逐渐移向伸侧，刺激神经根，而引起疼痛。

（一）临床表现

1．症状

常在清晨醒后出现或起床时发觉抬头困难，颈部、肩部及枕部疼痛。50%以上患者颈部疼痛而活动受限或强迫体位。颈项部僵直，颈肌紧张。

2．体征

颈椎棘突、胸锁乳突肌、冈上肌、两肩胛区有压痛。

（二）检查评定

1．颈部触诊检查

患者棘突间及两侧可有压痛，但多较轻，多无放射痛。另外，压头试验和臂丛神经牵拉试验阴性，四肢检查多无异常发现。

2. 辅助检查中 X 线片

显示颈椎曲度改变，棘突偏歪、双边双突征等退变、错位改变。

（三）鉴别诊断

需与颈背部肌筋膜炎、外颈部扭伤、风湿性肌纤维织炎、神经衰弱鉴别。

六、混合型颈椎病

颈椎病单纯的单一发病较为少见，一般均为两种或两种以上类型颈椎病同时出现，称为混合型颈椎病。其临床表现互有参杂，诊断评定时以主要症状为主辨证分型论治。

第五节 影像检查

对于颈椎病，影像学检查是一种非常重要的辅助检查手段，不仅可以发现颈椎本身的异常病变，也可以鉴别和排除相关疾病。

当前 X 线摄片已经在普及使用。由于人体的复杂性，为了避免漏诊误诊，凡是有明显颈椎状为主诉者，均应常规摄片检查。

一、X 线平片检查

常规检查宜摄前后位和侧位片。为了检查椎弓和椎间孔可摄两侧斜位片。疑为高颈位病变时，摄片应包括颅底。第 1、第 2 颈椎前后位摄片时，为了避免与下颌骨重叠，可摄张口位，或于曝光时使下颌骨均匀不停地上下移动，使下颌骨影模糊而上颈椎被清楚显示。

寰椎在椎体的发育上与其他颈椎不同，寰椎体部的骨化中心，脱离此椎和枢椎的椎体融合而形成齿状突。寰椎由前弓、后弓和介于它们之间的两个侧块组成，前弓后缘之中部有关节面与枢椎之齿状突前缘形成关节，寰枢关节在侧位时的宽度是一重要指征。侧位 X 线片上正常寰齿间距在成人不超过 2.5 mm，在屈曲时的距离最大。在儿童屈曲和伸展时，相差 2～3 mm，但可大至 4.5 mm。

在前后位 X 线片上，齿状突两侧缘与寰椎间的关系间隙一般是对称的。齿状突骨化中心与椎体未联合前，它们之间为一裂隙影像，不可误以为是骨折。

显示寰、枢椎的常规位是侧位、开口位，枢椎平面以下的各椎体排列规则，形状相似。但第 4、第 5 颈椎椎体之前部稍窄扁，不可误以为病变。在颈椎正位片上，第 4 颈椎水平由于声门裂的空隙与椎体重叠，可造成密度降低的阴影，甚似椎体纵行骨折或脊柱裂。第 7 颈椎的一侧或双侧可有肋骨存在，称为颈肋，这是常见的畸形。

颈椎椎间孔需斜位投照，多数呈卵圆形，亦有少数呈圆形、肾形或不规则形，其纵径大于横径，自第 2 颈椎至第 5 颈椎逐渐变小，向下则轻度增大。在同一片上测量，变窄的椎间孔比其上下椎间孔小 1/3 时，可出现压迫症状；如小 1/2，则说明症状较为严重。

颈椎前方软组织包括鼻咽部、口咽部、喉咽部及食管上端。咽后壁软组织在儿童期由淋巴腺样体组成，故较厚。成人腺样体萎缩而变薄，相当于第 6 颈椎水平处，成人咽后壁的厚度为 1.3 cm。

第 3～7 颈椎椎体两侧缘偏后各有一个向上的唇状突起，称为钩突，它与上一个椎体下外侧缘的斜坡间组成钩椎关节，其作用是防止椎体、椎间盘向后、外方脱位或突出。钩椎关节与许多重要结构相毗邻，其后部邻近脊髓，后外侧部构成椎间盘孔的前部，邻接颈神经根或后神经节，外侧为椎动脉、椎静脉和围绕在椎动脉外面的交感神经丛，紧贴钩突后面，有窦椎神经和营养椎体的动脉。当颈椎的内外平衡失调，如椎间隙变窄，必然影响钩椎关节，而压迫其毗邻结构。

颈段椎管矢径与硬膜囊矢径（包含脊髓和各层膜间的间隙）之比，正常为 1∶0.73，其比值较胸、腰段均小，说明颈段椎管缓冲余地较小，硬膜囊容易受压。

常见的颈椎异常 X 线特征如下：

(1) 生理曲度改变。正常颈椎生理曲度为一较光滑的连续的前凸弧线。此弧线最隆起处与齿状突顶点后缘至第 7 颈椎椎体后下角所形成的距离为 (12±5) mm。颈椎生理曲度消失或反张，多见于颈椎软组织急性损伤、颈椎间盘突出或变性以及有神经根刺激症状者,临床上除具有其各自病损所致的症状外,尚有咽部异物感、吞咽障碍、恶心以及颈肩沉重、酸累等症状。

(2) 颅底凹陷征。自硬腭后缘至枕骨大孔后唇之间的连线称为"枕腭线"。正常情况下,齿状突顶部不超越此线。若超越此线,应考虑为"颅底凹陷征"。大多数属于先天发育异常。由于齿状突占据了枕骨大孔的部分空间,通过枕骨大孔的脊髓、神经、血管遭受不同程度的挤压而产生症状。表现为程度不同的枕部胀闷不适甚至疼痛,有时出现跳痛、头昏头胀、睡眠障碍等症状。上述症状,在持久的低头或仰头后出现或加剧,多能自行缓解。随着年龄的增长,症状日益频繁发作和加重。查体可见患者颈项粗短,后发际低下为其特点。

(3) 项韧带钙化。项韧带钙化是颈椎病的典型 X 线征之一。此为颈椎屈曲性损伤、项韧带撕裂、出血机化所致。侧位片上可见钙化影同一水平的椎体前缘骨质增生或有椎间盘变性等改变。临床症状多见低头受限或不持久,颈肩酸累或有肩、肘疼痛、上肢乏力等。

(4) 椎体骨质增生。椎体骨质增生是颈椎病的重要征象。前缘及后缘骨质增生多在侧位片上观察到。前缘骨质增生多为唇状、突状甚至如鸟喙样,是颈椎陈旧性损伤或老年退行性改变所致。骨质增生的程度与临床症状不成比例。但相邻两个椎体前后角骨质增生伴有椎间隙狭窄,说明该椎间盘有损伤、变性,临床症状则较明显。

(5) 寰枢关节半脱位。张口位上若寰椎侧块偏移、齿状突不居中、两侧寰枢关节间隙不等宽,是寰枢关节半脱位的 X 线征。临床症状以头面部和五官症状多见,如眩晕、偏头痛、眼睛不适、流泪、视力障碍、鼻塞、流清涕、鼻腔异样感觉、血压异常、睡眠障碍等症状。

(6) 钩椎关节骨质增生性改变。正位片上如显示单个椎间隙钩椎关节增生,说明该相邻椎体有陈旧性损伤或椎间盘变性,病损一侧或两侧钩突变尖、密度增高。严重者钩突骨质增生往外突向椎间孔,斜位片可见椎间孔变形狭窄。临床症状多见于肩、肘、上肢的疼痛、麻胀以及不同程度的功能障碍、麻木、肌肉萎缩等。

二、CT 检查与 ECT 检查

（一）CT 检查

X 线 CT 检查是一种简便、迅速、安全、无痛苦的新技术，是"电子计算机 X 线扫描横断体层摄影"（computerized transverse axial scanning tomography, computed tomography）的英文缩写，简称"X 线电子计算机体层摄影"或"电算体层"。CT 图像是断层图像，密度分辨率高，解剖关系清晰，对脊柱的检出率和诊断率较高，能准确地观察椎管形状和大小，椎骨及椎间关节的形态和结构，以及椎管内外软组织，如脊髓、蛛网膜下隙、神经根、黄韧带、大血管及椎间盘、肌肉等情况，且 X 线 CT 能迅速、准确地做出诊断，被检查患者没有痛苦，所以极受欢迎，应用越来越广，不断体现出 CT 技术的优越性，成为医学诊断上的重大革新。

CT 检查有两种主要方法，即普通扫描（简称"平扫"）与增强扫描。前者不用造影剂，仅凭组织器官以及病变的密度天然差异进行扫描；后者即造影剂增强扫描，系统静脉内注入大剂量的含碘水溶性造影剂后再行扫描。骨科诊断主要采用普通扫描。

CT 与普通 X 线检查不同之处：普通 X 线摄影时人体的许多不同组织重叠在一张 X 线片上；而 CT 则是沿着人体的横断的解剖和病理结构。CT 图像的空间分辨力不如 X 线照片高，但密度分辨力则比 X 线照片高 10～20 倍，它可分辨许多 X 线无法分辨和不易分辨的组织结构和病变。

1. CT 检查在骨伤科范围的适应证

（1）脊柱、骨盆、髋、肩胛带等部位的外伤，用常规 X 线片难于显示者，如脊柱椎体或附件的纵裂骨折、旋转移位、寰椎弓骨折、突入椎管内的骨片、椎间盘、血肿压迫脊髓的情况；髋臼的某些骨折、骨盆骨折、髋关节脱位后股骨头的位置，以及这类骨折治疗后的复位情况。

（2）椎间盘病变及椎管狭窄症。

（3）先天性及发育异常疾病，如先天性髋关节脱位等。

（4）感染性脊柱炎、椎前、椎旁及腰大肌脓肿。

(5) 骨和软组织肿瘤，特别是椎体和椎管内的肿瘤以及骨转移病变。

2. 正常颈椎的 CT 影像

寰椎由两个侧块和前后弓组成，无椎体、棘突及关节，侧块由上下关节凹分别与枕骨和枢椎上关节突形成关节。枢椎椎体齿状突，前与寰椎齿状凹相关节，后与寰椎横突韧带形成齿横关节。C3～C7 椎体上面两侧缘向上突起称为椎体钩，椎体钩与上位椎体的唇缘相接，形成了钩椎关节。同钩突构成椎间孔的一部分，因此钩突增生可引起椎间孔狭窄。

颈段椎管大致呈圆钝的三角形。从第 1～3 颈椎逐渐变小，第 3～7 颈椎大小相似。颈椎椎管前后径变异较大，大于 12 mm 者可考虑为椎管狭窄症。但是，在临床诊断中不能单纯地根据测量数字，而应该结合全部临床表现做出判断。颈段椎管内脂肪很少，仅在背侧和两侧有很少的脂肪组织，因而平扫硬膜囊显影不满意，需借助 CT 脊髓造影确诊。颈段椎间盘的厚度介于胸段和腰段间，CT 扫描需要用 2～3 mm 的薄层扫描。颈髓横断面呈椭圆形，前缘稍平，正中有一浅凹（为前中裂），后缘圆隆，颈髓横径大于前后径，以颈 4～5 横径最大。颈髓前后径从颈 2、颈 7 逐渐减少，以颈 4～5 和颈 5～6 最小。颈段蛛网膜下隙腔比较宽大，其前后径之比约为 2∶1。

3. 常见脊柱疾病的 CT 影像

(1) 椎间盘突出症。椎间盘边缘局部突出，密度较鞘囊为高。脱出椎间盘超过椎体边缘，由正常或侧方突入椎管内。椎管前外侧的硬膜外脂肪被推移。神经根受压移位。鞘囊受压移位。但是有些椎间盘髓核脱出的 CT 表现并不典型，如钙化的椎间盘脱出，向头侧或足侧扩展的椎间盘脱出等，都可能漏诊或误诊。

(2) 脊椎退行性病变及椎管狭窄症。脊椎退行性病变主要发生在椎体、椎间盘、椎弓关节，可单独或合并存在。CT 检查可发现或证实脊柱的退行性病变，如韧带肥厚、韧带钙化、骨刺及膨出或突出的变性椎间盘，还可精确地观察椎管的形态、大小、骨质结构和连接方式。CT 可见关节突退变性肥厚、椎弓切迹处骨性嵌压、单侧侧隐窝狭窄等。

(3) 骨转移瘤。骨转移瘤可为单发或多发性的，累及脊柱、骨盆或肢体长骨。

成骨性转移瘤，CT检查表现为密度增高区，与良性病变相比，边缘较模糊。溶骨性转移瘤表现为密度降低区，边缘相对较清楚。CT检查对诊断骨转移瘤的有效率为80%。

(4) 骨髓炎。骨髓炎急性期，病变骨髓的CT值升高。达40～60 Hu；亚急性期仍高于正常肢体，在慢性期清楚地显示骨外壳。但CT检查对判断感染的效果不大，不能提供关键性的帮助。

(二) ECT检查

发射型计算机断层摄影（ECT）是将能够被某种特定组织（如骨骼等）浓聚的放射性核素及无标记化合物注入体内，利用体外显影技术来反映该组织的形态、血供及代谢状况，用于协助判断病变部位和诊断疾病。应用新的显像技术，如单光子发射型计算机，将放射性核素显影与CT的三维成像技术结合在一起，可以显示不同层面内放射性核素的分布图像，不仅能清晰地显示形态学异常，而且能显示脏器的局部血流量、血容量、氧与葡萄糖代谢等生理生化改变，对判断各类疾病的早期代谢障碍有重要价值。目前全身主要脏器几乎皆可实现放射性核素显影。

放射性核素显影分为阳性显影和阴性显影两种。阳性显影是以放射性浓集来显示病变。阴性显影则是以放射性的异常稀疏或缺损来表示病变的存在。显影分静态和动态两类，前者以观察形态为主，后者将形态与功能的观察结合起来。放射性核素显影广泛应用于恶性肿瘤的骨转移和代谢性骨病的诊断、急性骨髓炎和蜂窝织炎鉴别诊断以及植骨成骨活性的观察。

目前，常用的显像剂是锝（99mTc）亚甲基二磷酸盐注射液，它与骨组织中无机成分进行离子交换或化学吸附，或与骨组织中的无机成分相结合进入骨组织。局部骨骼血流增加，骨代谢活跃，如成骨性病变、恶性肿瘤骨转移、炎性或骨折及骨折后骨骼修复均可使显像剂聚集。而脊柱结核合并脓肿、骨缺血坏死及部分多发性骨髓瘤则表现为放射性降低。

1. 正常骨显像

(1) 全身骨骼放射性呈对称性分布。

(2) 脊柱因有生理弯曲的存在，前后位骨显像时，重力作用使显像剂聚集于颈椎下端和腰椎下端，肩胛骨下角、双侧胸锁关节及骶髂关节处放射性增加。

(3) 扁平骨（如脊椎）、长骨干骺端较长骨骨干显影清晰。

2. 异常骨显像

(1) 全身骨骼中出现非对称性分布，表现为有异常浓集区或降低区。如恶性肿瘤骨转移，可出现多个孤立病灶，多表现为放射性增高。骨显像较 X 线检查能更早期地发现原发或转移性骨肿瘤，并能发现 X 线检查不能发现的病灶。动态观察病灶的放射浓度数目可用于评价治疗效果。

(2) 骨外软组织显影：软组织内有炎症、钙化或出现某些软组织肿瘤时可有放射性增高。

三、MRI 检查

磁共振成像（MRI）全名是磁共振显像系统（nuclear magnetic resonanace imaging system）。磁共振是利用磁共振的原理，测定各组织中运动质子的密度差加以判定，较 CT 更为先进，且图像十分清晰，甚至被誉为活的解剖图谱。MRI 有多个成像参数，能提供丰富的诊断信息，比 CT 有更高的软组织的分辨力，切层方向多，能直接行轴位、矢状位、冠状切面及任意方向的斜切面，无须使用造影剂，能直接显示心脏和血管结构，无骨性伪影，并且无电离辐射，安全可靠，其对 CT 扫描和超声系统既是一个补充，又是一项新技术。

（一）成像方法

MRI 可以产生 3 种参数，即自旋核密度，T1 和 T2。当人体置于均匀的静磁场中时，通过射频线圈向受检部位发射一系列激发脉冲，以产生与静磁场呈一定角度的交变磁场。利用这些射频脉冲序列即可以产生构成 MRI 图像的基本数据。经过电子计算机处理、储存、重建成数字信息，再通过数字—模拟转换显示灰阶图像，以此分辨不同的组织和器官，以及其病理变化。

射频脉冲序列的不同，产生增强对比度的图像所反映的信息内容也不同。

目前多采用两种脉冲序列，即自旋回波序列（SE）、反转恢复序列（IR）。

（1）自旋回波序列（SE）。两个 90° 脉冲周期的时间叫射频脉冲重复时间（TR），90° 脉冲后到收集到自旋回波信号之间的时间为回波时间（TE）。SE 序列是最常用的磁共振扫描序列，产生的图像对比度及信噪比均理想，被视为"金标准"。通过改变 TR 和 TE 值，可以获得不同程度的图像对比：T1 加权像为反映组织 T1 值差别的图像，采用短 TR 和短 TE 这两个扫描参数可以获得。T2 加权像为反映组织 T2 值差别的图像，采用长 TR 和长 TE 值可以获得；质子加权像是反映组织氢质子浓度差异的图像，通过长 TR 和短 TE 值可以获得。

（2）反转恢复序列（IR）。IR 序列是在标准的自旋回波脉冲序列之前加一个 180° 脉冲。这个 180° 脉冲的作用是使 MO 反转到 Z 轴上，所以这个 180° 脉冲被称为反转脉冲。在 IR 序列中，有 3 个扫描参数：回波时间（TE）、反复时间（TR）和反转（恢复）时间（TI）可供选择。TI 为 180° 与 90° 脉冲之间的时间，主要决定 T1 对比度。TE 和 SE 序列相似，主要控制 T2 对比度，TR 对 T1 对比度也有一定影响，但影响较小。一般的 IR 成像中，TE 尽可能短些，这样取得的 IR 图像比 SE 序列有更强的 T1 对比度。

（二）脊柱椎间盘和脊髓的正常 MRI 表现

1. 脊椎的正常 MRI 表现

椎体的信号主要由骨髓中水分、脂肪比例及缓慢血流所产生。椎体边缘的骨皮质在 T1 和 T2 加权上呈低信号，黄骨髓在 T1WI 上为中等信号，基本上与皮下脂肪信号类似；在 SET2WI 上为中等信号，而快速 SET2WI 上为高信号；黄骨髓在脂肪抑制技术上为低信号强度。在梯度回波成像上，脂肪信号强度随骨小梁数量多少而变化，在增强 MRI 检查中，黄骨髓信号强度无变化。

红骨髓在 T1WI 的信号强度低于黄骨髓，但一般高于椎间盘的信号强度。在 SE 及快速 SET2WI 上，红骨髓信号强度轻度低于黄骨髓，但差别不如 T1WI 明显。在脂肪抑制自回旋（SE）、快速 SET2WI 和 STIR 像上，红骨髓为中等信号强度，相对高于黄骨髓的信号强度。在梯度回波成像上，红骨髓信号强度依据回波序列特征而异。在 T1WI 上，成人很少发现注射 Gd-DTPA 对比剂红骨髓强化的现象，但部分儿童和婴儿，椎体骨髓可有广泛且明显的信号增高。

红骨髓的分布和成分与年龄和性别有关。红黄骨髓的转变是一个动态的生理变化过程。出生以后椎骨的红骨髓被黄骨髓逐渐替代，两个月以上的婴儿骨髓（以红骨髓占主导）集中分布于上下部分，在 T1WI 上多低于或等于肌肉或椎间盘信号，随着年龄的增长，其信号强度也进行性增高，这反映生理上骨髓脂肪组织进行性增多的现象。

2. 椎间盘的正常 MRI 表现

由髓核、纤维环、上软骨板和下软骨板（厚度约为 1 mm）所构成。上下软骨板紧贴于椎板上下面。在 T1 和 T2 加权像上呈低信号，纤维环为围绕髓核的纤维软骨，其前部较厚，后外侧较薄。由于椎间盘后缘和后纵韧带均在 T1、T2 加权像上呈低信号，因此椎间盘外纤维环与后纵韧带往往难以区分。髓核为胶冻状物质，含水分、胶质蛋白和糖蛋白，内纤维环则以Ⅵ型胶原蛋白为主，因此，髓核和内纤维环在 T1WI 呈低信号，而在 T2WI 上均呈高信号，两者难以区分。髓核的水分随着年龄的增长而减少，在 T2WI 上信号强度逐渐减弱，且信号的减弱多从中心向周边延伸发展。值得注意的是，成人椎间盘中央可见一横行低信号带，以 T2WI 最为明显，有人认为是折入的纤维环组织造成的，属于正常现象，也有人认为与椎间盘的开始退变有关。

3. 脊髓的正常 MRI 表现

在 MRI 上，硬脊膜常难与蛛网膜区分开，两者统称为鞘膜。脊髓表面包绕软脊膜，软脊膜与蛛网膜之间为蛛网膜下隙，内为流动脑脊液。在 T1WI 上，脑脊液呈低信号，较脊髓信号为低，在 T2WI 上脑脊液呈高信号，明显高于脊髓，因而脊髓结构常可清晰显示。软脊膜和蛛网膜统称柔脑脊膜。

脊髓在 T1WI 上呈中等信号，信号较均匀，MRI 矢状切面不受脊柱生理弯曲的影响，可充分连续地显示脊髓全长。C3～T2 之间的脊髓前后径较大，为生理性膨大。由于胸椎生理性后突的影响，胸髓的位置偏向椎管前方，脊髓终止于圆锥，脊髓圆锥在第 1、第 2 腰椎水平偏后方，马尾神经与脊髓圆锥相比呈低信号。5%正常人群终丝纤维可见脂肪成分，可以局限于某部分，也可沿终丝至盲囊。在T2WI上，脊髓呈中等低信号，正常脊髓中央管仅宽0.05 mm，一般不能看到。有时脊髓内可见纵行条状或波纹状信号影，可能与相位编码移动性伪影有关。

（三）MRI检查对脊柱疾病的诊断意义

1．对骨性组织的判定

MRI在获取脊椎的三维结构的同时，还可以从矢状面、冠状面及横断面观察椎管内外解剖状态的变异，如椎管的矢径、椎体后缘的骨质增生、髓核的突出与脱出、骨折的形态、骨折片的位移以及局部有无炎症或肿瘤等，使人一目了然。

2．对脊髓组织的判定

与其他检查相比，更有意义的是其可以早期发现脊髓组织本身的病理及生化改变。这主要是由于灰质中的氢几乎都存在于水中，而在白质内却有相当数量的氢包含在脂质内。根据此种差异，当脊髓本身发生病变，如脊髓损伤、变性、空泡形成，很容易检查出来。

3．对椎间盘突（脱）出症的判定

由于其可以清晰地在图像上显示出髓核的位置、移动方向及大小等，可以使椎间盘突（脱）出症及时获得明确诊断，从而有利于治疗方法的决定与手术方法的选择。

4．对椎旁软组织的判定

当各种原因（例如术后）导致椎管周围有炎性反应及脓肿形成时，利用T1值升高这一特性，可以清楚地反映出感染的范围及程度。

5．其他

MRI检查尚可用于对肿瘤组织的普查，对与血供及血流相关某些疾患的判定等，均具有其自身的特点。

（四）MRI检查在骨伤科的应用

MRI检查在骨伤科的应用目前主要是通过骨与其周围软组织，如肌肉、脂肪、肌腱等组织间信号强度的对比来显示骨的轮廓。软组织的 MRI 显像对比明显，所以还可用来检测膝关节交叉韧带、滑膜肥厚、软组织肿瘤、原发性的肌肉疾患等。某些骨肿瘤和炎症时的持续时间增长，可对这类疾病的诊断和判断疗效有帮助。

MRI 是直接显示椎间盘和四肢关节详细结构的一种检查方法，能用于椎间盘突出等矫形外科领域。对骨髓的显像则更是 MRI 技术的一个独到之处。用它检查可以了解骨髓的供血和转移癌的情况。通过显示变化了的 T1 信号，可以使向骨髓供血减少的情形成像；它显示的骨髓分布有利于诊断血液病及转移到骨髓的肿瘤病灶，选择骨髓穿刺部位，观察骨髓的走行。因此，在诊断肿瘤与外伤骨髓病方面，当可成为一种新的有效方法。

四、经颅多普勒检查

（一）多普勒的效应

声音从移动中的物体反射时，会随其移动速度而改变频率。频率的改变可转换成可听见的信号。多普勒效应可用来显示血管的血流。这时声波是由流过血管的血流所反射。当血流朝换能器方向流动时，所接收到的频率会比射出的频率更高；相反地，当血流顺着换能器的方向流走时，则接受频率会较低。这种射出与接受声音之间的频率差，称为多普勒频率变换。

在检查中，可以显示及记录血流速度的波形。有些特定动、静脉的波形有特征性形态，因此可查出血流之异常。在知道多普勒角时，就可算出流动的速度。如果该血管的直径也能量到的话，则也能算出血流量。

彩色多普勒超声波是更进一步的发展。其中将以颜色表现的多普勒资料重叠在标准的超声波影像上。在事先决定血流方向的情形下，习惯上将朝换能器方向流动的血流，以红色表示，而离开换能器方向的血流则以蓝色表示。

（二）多普勒的检查

多普勒检查可用来探测静脉血栓（venous thrombosis）、动脉狭窄（stenosis）及阻塞，尤其是颈动脉的变化。

动脉系统超声波已被广泛地用于检查疑似脑部缺血患者的颈动脉。超声波技术也可用于观察主动脉、髂动脉、股动脉及肾动脉，但至今仍不适用于膝部以下的动脉。

颈总动脉及内外颈动脉可在颈部直接观察。任何粥样硬化斑的位置或大小及任何管腔狭窄的严重性都能加以判断。使用多普勒成像法可见到动脉内的狭窄，而在阻塞时会显示血流消失。由于狭窄会扰乱正常血流形态，因此经由分析血流速度的波形，就能更详细地了解狭窄的程度。如椎动脉颅外段受压，TCD 可显示椎动脉颅内段流速降低；又如颅外段狭窄或因骨赘刺激交感神经丛引起椎动脉痉挛，则流速增快。对 TCD 流速正常可行转颈试验，如平均血流速度下降较多者可诊断椎动脉型颈椎病。此外，TCD 频谱还可以反映血管的弹性，当出现波峰后移或波形圆钝、脉动指数增高时，则支持动脉硬化症。

五、肌电图检查

肌电图即肌肉的动作电位，借助细胞外电极记录方法，记录肌电位的改变诸如波形、时程、振幅等参数进行分析，以判断肌电位属于生理状态或是颈椎、腰椎、神经血管引起的病理变化，是神经源性还是肌源性的病变。它属于神经电生理领域的一门诊断技术。临床上常有职业性压迫性损伤性神经，出现肌肉萎缩，活动受限而又无明显的发病原因，症状有时又不典型，甚至引起误诊，增加患者痛苦。因此，应用肌电图探测神经—肌肉系统疾病，结合临床症状可给予鉴别诊断和定性。

(一) 原理

它利用电子仪器上的电极将肌肉神经的生物电变化信号引导出来，加以放大，并描记成图，然后通过对图形的分析来研究神经肌肉系统的疾患，为临床诊断提供客观的依据。

一个脊髓前角运动神经元及其支配的全部肌纤维总称为一个运动单元电位。眼肌、面肌等运动单位电位很小，一个运动神经元支配 3～10 个肌细胞。四肢躯干肌运动单位电位较大，一个运动神经支配 1 000～2 000 个肌细胞。

在不同部位记录的运动单位电位的振幅和时程各不相同。在肌电图上，纵向波形代表波幅（电压，单位为 μV），横波波形代表波宽（时限，单位为 ms）。每个示波中，向上和向下各偏转一次，称为位相。向上为负相，向下为正相。根据偏转次数的多少，可将波形分为单相、双相和多相。

（二）正常肌电图

1. 电静息

在电极插入肌腹后在安静、肌肉松弛，上运动神经远无冲动下达时应无运动单位活动，电极下的肌纤维无运动电位出现，记录仪呈现一条平静的直线，称为电静息。

2. 插入电位

在静息的基础上，移动电极的瞬间，电极的针尖刺激肌纤维所诱发的动作电位，称为插入电位，一般持续约 100 ms 即终止，电压为 1～3 mV。

3. 单个运动单位电位

当骨骼肌轻度随意收缩时可引起导出单相、双相、三相或四相以内的波形（5 相以上称为多相），电压 100～2 000 μV，肌肉做最大收缩时，动作电位电压比轻收缩时有所增高，常为 300～4 000 μV。

4. 多个运动单位电位

骨骼肌中度收缩时（不完全强直收缩），一定数量的多个运动单位可相继活动，肌纤维放电频率增加，但不密集，振幅高低不一，此种放电称为混合相，最大收缩时（完全强直收缩），被动员参加活动的运动单位增加，放电增多呈密集互相干扰的波形称为干扰电位，振幅一般不超过 5 000 μV，此时对较密集的波形分析比较困难。

（三）异常肌电图

1. 插入电位

失用性肌萎缩，进行性肌萎缩等插入电位减弱或消失。先天性肌强直。肌紧张营养不良症，插入电位延长。

2. 纤颤电位

在失神经支配情况下是单肌纤维的动作电位，其波形有单相、双相、无多相（先正后负），振幅5～100 μV，少数也有200～1 000 μV，时程0.2～2 ms，频率1～30周/秒。这种波形的出现其临床意义是对周围神经损伤、脊髓灰白质炎等前角运动细胞变性，即肌纤维失去神经支配的重要指征。

3. 正锐波

肌纤维失去神经支配、安静时出现纤颤电位还伴有正锐波，其波形特点是起始较快的正相锐波，随后跟着一缓慢的负后电位，呈"V"字形，频率每秒可有数次，全程为10～100 ms，平均5～20 ms，正值振幅100 μV左右，可大到4 000 μV，它比纤颤电位的出现早两周，在0.5%的健康人中偶然可出现锐波。有人认为，正锐波与纤颤电位、多相波增多等失神经改变一起出现才有意义，说明有失神经损害。

4. 束颤电位

束颤电位指肌肉在松弛状态下，一群肌纤维自发收缩发生的动作电位，可分为两种：①单纯束颤电位是一个运动单位的自发性动作电位，波形与正常动作电位类似，波形为单相、双相或三相，频率1～5周/秒，时程2～10 ms，振幅100～2 000 μV。单纯束颤电位一般属于良性，其出现表明神经肌肉系统有生理变异，可常见于低钙血症、甲状腺功能亢进等引起的神经肌肉兴奋性增高，仅有单纯束颤电位不能诊断有失神经性病变。②复合束颤电位是病变的运动单位所属的肌纤维不自主收缩发生的综合电位，呈多相波形式，频率1～10周/秒，时程5～20 ms，振幅一般为100～500 μV，复合束颤电位是病理性的，常因慢性前角细胞病变，神经根或周围神经受刺激（压迫）等引起，常与纤颤电位等失神经活动同时出现。

5. 多相电位

动作电位超过5相以上者称为复合运动单位电位，又称为多相电位。正常肌肉随意时出现少数多相电位，但不超过动作电位数的4%。在有神经肌肉疾患者的病变肌肉做随意收缩时，多相电位明显增多，常超过10%，甚至达100%。多相电位通常由一簇振幅为50～1 500 μV的棘波组成。时程在

10～30 ms，频率1～20周/秒。常见于脊髓前角细胞病变或陈旧性神经损伤的疾病。急性周围神经病变时，多相电位增多伴有各种失神经电位，说明有失神经损害。

多相电位产生的原因是因为神经受损时或神经功能在恢复过程中神经纤维束的各纤维损伤或恢复的程度不一，因而使同一运动单位中神经冲动的传导速度与引起肌纤维收缩时间先后不一，各肌纤维不能同时间活动而使动作电位呈现多相波形。多相电位在颈椎、腰椎或关节病中引起肌萎缩而进行肌电图检查时是最多见的一种肌电位。

6. 同步电位

同步电位主要见于脊髓前角细胞病变时，如运动神经原疾病及脊髓灰质炎等。同步电位产生的机制一般认为一部分脊髓前角细胞病变时，残留的前角细胞支配了病变细胞原来所支配的肌纤维，使神经支配比率增大，因而形成大的电位，而且在同一肌肉中由两支电极相距 1.5 cm 距离所记录到的电位是完全同步的，波形也相同。

7. 低振幅运动单位电位

原发性肌病，肌肉做随意收缩时会出现一种低振幅运动单位电位，又称为肌源性萎缩电位或肌病性运动单位电位。频率10～40周/秒，波形可类似单个运动单位电位而呈单相、双相或三相，但亦可为多相波形，振幅10～300 μV，时程0.5～20 ms（多相形），而类似单个运动单位电位时程则为0.5～2 ms，这种低振幅运动单位电位在进行性肌营养不良症最易出现。原发性肌病时运动单位电位并不减少，但在运动单位中参与活动的肌纤维则有些变性，因此使运动单位中参加活动的肌纤维有所减少，从而使运动单位电位时程缩短、振幅降低，但由于运动单位本身数量并不减少，故当肌肉做最大收缩时仍能出现干扰相电位。

颈椎或腰椎病引起的手足麻木、肌萎缩等症状，肌电图表现与脊髓前根、外周神经病变的肌电特征相似，即肌肉在松弛状态时可出现多相电位增多，而做最大随意收缩时，参加活动的神经肌肉单位减少而呈混合型电位达不到干扰型电位，多相电位增多。电位试验阴性，与由于脊髓前角细胞即运动神经元病变引起的肌萎缩、动作受限制所记录的肌电图截然不同，因为运动神经元受损的肌电图有纤颤自发电位出现，电位同步试验阳性，或者表现为部分或完全性失神经支配。

8. 新生电位和再生电位

神经损伤后再生时，早期在其所支配肌区出现的低电压 10～200 μV，短时程的多相电位称为新生电位，晚期出现的短时程、高电压（4～10 mV）电位，称为再生电位。

（1）新生电位。在神经修复早期，运动单位内只有少数肌纤维恢复了神经支配，而且这些肌纤维恢复的程度如兴奋性、传导性还有差异，故不能同时性地协同兴奋和收缩，因此表现出成簇的小波在基线上起伏，即为新生电位。

（2）再生电位。在神经修复晚期，在新生轴索支配下，运动单位内大多数肌纤维的兴奋性有了较好的同步，综合生成高电位电压，即再生电位。

新生电位和再生电位都在随意收缩时出现，提示神经再生。

9. 肌强直电位

肌强直电位是指针电极插入或移动时诱发产生的一种高频放电，其波幅和频率逐渐递增至最大值后，又逐渐减弱，肌音呈特有的吹哨声。肌强直电位电压低，电位时程短，放电频率可高达 150 次/秒。见于肌强直症、运动神经元症、多发性肌炎、脊髓前角灰质炎等。

（四）肌电图的临床应用

锥体系统、锥体外系统及骨骼肌的病变都引起肌电图的变化，根据肌电的不同变化，可协助临床做出定位诊断，为鉴别前角细胞病变或周围神经受损提供参考依据。动态追踪观察肌电图，可对疾病的发展、转归和预后提供有价值的判断依据，但肌电图不能用作病因诊断，这是因为不同病因引起的同一部位病变，其肌电变化可能是相同的。

（五）临床常用肌电图检查来解决的问题

1. 定位诊断

（1）椎体系统。包括：①上运动神经元病变，包括脑血管病变、脊髓截瘫、大脑肿瘤或发育不全、侧索硬化症等；②下运动神经元病变，包括脊髓前角病变、神经根病变、周围神经干病变和神经丛病变等。

(2) 锥体外系病变。包括震颤麻痹、舞蹈病、手足多动症等。

(3) 神经－肌接头疾患。包括重症肌无力症。

(4) 肌肉病变。包括肌炎、皮肌炎、肌强直症、肌营养不良等。

2．目的

确定周围神经损伤的程度、范围及预后判断。

3．作用

作为评定肌肉功能的参考。

第二章
中医药治疗与康复方法

第一节 手法治疗

第二节 中药治疗

第三节 针灸治疗

第四节 牵引治疗

第五节 练功治疗

第六节 拔罐刮痧

第七节 针刀治疗

第八节 物理治疗

目前，报道90%～95%的颈椎病患者经过非手术治疗获得痊愈或缓解。非手术治疗目前主要是采用中医、西医、中西医结合以及康复治疗等综合疗法，中医药治疗手段具有方法多、显效快、疗效好、安全且无毒副作用等独特优势。常见的治疗手段包括手法治疗、中药治疗、针灸治疗、牵引治疗、练功治疗、拔罐刮痧、针刀治疗、物理治疗等。

第一节 手法治疗

手法治疗是指通过医生的手在患者的身体上一定部位或特定穴位进行操作而产生治疗或保健作用的方法。一个好的手法医生，首先应了解中医学的基本理论和手法的作用原理，熟练地掌握各种基本的手法，熟悉人体的解剖结构，然后才能在临床中正确、灵活、综合运用上述知识，达到良好的治疗效果。

一、手法治疗的作用原理

手法治疗的基本作用原理主要有两点：一是通过手法的生物力学原理，作用于人体一定的解剖部位（包括一些特定的穴位），纠正人体解剖关系的病理改变，恢复人体正常的解剖关系，以达到治疗目的。此类方法主要用于筋骨损伤等外伤类疾病中骨折、脱位、筋跳槽、骨错缝等的治疗；二是使用手法于患者的经络及穴位（也包括一些特定的部位），通过对经络、穴位的作用，调整人体的气血、阴阳及脏腑功能。此类方法主要用于内科、儿科以及妇科一些疾病的治疗。但上述两种作用又是密切相关的，尤其是在治疗筋骨损伤的外伤性疾病时，不能仅仅着眼于解剖位置的纠正，而应同时调整经脉气血和脏腑功能，如益气生血、行气活血、活血化瘀、舒筋通络、补益脾胃、补益肝肾以及调整阴阳等。总之，要从人体的生命整体着眼，对人体的阴阳、气血、脏腑功能进行全面调整，使人体的生命功能得以全面恢复，并避免因损伤而引起的各种后遗症。所以中医手法治疗的作用原理是一种多层次的综合作用，不能用一种简单的认识来对待它。下面主要讨论手法治疗颈椎病的作用原理。

(一) 正骨理筋

对于损伤的部位,通过手指的触摸、摸得的形态、位置的变化等,可以帮助我们了解损伤的性质。《医宗金鉴·正骨心法要旨·正骨总论》中说"以手扪之,自悉其情",记载了骨的"截断、碎断、斜断"以及筋的"弛、纵、卷、挛、翻、转、离、合"等各种解剖位置的病理变化,并进行了较为详细的记载,为检查、诊断筋骨损伤积累了丰富的经验。即使是在影像学已经普遍应用的现代,手法检查、诊断筋骨的损伤仍有着极其重要的意义。

1. 正骨整复

骨折、脱位和骨错缝的整复目的,是使移位的骨折端恢复正常或接近正常的解剖位置,使脱位和骨错缝的关节完全恢复正常的解剖生理位置。颈椎病的治疗调整属于后者。

脱位和骨错缝的整复,要使移位的关节完全恢复正常的解剖位置。不同的是,脱位多与暴力外伤有关,大多数的脱位在整复后需要加以保护性外固定。这是因为暴力外伤不仅造成关节脱位,而且造成周围肌肉肌腱及韧带的损伤,保护性外固定不仅有利于肌肉肌腱和韧带的修复,减轻疼痛,并且保护关节在软组织完全修复前避免再次脱位。一般地说,脱位经过整复治愈后,绝大多数不再反复发生该部位的脱位。骨错缝的产生虽然与外伤或运动有关,但大多数与关节周围肌肉肌腱、韧带以及关节自身的慢性损伤或退行性变有关。关节的生物力学平衡遭到破坏,发生病理性失衡,因而在一些微小的外力作用下就会诱发关节的错位。由于错位的关节从解剖学的角度上看移位相较小,影像学检查有时很难发现,但其可引起关节活动严重障碍和剧烈疼痛。通过手法整复,使错位的关节完全恢复正常的解剖学位置,关节活动立即完全恢复或基本恢复正常,疼痛消失或明显减轻,且不需要保护性固定。但因为骨错缝的发生多与关节周围软组织及关节本身的慢性损伤有关,该部位的错位多易反复发生,因此,骨错缝整复后,应对关节周围的软组织进行相应的治疗和在医生的指导下进行相应的运动锻炼,以加强关节周围软组织的保护功能。

关节内软骨板损伤者,往往表现为软骨板的破裂或移位,以致关节交锁不能活动，通过适当的手法使移位嵌顿的软骨板回纳，可解除关节的交锁，疼痛明显减轻。

2. 理筋

理筋是指通过手法将损伤后的肌肉韧带等软组织抚顺理直，恢复正常的解剖位置。肌肉、肌腱和韧带完全断裂者，须手术缝合才能重建，但部分断裂者则可使用适当的手法套路，使断裂的组织抚顺理直，然后加以固定，使疼痛减轻和有利于断端生长吻合。

肌腱滑脱者，在疼痛的部位可以触摸到条索状隆起，关节活动严重障碍，若治疗不当，可转变为肌腱无菌性炎症，继而产生粘连和纤维化，造成长期的功能障碍和慢性疼痛。因此，必须及早施用有效手法，如弹拨或推扳等，使其回纳。

（二）舒筋通络止痛

软组织受到的损伤，除上述断裂和滑脱外，尚可因损伤刺激，产生无菌性炎性反应，肌肉的附着点、筋膜、韧带、关节囊等受损组织可发出疼痛信号，通过特定途径使有关机体处于警觉状态，肌肉的收缩、紧张直至痉挛便是其外在的反映。其目的是减少肢体活动，避免对损伤部位的牵拉刺激，从而减轻疼痛，这是人体的自然保护性反应。此时如不及时治疗或治疗不彻底，损伤组织可形成不同程度的粘连、纤维化或瘢痕，以致不断发出信号，加重疼痛和肌肉紧张，继而可引起周围组织的继发性疼痛病灶，形成疼痛的恶性循环。原发性病灶或继发性病灶都可刺激和压迫神经末梢及小的营养血管，造成新陈代谢障碍，进一步加重"不通则痛"的病理变化。肌紧张和疼痛二者是互为因果的，凡有疼痛，则肌肉必然紧张，反之亦然。

手法是解除肌肉紧张、祛除疼痛的有效方法，它一方面能直接放松颈项部肌肉，另一方面还能解除引起颈项部肌紧张的原因，故有标本兼治的作用。

手法直接放松肌肉和祛除疼痛的机制有以下四个方面。

1. 加强局部循环

推拿手法改善微循环尤其是神经根和神经纤维的微循环，改善肌肉等软组织的营养代谢，促进因损伤而引起的炎性渗出及损伤出血造成的水肿或血肿的消散和吸收，促进损伤组织的修复。

2. 在适当的刺激作用下提高局部组织的痛阈

内啡肽（END）是存在于体内的一类具有阿片样作用的肽类物质。国内外研究表明，对疼痛患者进行相应的穴位刺激并获得镇痛效应时，患者血浆和脑脊液中内啡肽含量升高。研究证明，推拿手法产生的镇痛和提高痛阈与内啡肽系统的参与有关。此外，手法还影响中枢5-羟色胺（5-HT）、外周乙酰胆碱及儿茶酚胺（CA）。5-HT是兴奋性神经递质，中枢5-HT具有镇痛效应，中枢5-HT的释放是镇痛的基础之一。研究证实，手法有增强中枢5-HT合成和降低外周5-HT合成的作用；乙酰胆碱是兴奋性物质，乙酰胆碱在外周可以致痛，而乙酰胆碱酶可以水解乙酰胆碱，从而清除乙酰胆碱。推拿可以加速乙酰胆碱酶升高，加强其活力，使外围乙酰胆碱分解和失活；CA属于单胺类递质，它包括多巴胺（DA）和去甲肾上腺素（NE），推拿促进脑内释放这些化学物质，抑制交感神经兴奋性和减弱血管收缩的作用，从而达到止痛的效应。

3. 解除肌肉紧张痉挛

消除疼痛，充分拉长紧张痉挛肌肉的方法是强迫伸展有关的关节，牵拉紧张痉挛的肌束使之放松。例如，腰背肌痉挛，可大幅度旋转腰椎关节或做与肌纤维方向垂直的横向弹拨。对于有些通过上法仍不能使之放松者，则可先令其关节处于屈曲位，在肌肉放松的位置进行操作。上述两种方法，前者是直接牵拉肌肉，后者是先放后拉，目的都是为了让肌肉组织从紧张状态下解放出来，达到舒筋活络的目的。

手法可以调节肌肉的收缩和舒张，使组织间压力得以调节，从而促进组织周围的血液循环，改善组织的营养代谢，减轻局部的缺血和酸中毒，加速致炎物质和致痛物质的清除，减轻组织间水肿尤其是神经组织间水肿，不仅有利于组织的修复，还可以加强镇痛作用。

4. 松解软组织粘连

软组织损伤后，瘢痕组织增生，互相粘连，对神经血管束产生卡压，是导致疼痛与运动障碍的重要原因。推拿手法可以撕剥或剥离粘连，粘连的松解不仅可以使肌肉肌腱和韧带的功能活动得以恢复，而且可以使因粘连而引起的病理性牵拉所造成的疼痛得以缓解或消失。

软组织损伤的手法治疗，抓住压痛点是关键。一般压痛点常常在筋膜、肌肉或韧带的起止点、两肌交界或相互交错的部位。这是因为：一是该处因所受应力大，长期摩擦（劳损）容易发生损伤，损伤后不易痊愈并容易发生粘连和纤维化；二是该部位神经末梢比较丰富。在寻找压痛点时，应先从上述部位开始，不要被大范围的扩散痛或传导痛所迷惑。除痛点的治疗方法应视情况采取不同的治疗方法，如果压痛点施用推拿手法不便时，可采用从压痛点四周向中心疏导的方法；反之，可在压痛点处直接使用推拿手法，大范围的扩散痛和传导痛也会随压痛点的解除而消失。

（三）行气活血祛瘀

"动"是手法的特点。在治疗过程中，对患者来说"动"包括三个方面：一是促进肢体组织的活动，二是促进气血的流动，三是肢体关节的被动运动。

手法时气血循行的作用主要通过两条途径得以完成。一方面，特定的推拿手法能促进和加强肝的疏泄功能。人体各组织器官的生理活动依赖于气的运动，肝的疏泄功能对于气机的调畅起着重要的作用。如《读医随笔》说："凡脏腑十二经之气化，皆必藉肝胆之气化以鼓舞之，始能调畅而不病。"血液的运行和津液的代谢均有赖于气的推动作用，而气的生理活动则要依靠肝的疏泄，方能气机调畅。推拿治疗可以作用于肝经及其有关穴位，促进肝的疏泄功能，进一步促进血液的循行。另一方面，推拿手法的直接作用能改变气血循行的内在环境，手法可以促进机体活动，加速软组织损伤恢复。适当的手法可调节肌肉的收缩和舒张，使组织间压力得到调节，以促进损伤组织周围的血液循环，增加组织灌流量，影响血流动力学，从而起到"活血化瘀"和"祛瘀生新"的作用。

大量研究证明，手法可以使血流动力学异常得到明显的改善。尤其是在全血黏度、血浆黏度、血小板聚集度等方面明显降低，使血细胞比容降低，血液得以"稀释"。手法降低了交感神经的张力，选择性地引起充血反应，增加皮肤和肌肉毛细血管血流，使被"稀释"的血液进入微循环，改善微循环。

近代研究还证明，推拿手法的一定力度可以使皮肤温度增高。中医学认为，气血得温则行，得寒则凝。因而适当的手法对于虚寒或寒凝所致的病症有着重要的意义。此外，推拿手法和活血化瘀的作用有着直接的关系。即推拿手法的施用方向应朝着静脉和淋巴回流的方向，才有利于淤血的吸收。

不仅如此，适当的手法还可使肌肉肌腱的力学平衡得以恢复。近年来，中医界有人用补偿调节来解释软组织损伤的机制。认为一旦肌肉痉挛，可引起对应肌肉的相应变化，称为对应补偿调节。如左侧腰肌紧张，引起右侧腰肌的补偿调节；而腰背肌紧张，又可引起腹肌的补偿调节，这称为系列调节。对应调节和系列调节所产生的肌紧张、痉挛，同样可引起软组织的损伤反应。临床不乏见到一侧腰痛日久不愈而引起对侧腰痛，腰痛日久又引起背痛或臀部疼痛的病例。手法能使肌肉间不协调的力学关系得到改善或恢复，从而使疼痛减轻或消失。

被动运动是手法的一个重要组成部分，它有助于松解粘连，滑利关节，改善局部营养供应，促进新陈代谢，增大肌肉的伸展性，从而使变性的组织逐渐得到改善或恢复。

此外，手法还可以对人体脏腑功能有显著的改善和调节作用。手法虽然作用于体表局部，但其通过经络、经穴等，影响内脏的功能，使亢进者得以抑制，对功能减退者则有促进作用，从而达到调节脏腑功能，进一步调节人体气血、营卫，恢复人体升降出入的生命气机，恢复人体的阴阳平衡，达到扶正祛邪的作用。

（四）手法的作用途径

推拿手法是通过手法所产生的动力，以及其他可能的人体生物信息（如生物电、磁、远红外辐射计），对穴位、经筋、皮部形成一种良性刺激，并通过人体经络系统，使机体产生局部性和整体性的生理学效应，从而达到治疗作用。

1. 生物力学途径

手法种类繁多，但不论是何种手法，其最基本的作用方式是它的生物力学效应。手法力作用于机体，产生的生物力学作用大致有三类：一是运动关节类手法。通过对患者肢体施加有目的的牵拉、扭转、屈曲及杠杆等作用力，可纠正骨折、关节脱位、关节错位、肌腱滑脱等解剖位置的异常。二是松解组织的粘连，并可使肌腱感受器兴奋而消除肌肉痉挛。三是可使局部组织发生形变，促进组织液从高压区流向低压区，而当撤去手法力之后，组织又可恢复初始状态。节律性轻重交替的手法力变化，可促进组织内的物质运动，使细胞器内外、毛细血管内外物质交换增加，静脉回流和淋巴液流动加速。

2. 生物场途径

手法治疗时，由于医生的精、气、神专注于操作部位，生物场输出明显增加，而患者的生物场一般均呈低下状态。医生的生物场输出的种种物理信息与患者的生物场可发生相互作用，纠正患者生物场的紊乱状态而使疾病趋于好转。

3. 生物学作用

手法力作用于人体体表，能转化为生物能，并可引起触觉感受器、压觉感受器、痛觉感受器以及深部组织牵拉感受器的兴奋，这些感觉冲动又通过复杂的神经反射途径，引起一系列的功能改变。此外，手法的节律性振动，可降低胶质物质的黏稠性，增加原生质的流动性，提高酶的生物学活性，从而促进机体新陈代谢的进行。

4. 由经络系统介导的调整途径

经络由经脉和络脉组成。经络可深入体腔连属脏腑，也可以浅出体表联系十二经筋、十二皮部和三百六十五节，构成了极其复杂的通路。经络系统不仅在空间分布上是极其广泛的，而且在生理功能上也是极其复杂的，包括营养代谢、信息传递、防卫免疫和协调平衡等。犹如生物体内部的自动控制系统，在正常状态下保持着机体内部的有序性，当这种有序性出现紊乱的时候，人体就要产生疾病。来自穴位、经筋、皮部的外界刺激信号可激发经络系统的调整功能，其总的趋势是使机体各部分活动协调一致，并保持个体同环境的平衡统一。

二、手法治疗颈椎病的原则

（一）熟悉解剖，明确诊断

在骨伤科，尤其是颈椎病的手法治疗中，熟知和掌握人体解剖学知识是非常重要的。那些以为中医推拿治疗不需要掌握人体解剖学知识的认识是错误的。虽然由于中医学发展过程中的某些历史原因，藏象学说中脏腑有着某种模糊观念，但由于中医骨伤科发展的需要，有关筋骨的解剖学知识却是极为详尽的。手法在骨伤科方面的应用，其重要的一点，就是基于对人体解剖学的正确认识和了解。《医宗金鉴·正骨心法要诀》说："夫手法者，谓以两手安置所伤之筋骨，使仍复于旧也……盖一身之骨体，既非一致，而十二经筋之罗列序属，又各不同。故必素知其体相，识其部位，一旦临证，机触于外，巧生于内，手随心转，法从手出。"这里强调了施用手法者对人体解剖学知识熟悉掌握的重要性，指出术者只有熟悉掌握人体的解剖学知识——"素知其体相，识其部位"，才能在临证时做到使手法根据解剖学和生物力学原理而合理应用——"手随心转，法从手出"。

在外伤科中，明确诊断的首要环节是了解患者筋骨损伤的情况。如骨折，是"截断"、"碎断"，还是"斜断"？再如筋伤，是"筋跳槽"，还是筋的"弛、纵、卷、挛，翻、转、离、合"？术者要了解这些情况，就要"以手扪之"，通过"手摸"了解筋骨损伤的情况，就要对解剖学知识有清楚的了解，方能"心会"，方能"自悉其情"。筋骨损伤的诊断，除用手去触摸外，有些病症如腰椎间盘突出症、颈椎病等，还需要借助影像学检查，甚至有些病症如代谢性骨病等，还需要实验室检查或其他有关检查，才能明确诊断。这就需要推拿医师不断学习有关这方面的新知识，不断深入和扩大知识领域，全面提高业务能力。

明确诊断不仅要了解解剖的变异，同时还要全面了解病因、病史，四诊合参，辨清疾病的性质以及正邪之间的关系，对某些疑难病症还要详细进行鉴别诊断，辨清是否属于推拿的适应证。

（二）因人施治，手法精确

每个患者的病情、年龄、体质及有无并发症等不同，推拿手法的选择也应当有所区别，因人施治。首先，要视病情选择针对性推拿手法。其次，针对不同体质和年龄的患者，亦应采用不同的手法，如对于年老体弱者、有较严重的心肺疾患者，应尽可能采用一些如点穴按摩、滚、揉、擦、搓等轻柔的手法，靠手法的积累性作用而取得效果。对于年轻体壮者，则可以采用正骨推拿手法，其作用强劲有力，靠瞬间的应力作用达到肌筋松解与关节整复的目的，但也不宜反复应用。

在明确诊断的基础上，手法精确无误，应体现两个方面：一是基本手法功力扎实、规范，每一个基本手法动作精确，这是推拿治疗的基本功；二是对症治疗的方案科学、合理，体位选择适当，施术部位准确，手法的力度、方向适宜、柔和而有力、持久而均匀；基本手法的功力和对症处理的能力在治疗过程中是不可或缺的两个方面，不可偏颇，二者的协调统一是决定推拿疗效的关键。

（三）整体治疗，筋骨并重

人体是有机的生命整体。人体内而脏腑，外而皮毛发肤、四肢百骸、筋骨肌肉、五官九窍，皆由经络联系而形成一个有机的生命整体。人体脏腑的病变，外可以反映于皮毛发肤、四肢百骸、筋骨肌肉、五官九窍，反之亦然。颈椎病与人体生命机制有着密切的联系，所以在颈椎的治疗中，不能只看到局部的损伤和病变，而应着眼于有机生命整体。

颈椎病的整体治疗有两个含义：一是从颈椎与脏腑、经络、气血的整体关系进行治疗，如颈椎退行性变应着眼于调整肝肾等；二是从临床症状、表现与颈椎病本身的关系进行治疗，如颈椎病引起的四肢或内科方面症状，应着眼于原发部位的病因学治疗。

所谓筋骨，指的是骨、关节及其周围的肌肉肌腱和韧带。骨是筋的支架，筋是骨的保护结构，主导骨关节的运动功能。二者在人体运动系统的生物力学结构中起着协调统一的功能作用。在脊柱中，脊柱椎体没有长骨，其主要功能一方面是承负着身体 2/3 以上的重量，另一方面又是躯干运动功能的主体，因而脊椎和周围软组织的关系极为密切。无论是脊柱还是周围软组织的损伤均会影响脊柱的功能，并因相互之间的影响而造成损伤。在脊柱病相关疾病的推拿手法治疗中，首先应诊断清楚原发部位和病因，但无论是在筋还是在骨，在治疗上都应统筹兼顾，不可偏废。不治筋，则骨不能固，筋伤不复，则症状不解。颈椎病的治疗亦然。

(四) 刚柔相济，动静相宜

在临证时，推拿手法的刚劲有力与轻柔温和的协调始终贯穿于施术过程中。刚劲有力和轻柔温和是矛盾对立的统一，相反相成。正如《医宗金鉴·正骨心法要旨》所说："诚以手本血肉之体，其宛转运用之妙，可以一己之卷舒，高下疾徐，轻重开合，能达病者之血气凝滞、皮肉肿痛、筋骨挛折与情志之苦欲也。"

刚劲有力而不滞重，轻柔温和而不虚浮，是推拿手法的要领。推拿手法有多种，有的需要较重的力度，如扳法、牵拉、成角折顶、弹拨等；有的则力度较轻，如摩、搓、揉、擦等，但刚劲之中不失轻柔，温和之中亦要掌握一定的力度。例如，扳法，无一定的力就不能动摇关节，克服障碍，达到筋骨整复的目的，但此力度又要掌握适度，禁用暴力，否则会造成重度损伤。临床每见一些医者在颈、腰部施用扳法或旋转复位之手法时，因暴力施术，使椎体关节受损，椎间盘突出加重，甚至破裂，神经根或脊髓损伤加重，失去正常的生理功能，造成高位截瘫或下肢瘫痪。施用扳法时，力度要适度，瞬间发力，迅即收法，恰到好处，刚中有柔，轻巧有力。同样，轻柔温和的手法亦需要一定的力度，无一定的力度，就不能舒理肌筋，通经活络，调畅气血，而达治疗的目的，故虽轻柔温和，但忌虚浮。"宛转运用之妙"全在于施术者"轻重开合"之中。

手法治疗的过程是手法运用和患者机体协调运动的统一，也是动与静的统一。推拿手法的动静包含两个方面的意义：一是手法的"动"与"静"，一般把挤压、按揉、捻搓等手法称作"静"的手法，而将提拿、弹抖、牵引等摆动类手法称作"动"的手法。动和静的手法要根据不同疾病选用，有人概括为"以动制静，以静制动"。如肩周炎，因关节周围软组织粘连或关节囊挛缩，使关节运动受限，用运动关节类手法和弹拨类手法进行治疗，就是"以动制静"。急性关节周围软组织损伤，其周围软组织弹性降低，可用揉、压、搓等手法治疗，就是"以静制动"。二是在损伤性疾患的整个治疗过程中应动静结合，如脊柱周围软组织损伤或脊椎小关节扭伤，一旦手法达到整复后，稳定阶段是必不可少的，该阶段包括采用静卧、佩戴支架、药物治疗及软组织的舒筋活络推拿治疗等。如果没有这一相对"静止"的治疗阶段，过早地负重，甚至练功，其结果非常有害，使损伤性炎症迁延连绵，日久成为经常复发的病理基础。再如腰椎小关节闪挫后，一旦腰部深层肌被松解，小关节序列得到纠正，就须静卧1～2周，使小关节囊与关节周围软组织避免剪应力作用，待腰痛缓解后始可进行腰背肌锻炼，达到脊柱的静息平衡。对于软组织变性，肌痉挛严重导致脊柱侧方移位者及关节周围粘连僵硬者，经手法整复后，也须有个相对稳定阶段，使肌肉组织之间的异常力学关系恢复正常，从而使疼痛缓解或消失。

三、手法治疗适应证与禁忌证

（一）手法治疗脊柱相关疾病的适应证

(1) 颌颈部软组织损伤性疾病。

(2) 颈椎退行性疾病。

(3) 颈椎相关疾病。

（二）脊柱相关疾病手法治疗的禁忌证

(1) 脊柱软组织及骨肿瘤。

(2) 感染性、化脓性、结核性脊柱病。

(3) 开放性软组织及骨关节损伤。

(4) 软组织损伤后，肌腱、韧带大部或已完全断裂者。

(5) 伴有危重的心、肝、肾、肺等脏器疾患者。

(6) 孕妇。

(7) 血液病、精神病、急性传染病等患者。

四、手法治疗注意事项

在应用手法治疗颈椎病时应注意以下七点：

(1) 施手法医师应掌握中医学基本理论和西医学相关理论，熟练掌握基本的手法技巧，了解手法在颈椎病中应用的适应证和禁忌证，并能将其正确地应用于临床。

(2) 明确诊断，按照手法原理制订科学合理的手法治疗方案。

(3) 在施术前，选择好医师，包括助手的体位以及患者的适当体位，以便于施术时的操作。

(4) 在施术时，医师应全神贯注，意到手到。手法要由轻到重，缓中有力，外柔内刚，刚柔并济，繁简适中，动作忌粗暴。

(5) 操作医师要保持个人卫生与清洁，尤其是手的清洁卫生，常修剪指甲，不戴装饰物品，如戒指等，冬季应使手温暖后再接触患者肌肤施术。

(6) 推拿使用的治疗巾要保持清洁，尤其是使用直接接触患者皮肤的治疗巾应尽量做到一人一巾，做好治疗巾的清洁和消毒准备工作。

(7) 恪守医德。施手法医师给异性患者做手法治疗时，应尽量避免接触患者的性器官。如确有必要接触时，应事先征得患者同意，在其有充分的思想准备，并有其亲属或与其同性的其他医护人员在场的情况下方能施术，避免发生纠纷。

五、手法选择与操作方式

(一) 常用理筋手法

1. 推散法

推散法主要适用于表浅的肌肉痉挛或软组织肿胀以及血循环障碍，局部气滞血淤。操作时患者取端坐位，医者站于背侧，触及颈项部肌痉挛进行推拨。

2. 松解法

松解法主要适用于软组织深部粘连以及软组织损伤性结节。操作以颈下段软组织粘连为例。患者取端坐位，医者站于背侧，一手扶持头部，另一手拇指置于病变部位，由浅入深、由轻至重按拨2～3分钟。

3. 活筋法

活筋法主要适用于颈部或肩部关节或关节附近粘连以及筋肉僵硬。操作常与松解手法合并使用，在右手拇指深入病变部位进行松解法的同时，将头部做前屈后伸、左右摆动或旋转活动，连续活动 2～3 分钟。

4．理顺法

理顺法主要适用于软组织解剖生理的异常变化，常用于肌纤维撕裂、离位、缺血、淤血以及滑囊炎、脊柱性肠道梗阻等，操作时顺着生理方向推。如肌纤维撕裂理顺法，左手拇指固定肌纤维的一端，此时右手拇指左右拨动损伤离位的肌纤维，顺向推按。

5．捏拿法

捏拿法主要适用于条状肌痉挛或筋结形成，多用于较深的条状肌损伤痉挛。操作时患者取端坐位，医者位于患者左背侧，左手托着患者侧向上提肩，将肘向上托提，右手拇指、示指抓捏该肌数次。然后将该肌放回原位，顺此肌按压 2～3 遍。

6．点按法

点按法主要适用于局部肌痉挛或粘连，取阿是穴或相关穴位。操作时患者取端坐位，医者位于患者背侧，先定位，后用拇指指腹或者右手屈肘 30°，用肘尖于局部逐步加压，用力点按 1～2 分钟。

7．指击法

指击法是叩击法的一种。叩击法主要适用于有腔器官，如头、胸、腹部等功能性病症。操作时患者取端坐位。医者位于患者背侧，双手呈微屈状态，在头部轻轻叩击 1～2 分钟，手法完毕。

8．传导法

传导法主要适用于神经功能障碍，特别是传导性功能障碍，多用于脊神经或交感神经节或交感神经干轻度损伤。操作时医者于锁骨中上点上 1cm 处点按，手指出现麻木。

9．反射法

反射法主要适用于神经功能障碍，特别是反射性功能障碍，多用于脑神经或脊神经的轻度损伤。操作时患者取端坐位，医者站于患者背侧，一手示指在风池附近定位（约为风池上 1cm 处），另一手置于头顶部轻轻固定，左手拇指根据头痛的部位、方向，稍用力按点 1～2 分钟，每 2～3 秒钟放松手一次，以头部胀感为度。

（二）常用调整（骨）手法

1. 坐位单人旋转复位法

该手法主要适用于上颈椎段轻度旋转移位者。操作步骤以颈2棘突右偏为例。医者左手拇指触到颈2棘突偏右，医者右手置于头顶部，使颈部前屈35°，侧屈35°，再使颈部向右旋转45°，医者右手置于患者左侧，使头颞部向右旋转，瞬间稍加大用力，左侧扭按，常听到响声，手法复位完成。但是使用此手法时要注意以颈部旋转幅度不超过45°，旋转极限时间不超过15秒为宜，以免颈部过度扭转，使脑部缺血。手法宜轻、稳、透，手法后2～3天不宜做颈部过度旋转活动，停止治疗3天后可以做颈后伸位左右旋转活动（如犀牛望月），以巩固疗效。

2. 坐位角度复位法

该手法主要适用于中颈椎段颈椎有轻度侧偏或旋转移位者。操作步骤以颈4棘突偏右为例。患者取端坐位，医者用拇指触诊，左手拇指触到颈4棘突偏右。使头部前屈45°，向右侧旋转45°。右手拇指与示指分别置于患者下颌部，并且向右侧旋转时，瞬间稍加大用力，左手拇指同时用力向左侧轻推，常听到响声，手法复位完成。注意事项：如果患者有颈曲反张，手法操作时，颈部曲角度宜小，一般不超过30°。手法复位后不宜过度做颈部后伸活动，以免颈椎发生再移位。

3. 坐位侧旋提推法

该手法主要适用于下颈段颈椎轻度侧方移位者，尤其是椎间隙变窄或软组织粘连者。操作步骤以颈6棘突偏右为例。患者取端坐位，医者右手示指定位，左手托着下颌部稍用力向上提，瞬间右手拇指同时用力向左侧轻推，常听到响声，手法复位完成。注意事项：手法关键在上提力要适当，旋转提力与推力同时进行。手法后不宜过度做颈部前屈活动，以免颈椎发生再移位。

4. 仰卧位单人旋转复位法

该手法主要适用于上颈段颈椎轻度侧方或旋转移位者。操作步骤以颈2

棘突偏右为例。患者取仰卧位，头垫低枕或者不垫枕头，医者左手穿过颈后部，示指触到颈2棘突右侧，右手把持患者左侧面颊部，使患者头部向右侧旋转45°，稍用力向头部方向牵拉，同时左手示指稍用力将颈2棘突向左侧推，常听到响声，手法复位完成。注意事项：仰卧位操作欠方便，其偏移棘突主要靠触诊感觉，推力与旋转力要协调适当。如果颈后肌肉痉挛明显，可以使患者取俯卧位用捏拿点按手法使肌肉放松后再进行上法，疗效会更好。

5. 坐位双人旋转后推法

该手法主要适用寰椎轻度向前移位者。操作步骤以颈1前移为例。患者取端坐位，医者拇指触到颈1横突向前，助手用示指触到寰椎向前移的左侧横突前缘固定。医者用左手拇指置于寰椎前移右侧横突前缘，示指置于颞部，右手托下颌部，令颈前屈30°，侧屈30°，右手向右侧旋转，同时拇指稍向后轻扭，常听到响声，手法复位完成，注意推力方向是由前往后。

6. 坐位头部微屈提推法

该手法主要适用于颈椎轻度向后方移位，多用于颈3、颈4、颈5轻度后移位。操作步骤以颈3后移位为例。患者取坐位，医者右手拇指置于后移的棘突上。左手托持下颌部，在左手往上提的同时，右手拇指往前轻推。注意事项：操作时向前推的力量不宜过大，以免纠正过度。手法后不宜过度做颈部前屈后伸活动。

7. 坐位头部后伸斜拉法

该手法主要适用于颈中段，颈椎钩椎关节轻度移位者。以颈4钩椎错位为例。医者背部稍屈曲，使患者后头部紧靠医者胸骨柄处，左侧旋转30°，左手稍用力向上提。瞬间右手拇指同时用力向前轻推。常听到响声，手法复位完成。注意事项：手法操作时，颈部角度应适当，手法后不宜做颈部侧屈扭转活动，以免钩椎关节发生再移位。

8. 俯卧悬位推按法

该手法主要适用于下颈段或上胸段小关节轻度后移位者，多用于颈胸椎小关节后错位或紊乱。操作步骤以颈7后移位为例。患者取俯卧位，头部中立位，下颌及胸部置于薄的软枕上，头颈部与两上肢悬空。医者一手托持下颌部于水平位，右手示指、中指触诊，触及颈 7 后移，掌根部大小鱼际之间置于棘突上，与床面 45° 向前下轻推 2～3 下，将头颈部恢复正常位。注意事项：向前下推的力量不宜过大，手法后不宜剧烈或动颈椎，以免颈椎发生再度移位。

（三）常用点穴穴位

穴位按摩具体操作方法是：将拇指（或食指、中指）的指腹按在穴位上，用手指作顺时针或逆时针揉动按压。每个穴位按揉 100～200 下，按揉时手指要有一定的力度。

1. 风池（足少阳胆经穴）

在项部，当枕骨之下，与风府相平，胸锁乳突肌与斜方肌上端之间的凹陷处。

2. 大椎（督脉）

取定穴位时正坐低头，该穴位于人体的颈部下端，第七颈椎棘突下凹陷处。若突起骨不太明显，让患者活动颈部，不动的骨节为第一胸椎，约与肩平齐。

3. 肩井（足少阳胆经）

在肩上，前直乳中，当大椎与肩峰端连线的中点上。

4. 后溪（手太阳小肠经：输穴）

在手掌尺侧，微握拳，当小指本节（第 5 指掌关节）后的远侧掌横纹头赤白肉际。

5. 腕骨（手太阳小肠经：原穴）

在手掌尺侧，当第 5 掌骨基底与钩骨之间的凹陷处，赤白肉际。

6. 列缺（手太阴肺经、手厥阴心包经络穴、八脉交会穴——通任脉）

小臂桡侧缘，桡骨茎突上方，腕横纹上展 1.5 寸，肱桡肌与拇长肌肌腱之间。

第二节 中药治疗

一、内治法

药物内治法是指口服药物以达到全身性治疗的方法。中药治疗是颈椎病的重要治疗方法之一。人体是一个有机的整体，是以五脏为核心，通过经络内连六腑外络肢节，百骸，皮毛发肤，五官九窍，气血灌注其中。人体的各个部分都不是孤立的，都是生命的有机整体的一部分，在生理上，相互协调，相互为用；在病理上必然相互影响。脊柱是人体肢节、百骸的一部分，颈椎病与人体的脏腑、经络，气血的功能失调有着密切的联系。因此，药物治疗应在中医整体观念和辨证论治的指导下，制定相应的治疗原则，选择行之有效的方药进行治疗。颈椎病其病症表现虽然复杂，然其发病均与脊柱软组织损伤有关，这是总的特点。中药的辨证施治对相当一部分软组织损伤疾病有良好的疗效。颈椎病的中药治疗应以分型辨证用药为基本方法。

（一）颈型颈椎病

宜疏风解表、散寒通络，常用桂枝加葛根汤（桂枝、芍药、甘草、生姜、大枣、葛根）或葛根汤（葛根、麻黄、桂枝、芍药、生姜、大枣、甘草），伴有咽喉炎症者加大元参、板蓝根、金银花等。

（二）神经根型颈椎病

神经根型颈椎病分为：以痛为主，偏瘀阻寒凝，宜祛瘀通络，常用身痛逐瘀汤（当归、川芎、没药、桃仁、羌活、红花、五灵脂、秦艽、香附、牛膝、地龙、炙草）；如偏湿热，宜清热利湿，用当归拈痛汤（当归、党参、苦参、苍术、白术、升麻、防己、羌活、葛根、知母、猪苓、茵陈、黄芩、泽泻、甘草、大枣），如伴有麻木，在上述方中加止痉散（蜈蚣、全蝎）。

以麻木为主，伴有肌肉萎缩，取益气化瘀通络法，常用补阳还五汤（黄芪、当归、川芎、芍药、桃仁、红花、地龙）加蜈蚣、全蝎等。

(三）椎动脉型颈椎病

椎动脉型颈椎病分为：头晕伴头痛者，偏瘀血宜祛瘀通络、化湿平肝，常用血府逐瘀汤（当归、川芎、赤芍、生地、桃仁、红花、牛膝、柴胡、枳壳、桔梗、甘草）；偏痰湿，宜半夏白术天麻汤（半夏、白术、天麻、茯苓、陈皮、甘草、大枣）等。头晕头胀如裹，胁痛、口苦、失眠者，属胆胃不和，痰热内扰，宜理气化痰、清胆和胃，常用温胆汤（半夏、茯苓、陈皮、竹茹、枳实、甘草）。头晕神疲乏力、面少华色者，取益气和营化湿法，常用益气聪明汤（黄芪、党参、白芍、黄柏、升麻、葛根、蔓荆子、甘草）。

（四）脊髓型颈椎病

肌张力增高，胸腹有束带感者取祛瘀通腑法，用复元活血汤（大黄、柴胡、红花、桃仁、当归、天花粉、穿山甲、炙甘草）。下肢无力、肌肉萎缩者，取补中益气，调养脾肾法，地黄饮子（附子、桂枝、肉苁蓉、山茱萸、熟地、巴戟天、石菖蒲、远志、石斛、茯苓、麦冬、五味子）合圣愈汤（黄芪、党参、当归、赤芍、川芎、熟地、柴胡）。

交感型颈椎病症状较多，宜根据病情辨证施治。

二、外治法

这里的药物外治法指的是传统的中药外治法，即将制成一定剂型的药物，按规定的方法施置于人体患部皮肤，使药物透过肌肤以达治疗的目的。外用药物的治疗虽然是施置于患部，对局部的疾患有着特殊的治疗效果，但实际上其理、方、药和内治法的原理是相同的。清代吴师机在《理瀹骈文·略言》中就指出："外治之理，即内治之理；外治之药，亦即内治之药，所异者法耳。"外用药物的治疗仍按照"先列辨证，次论治，次用药"的辨证施治的顺序。这不仅是经验之谈，而且也是药物外治法应用的根本原则。颈椎病中药外治的常用治法有敷贴药、搽擦药、熏洗药和热熨药等。

（一）常用外治法类型

药物外治法治疗疾患可以追溯到秦汉或更早的时期。如《神农本草经》以及马王堆汉墓出土医书《五十二病方》就有记载。唐代《仙授理伤续断秘方》介绍了用药物外治方法治疗骨关节损伤。宋代的《太平圣惠方》、《圣济总录》已较为系统、全面地介绍了敷贴方药。后世骨伤医学界都非常重视外用药的应用，积累了大量的外治经验，研制了许多行之有效的方药。药物外治法，在治疗上简便、易行、价廉而效卓，是临床上的重要治疗手段。药物外治法的内容丰富，根据剂型及适用方法的不同，大致可以分为敷贴药、搽擦药、熏洗药和热熨药。

1. 敷贴药

敷贴法是将药物制剂直接贴附在患部，使药力直达病所而发挥作用。常用剂型有药膏、膏药和药粉3种。

(1) 药膏。又称为敷药或软膏，即用药粉和一些液态物调制成黏稠状膏状物外敷于患处以达到治疗的目的。制备时将具有消瘀止痛、舒筋活血、散寒等作用的药物碾成细末，然后选用饴糖、蜜、油、水、鲜草药汁、酒、醋或医用凡士林等不同的基质放入，调匀如糊状即成。常用的软膏有消瘀止痛膏、三色敷膏、温经膏等。

1) 消瘀止痛膏。木瓜60 g、栀子30 g、大黄150 g、蒲公英60 g、地鳖虫30 g、乳香30 g、没药30 g共为细末，饴糖或凡士林调敷。有活血消肿止痛作用。治疗颈部骨折筋伤早期，血脉受伤，恶血留滞，壅塞与经脉，局部肿胀疼痛等。

2) 三色敷膏。紫荆皮（炒黑），蔓荆子240 g，全当归、五加皮、木瓜、丹参、羌活、赤芍、白芷、片姜黄、独活、天花粉、怀牛膝、威灵仙、木防己、防风、马钱子各60 g，川芎30 g，甘草18 g，秦艽30 g。共研细末，用蜜或饴糖调敷。适用于颈椎损伤中期，治疗扭伤、挫伤局部肿痛。

3) 温经通络膏。取中药乳香、没药、麻黄、马钱子各等份。寒邪偏重者加川乌、肉桂、细辛，湿邪偏重者加薏苡仁、地龙、苍术，研成细末，过目筛，然后用适量饴糖或蜂蜜调均匀，装瓶备用。用棉签蘸少许药膏涂敷于患处。因马钱子、川乌有毒，务必用蜜糖调药末成药膏，方可避免中毒。孕妇忌用。适用于各种痹证，包括损伤日久，复感风寒湿邪及关节退行性改变等疾病。

（2）膏药。古称为敷贴，是将药物碾成细末配合香油、黄丹或蜂蜡等基质炼制成膏药肉后，再分批用文火加热烊化，摊在皮纸或布上备用。膏药使用时需加热烊化，所以应避免烫伤。治疗颈部脊柱疾病常用的膏药有小补膏、狗皮膏、宝珍膏等。

（3）药散。又称为掺药。药粉的配制是将药物研成极细的粉末，收储瓶内备用。用时或将药粉直接掺于损伤处，或置于膏药上，将膏药烘热后贴患处。常用的有消肿化淤散、栀子散、化筋散等。

2. 搽擦药

搽擦药可以直接搽擦于患处，或在施行理筋手法时配合使用。常用的有酒剂、油膏与油剂。酒剂指外用药或外用伤药水，是用药与白酒、醋浸制而成，一般酒、醋之比为8∶2，也可单用酒或乙醇溶液浸泡者。用香油把药物煎熬去渣后制成油剂，或加黄蜡收膏炼制而成油膏。

1）活络水。牛膝、红花、当归、续断、生川乌、生草乌、木瓜、五加皮、三棱、骨碎补、伸筋草、樟脑、薄荷脑适当用量。70%的乙醇1 500 mL，浸泡密封1个月。用时擦患处，每日2～3次。适用于跌打损伤局部肿痛者，用于颈部扭伤、落枕等。

2）活络油膏。红花、没药、白芷、紫草、栀子、甘草、刘寄奴、牡丹皮、梅片、制乳香、露蜂房各60 g，当归、生地各240 g，钩藤120 g，白附子、黄药子各30 g，大黄120 g，麻油4 500 g。用文火将药烧透存性，过滤去渣，再入锅内武火煎熬，放入黄蜡1 500 g，梅片60 g，用木棍调匀备用。主治损伤后期软组织硬化或粘连。

3. 熏洗湿敷药

熏洗湿敷药是将药物置于锅或盆中加水煮沸后熏洗患处的一种方法。常用的方剂有：

1）活血止痛洗剂。透骨草30 g，川楝、当归、海桐皮、威灵仙、川牛膝、羌活、白芷、苏木、红花、土茯苓、川椒、乳香各15 g，具有舒筋活血、消肿止痛的功效。适用于落枕、颈椎病、腰腿痛、各种关节扭伤、脱位、骨折早期血栓闭塞性脉管炎和下肢静脉血栓形成。

2）海桐皮洗剂。海桐皮25 g，透骨草20 g，乳香15 kg，没药10 g，当归 15 kg，川椒 20 g，川芎、红花、威灵仙、白芷、防风各 10 g，甘草 5 g。水煎后外洗患处，用于一切跌打损伤、关节僵硬、肌肉肿痛及闭合性关节肿痛、颈椎病、腰椎间盘突出症的急性期。

3）颈痛消洗剂。闹羊花 30 g，透骨草 20 g，川芎、归尾、海桐皮、川椒、防风各 15 g。水煎外洗颈部，有剧毒严禁内服。具有消肿止痛、舒筋活络的功效。适用于颈椎病肌肉僵硬、肿痛、活动受限及各种关节强直热熨疗法、肌肉挛缩。

4）熏洗药。伸筋草、透骨草、荆芥、防风、防己、附子、千年健、威灵仙、桂枝、羌活、独活、秦艽、路路通、麻黄、红花各 30 g。以上药物均为细末，每 150 g 一袋，将药物装入长 15 cm、宽 10 cm 的布袋中，将袋缝好，放入盆中加水 4 000～5 000 mL，煎煮 20～30 分钟后取出，先以蒸汽熏患处，等到药液稍凉（约 60℃，以皮肤能耐受为宜）后可以浸药，将药袋置于患处热敷，每次 30 分钟，每日 1 次，每袋药可用 2～3 天。具有舒筋活血、散风通络的功效。适用于颈腰疼痛及各种损伤中后期，余肿未消，关节屈伸不利、疼痛、僵硬。

4. 热熨疗法

热熨疗法是指用一些中草药或其他传热的物体，加热后用布包好，放在人体一定的部位上，做来回往返或旋转的移动而进行治疗的一种方法。常用的中药热熨方有：

（1）坎离砂（又称为寒痛乐）。麻黄、归尾、附子、透骨草、红花、干姜、桂枝、牛膝、白芥子、防风、木瓜、生艾绒、羌活、独活各等份。用醋、水各半，将药熬成浓汁，另取铁砂适量，炒红后，与药液搅拌而成。应用时将药装入布袋内，加醋 50 mL 拌匀。待发热后，热敷于患处。如热度过高可稍移动，以免烫伤。每次治疗 3 次，用至加醋不再发热为止。主要功用是祛风除湿、温经通络。

（2）中药托敷剂。透骨草 12 g，五加皮 15 g，五味子 15 g，山楂 15 g，当归 12 g，红花 10 g，赤芍 12 g，生地 12 g，羌活 10 g，独活 10 g，防风 10 g，炮附子 6 g，花椒 30 g，将上述各药装入布袋内，扎紧，放在盆中，加水煎煮 15 分钟，稍晾凉，托敷于颈腰背等患处，每次 30 分钟，每日托敷 2 次，每剂药连用 4 次。现代医学认为该方能一定程度地改善骨质增生所致的肌肉韧带牵张，周围神经、血管的牵拉、刺激、压迫等病理变化。因此，该药止痛效果明显，关节运动功能也能恢复。

(3) 颈康热敷方。羌活、独活、桂枝、秦艽、当归、海风藤、乳香、没药、木香各 15 g，桑枝 30 g。用法为炒热布包敷患部，每次半小时，每日 2~3 次。具有疏风通络、活血化瘀功效，用于各种原因导致的颈椎病经络痹阻型。

(4) 民间常用一些热敷法，如用粗盐、黄沙米糠、吴茱萸等炒热后装入布袋中加热后熨患处。这些方法简单有效，经济实用，适合于各种风寒湿型筋骨痹痛等证。

（二）外治法的适应证与禁忌证

外治法的适应证较广泛，具有迅速渗透肌肤，穿透皮肤到皮下处使药力直达病变部位，同时还具有局部活血化瘀、止痛的作用，如对于颈腰背肌肉筋膜炎，肌肉劳损所致的疼痛有较好的疗效。对脊柱病及其相关疾病的治疗都有一定的临床治疗作用，临床上可以据患者具体情况灵活运用。

禁忌证：外治法用药量偏大，有些药物毒性较大，严禁内服和误服；患处有炎症、感染、皮肤病和开放性伤口者禁用；高血压、心脏病患者慎用热熨疗法；对药物过敏的患者禁用。

第三节 针灸治疗

针灸是指以中医经络学说为指导，使用针和灸的方法，通过一定的手法刺激机体的一定部位，或浅或深，激发经络气血，以调制整体功能的治疗方法。

《灵枢·海论》指出："夫十二经脉者，内属于腑脏，外络于肢节。"人体的五脏六腑、四肢百骸、五官九窍、皮肉筋骨等组织器官，之所以得保持相对协调与统一，完成正常的生理功能，是依靠经络系统联络脏腑、沟通肢窍实现的，经络还有运行气血、濡养周身、抗御外邪、保卫机体的作用。

当人体脊柱内外平衡失调移位时，可因错位处的充血、渗出、水肿等炎症刺激或错位处直接压迫神经、血管,产生内脏器官病症。这些生理功能的失调,在经络上随即反映出病症来。脊柱相关疾病的针灸治疗是按阴阳、脏腑、经络学说,运用"四诊"诊察疾病以获取病情资料,进行八纲、脏腑、经络辨证,以通其经脉,行其气血,调和脏腑。使阴阳归于平衡,从而达到治愈脊柱相关疾病的目的。

一、针法

(一)针法适应证与禁忌证

1. 针法的适应证

(1)各种疼痛:①头痛、偏头痛;②面神经痛;③三叉神经痛;④胸廓痛;⑤腰背痛;⑥坐骨神经痛及类似坐骨神经之疼痛;⑦落枕;⑧腰椎间盘突出症;⑨关节痛等。

(2)神经疾患:①脑卒中(中风)后遗症;②脑性麻痹症;③神经官能症;④带状疱疹疼痛;⑤头昏、眩晕等。

(3)功能性失调:①失眠;②心悸、胸闷;③消化不良;④焦虑;⑤便秘;⑥大肠急躁症;⑦胃肠功能紊乱;⑧更年期综合征;⑨痛经、月经不调等。

(4)五官疾患:①鼻炎、鼻旁窦炎;②喉痛及咽部异物感;③牙痛、眼痛;④视力模糊;⑤慢性结膜炎;⑥重听;⑦耳鸣、耳聋等。

(5)其他:①过敏;②改善皮肤体质;③初期前列腺肥大等。

2. 针法的禁忌证

(1)患者在过于饥饿、疲劳,精神过度紧张时,不宜立即进行针刺。对身体瘦弱、气虚血亏的患者,进行针刺时手法不宜过强,并应尽量选用卧位。

(2)妇女怀孕3个月以内者,不宜针刺小腹部的腧穴。若怀孕3个月以上者,腹部、腰骶部腧穴皆不宜针刺。至于三阴交、合谷、昆仑、至阴等一些通经活血的腧穴,在怀孕期亦应予禁刺。如妇女行经时,若非为了调经,亦慎用针刺。

(3)小儿囟门未合时,头顶部的腧穴不宜针刺。

(4)常有自发性出血或损伤后出血不止的患者,不宜针刺。

(5) 皮肤有感染、溃疡、瘢痕或肿瘤的部位，不宜针刺。

(6) 对胸、胁、腰、背脏腑所居之处的腧穴，不宜直刺、深刺，肝脾肿大、肺气肿患者更应注意。如刺胸、背、腋、胁缺盆等部位的腧穴，若直刺过深，都有伤及肺脏的可能，使空气进入胸腔，导致创伤性气胸，轻者出现胸痛、胸闷、心慌、呼吸不畅，重者出现呼吸困难、唇甲发绀、出汗、血压下降等症。

(7) 针刺眼区穴和项部的风池、哑门等穴以及脊椎部的腧穴，要注意掌握一定的角度，不宜大幅度地提插、捻转和长时间留针，以免伤及重要组织器官，产生严重的不良后果。

(8) 对尿潴留等患者在针刺小腹部的腧穴时，也应掌握适当的针刺方向、角度、深度等，以免误伤膀胱等器官，出现意外事故。

(二) 常用针法

颈椎病的针刺治疗常用方法有毫针、头针、水针、腹针、平衡针、耳针、微针等多种方法。这里我们以毫针刺法为例进行治疗。

1. 进针法

临床上一般用右手持针操作，主要是以拇指、示指、中指三指挟持针柄，其状如持毛笔，故右手称为刺手。左手爪切按压所刺部位或辅助针身，故称左手为押手。刺手的作用是掌握针具，施行手法操作；进针时，运指力于针尖，而使针刺入皮肤，行针时便于左右捻转，上下提插和弹震刮搓以及出针时的手法操作等。押手的作用，主要是固定腧穴位置，夹持针身协助刺手进针，使针身有所依附，保持针垂直，力达针尖，以利于进针，减少刺痛和协助调节、控制针感。具体的进针方法，临床常用有以下四种：

(1) 指切进针法。又称为爪切进针法，用左手拇指或示指端切按在腧穴位置的旁边，右手持针，紧靠左手指甲面将针刺入腧穴。此法适宜于短针的进针。

(2) 夹持进针法。或称为骈指进针法，即用左手拇指、示指两指持捏消毒干棉球，夹住针身下端，将针尖固定在所刺腧穴的皮肤表面位置，右手捻动针柄将针固定在所刺腧穴的皮肤表面位置，右手捻动针柄，将针刺入腧穴。此法适用于长针的进针。临床上也有采用插刺进针的，即单用右手拇指、示指两指夹持消毒干棉球，夹住针身下端，使针尖露出，对准腧穴位置，将针迅速刺入腧穴，然后将针捻转刺入一定深度，并根据需要选用适当押手配合行针。

（3）舒张进针法。用左手拇指、示指两指将所刺腧穴部位的皮肤向两侧撑开，使皮肤绷紧，右手持针，使针从左手拇指、示指两指的中间刺入。此法主要用于皮肤松弛部位的腧穴。

（4）提捏进针法。用左手拇指、示指两指将针刺腧穴部位的皮肤捏起，右手持针，从捏起的上端将针刺入。此法主要用于皮肉浅薄部位的腧穴进针，如印堂穴等。

以上各种进针方法在临床上应根据腧穴所在部位的解剖特点，针刺深浅和手法的要求灵活选用，以便于进针和减少患者的疼痛。

2. 行针

行针的基本手法，是针刺的基本动作，常用的有以下两种：

（1）提插法。即将针刺入腧穴的一定深度后，使针在穴内进行上下进退的操作方法。使针从浅层向下刺入深层为插，由深层向上退到浅层为提。至于提插幅度的大小、层次的有无、频率的快慢以及操作时间的长短等，应根据患者的体质、病情和腧穴的部位以及医者所要达到的目的而灵活掌握。

（2）捻转法。即将针刺入腧穴的一定深度后，以右手拇指和中指、示指两指持住针柄，进行一前一后的来回旋转捻动的操作方法。至于捻转角度的大小、频率的快慢、操作时间的长短等，应根据患者的体质、病情和腧穴的特征以及医者所要达到的目的，灵活运用。

以上两种基本手法，既可单独应用，也可相互配合运用，在临床上必须根据患者的具体情况，灵活掌握，才能发挥其应有的作用。

辅助手法是进行针刺时用以辅助行针的操作方法。常用的有以下六种：①循法，②刮柄法，③弹柄法，④搓柄法，⑤摇柄法，⑥震颤法。

3. 针刺补泻

针刺补泻是根据《灵枢·经脉》"盛则泻之，虚则补之，热则疾之，寒则留之，陷下则灸之"这一针灸治病的基本理论原则而确立的两种不同的治疗方法。这是针刺治病的一个重要环节，也是毫针刺法的核心内容。

（1）补法。即泛指能鼓舞人体正气，使低下的功能恢复旺盛的方法。

（2）泻法。即泛指能疏泄病邪使亢进的功能恢复正常的方法。针刺补泻就是通过针刺腧穴，采用适当的手法激发经气以补益正气，疏泄病邪而调节人体脏腑经络功能，促使阴阳平衡而恢复健康。

4. 针刺手法

针刺手法是产生补泻作用而促使机体内在因素转化的主要手段。在临床上为了使针刺产生补泻作用，古代针灸医家在长期的医疗实践过程中，创造和总结出了不少针刺补泻手法。现将临床常用的七种主要针刺补泻手法介绍如下：

（1）捻转补泻。针下得气后，捻转角度小，用力轻，频率慢，操作时间短者为补法。捻转角度大，用力重，频率快，操作时间长者为泻法。

（2）提插补泻。针下得气后，先浅后深，重插轻提，提插幅度小，频率慢，操作时间短者为补法。先深后浅，轻插重提，提插幅度大，频率快，操作时间长者为泻法。

（3）疾徐补泻。进针时徐徐刺入，少捻转，疾速出针者为补法；进针时疾速刺入，多捻转，徐徐出针者为泻法。

（4）随补泻。进针时针尖随着经脉循行去的方向刺入为补法，针尖迎着经脉循行来的方向刺入为泻法。

（5）呼吸补泻。患者呼气时进针，吸气时出针为补法；吸气时进针，呼气时出针为泻法。

（6）开阖补泻。出针后迅速揉按针孔为补法，出针时摇大针孔而不立即揉按为泻法。

（7）平补平泻。称为单式手法，得气后均匀地提插、捻转后即可出针。

5. 留针

当毫针刺入腧穴，行针得气并施以或补或泻手法后，将针留置在穴内者称为留针。留针是毫针刺法的一个重要环节，对于提高针刺治疗效果有重要意义。通过留针，可以加强针刺感应和延长刺激作用，还可以起到候气与调气的目的。

针刺得气后留针与否以及留针时间久暂，应视患者体质、病情、腧穴位置等而定。如一般病症只要针下得气并施以适当补泻手法后，即可出针，或留置

10～20分钟。但对一些特病症，如慢性、顽固性、痉挛性疾病，可适当延长留针时间。某些急腹症、破伤风角弓反张者，必要时可留针数小时。而对老人、小儿患者和昏厥、休克、虚脱患者，不宜久留针，以免贻误病情。

6. 出针

出针的方法，一般是以左手拇指、示指两指持消毒干棉球轻轻按压针刺部位，右手持针做轻微的小幅度捻转，并随势将针缓缓提至皮下（不可单手猛拔），静留片刻，然后出针。

出针时，依补泻的不同要求，分别采取"疾出"或"徐出"以及"疾按针孔"或"摇大针孔"的方法出针。出针后，除特殊需要外，都要用消毒棉球轻压针孔片刻，以防出血或针孔疼痛。

7. 分型治疗

（1）颈型颈椎病：主症以颈强为主者，可针风池、合谷、列缺、悬钟、外关。

以颈痛咽痛为主者可选针大椎、曲池、合谷、外关、后溪；俯仰受限者，配昆仑、列缺；旋转受限者配支正。

（2）神经根型颈椎病：主症以痛为主者，针风池、合谷、足三里、悬钟、后溪；有肩痛者配肩髎、肩外俞；肘臂痛者配曲池、天井、外关、尺泽；腕部者配阳池、阳溪、腕骨、大陵；以麻为主者可选合谷、外关、足三里、三阴交、肾俞、悬钟；以肌萎缩为主者，可针曲池、手三里、脾俞、八邪八风。

（3）脊髓型颈椎病：①以痉为主症，虚痉针中脘、足三里、悬钟、太溪、三阴交、阴陵泉、气海、关元、命门，实证针环跳、秩边、阳陵泉、委中、昆仑、脾俞、大椎、后溪，便秘可加天枢、支沟、上巨虚，小便不利针三阴交、阴陵泉、中极。②痿症，补肾益精，可针关元、气海、肾俞、三阴交、太溪；补养脾胃，可针脾俞、足三里。

（4）椎动脉型颈椎病：①偏痰湿者，针中脘、内关、丰隆、解溪、悬钟、阴陵泉；②偏血瘀者，针太阳、风池、阳陵泉、支沟、合谷、太冲、足三里、束骨、中渚、足临泣、后溪；③偏湿热者，针大椎、合谷、曲池、三阴交、阴陵泉、足三里、太冲；④偏气虚者，针百会、气海、关元、肾俞、脾俞、足三里、悬钟、劳宫。

(5) 交感型颈椎病：①肝阳偏亢，针风池、曲池、足三里、太冲、行间、阳陵泉、太阳，前头痛加合谷，枕痛加后溪，头顶痛加太冲，颞痛加中渚；②血虚精亏，针神门、太溪、三阴交、足三里、气海、关元、脾俞、肾俞；③胸痹，针支沟、阳陵泉、郄门、内关、神门；④胃痛，针内关、足三里、中脘、悬钟；⑤便秘，针天枢、支沟、上巨虚、中脘、行间。

二、灸法

（一）灸法的概念

灸法就是指用艾绒或其他药物放置在体表的穴位部位上烧灼、温熨，借灸火的温和热力以及药物的作用，通过经络的传导，温通气血，扶正祛邪，达到治疗疾病和预防保健目的的一种外治方法。

（二）灸法的适应证

(1) 寒凝血滞，经络痹阻引起的各种病症。如风寒湿痹、痛经、闭经、寒疝腹痛等症。

(2) 外感内寒虚证与中焦虚寒呕吐、腹痛、泄泻等症。

(3) 脾肾阳虚，元气暴脱之症。如久泄、久痢、遗尿、遗精、阳痿、早泄、虚脱、休克等。

(4) 气虚下陷、脏器下垂之症。如胃下垂，肾下垂，子宫脱垂，脱肛，崩漏等。

(5) 外科疮痛以及瘰病等症，既可用于疮痛初起，日久不溃之症，也可用于疮疡溃久不愈者。

(6) 气逆上冲的病症。如肝阳上亢，肝气上逆等。

(7) 防病保健。用于抗衰老，预防脑卒中（中风）、感冒等。

（三）灸法的禁忌证

(1) 对实热证、阴虚发热者，一般不适宜灸法。

(2) 对颜面、五官和有大血管的部位以及关节活动部位，不宜采用瘢痕灸。

(3) 孕妇的腹部和腰骶部也不宜施灸。

（四）灸法的特点

灸法虽为古代疗法，但疗效独特，古有"灸治百病"之说，现代研究已证明，灸法可以调整脏腑功能、促进新陈代谢、增强免疫功能。因此，现代灸法运用仍很广泛。针、灸两法各有特点，不能互相替代。例如，灸法的温热保健作用等针刺法难以达到；而放血及对深部组织病症的作用，又是灸法所不及。二者之间具有共同性、互补性和特异性。

1. 艾炷直接灸

将艾炷直接放在皮肤上施灸的方法，称为直接灸。根据灸后有无烧伤化脓，又分为化脓灸和非化脓灸。化脓灸（瘢痕灸）用黄豆或枣核的艾炷直接放在穴位上施灸，局部组织经烫伤后，产生无菌性化脓现象，能改善体质，增强机体的抵抗力，从而起到治疗和保健作用。目前，临床上常用此法对哮喘、慢性胃肠炎、发育障碍等疾病和体质虚弱者进行施治。

2. 艾炷间接灸

艾炷间接灸又称为间隔灸、间接灸或隔物灸，指在艾炷下垫一衬隔物放在穴位上施灸的方法。因其衬隔药物的不同，又可分为多种灸法。其火力温和，具有艾灸和垫隔药物的双重作用，患者易于接受。较直接灸法常用，适用于慢性疾病和疮疡等。

（1）隔姜灸。本法简便易行，一般不会引起烫伤，临床应用较广。生姜味辛，性微温。具有解表、散寒、温中、止呕的作用。故此法多用于治疗外感表证和虚寒性疾病，如感冒、咳嗽、风湿痹痛、呕吐、腹痛、泄泻等。

（2）隔蒜灸。大蒜味辛，性温。有解毒、健胃、杀虫之功。本法多用于治疗肺痨、腹中积块及未溃疮疖等。

（3）隔盐灸。又称为神阙灸，本法只适于脐部。这种方法对急性腹痛、吐泻、痢疾、四肢厥冷和虚脱等证症，具有回阳救逆的作用。凡大汗亡阳、肢冷脉伏之脱症，可用大艾炷连续施灸，不计壮数，直至汗止脉起，体温回升，症状改善为度。

（4）隔附子（饼）灸。由于附子辛温火热，有温肾补阳的作用，故用来治疗各种阳虚证。如阳痿、早泄以及外科疮疡窦道盲管，久不收口，或既不化脓又不消散的阴性虚性外证。

3. 艾条灸

艾条灸即将点燃的艾条悬于施灸部位之上的一种灸法，又分为温和灸、回旋灸和雀啄灸。

4. 药条灸

药条灸即指用药物与艾绒卷成艾条。此法治疗风寒湿痹、顽麻、痿弱无力、半身不遂等均有效。

5. 温针灸

温针灸是针刺与艾灸结合应用的一种方法，适用于既需要留针又适宜用艾灸的病症。

6. 灯火灸

此方法是用灯心草一根，以麻油浸之，燃着后，于应灸的腧穴上爆之。可听"叭"响为一壮，功能是疏风解表、行气化痰、清神止搐。多用于治疗小儿脐风和胃痛、腹痛、痧胀等症。

7. 天灸

本法又名自灸，因其敷贴药物后，发疱如灸疮而得名。

（五）灸法的应用

颈椎病的艾灸，取穴多以颈夹脊、风池穴、肩井、大椎、阿是穴等进行治疗，头晕也可选用百会等头部穴位。操作手法：采用温灸器、艾条灸、隔物灸、温针灸等法，每天1～2次，每次约30分钟，7天为1疗程。

第四节 牵引治疗

牵引疗法作为一种传统的治疗方法应用已久。公元前500年希腊的Hippocrates曾用牵引治疗脊柱侧弯，中国元朝的著名医学家危亦林是世界上第一个用悬吊牵引复位治疗脊柱骨折的人。牵引疗法在脊柱相关疾病的治疗中应用广泛，是一种简便、安全的治疗方法，可以单独使用，也可结合其他治疗方法联合应用。

颈椎病是指颈椎的骨、关节、椎间盘及椎周软组织遭受损伤或退行性改变，在一定诱因条件下，发生脊椎关节错位、椎间盘突出、韧带钙化或骨质增生，直接或间接对神经根、椎动静脉、脊髓或交感神经等产生刺激或压迫，引起临床多种综合征。且常由此发展而致自主神经功能紊乱，从而引起所支配的脏器出现病症。颈椎病是临床常见病，发病率高，常影响人们的学习与工作，甚至对身心健康造成严重危害，牵引治疗是治疗颈椎病的重要手段之一。

（一）适应证与禁忌证

一般牵引法主要适用于颈腰背疼痛不适，颈椎病合并有神经根症状，颈腰椎间盘损伤或突出、腰部软组织劳损、急慢性腰扭伤、腰椎压缩性骨折、腰椎小关节紊乱以及其他预计可以有助于缓解症状的颈腰背痛患者等，为脊柱侧凸患者术前的常规牵引。

禁忌证：①类风湿病变破坏韧带等组织不合适；②各种骨性肿瘤或特异性炎症如结核、椎间盘炎；③急性寰枢关节半脱位活动伴颈椎损伤、重症骨质疏松；④各种急性损伤包括肌肉损伤；⑤各种伴有脊髓病变的脊椎病；⑥压迫脊髓的椎间盘突出症，牵引有可能损伤脊髓，慎用。

（二）常用牵引法

常用牵引法主要用于颈椎病引起的颈部疼痛并伴有神经根性症状，诊断比较明确的患者。

1. 牵引的作用机制

（1）通过牵引限制颈部的活动，有利于损伤组织充血、水肿的消退和修复。

（2）缓解颈部肌肉痉挛和疼痛。

（3）通过牵引使椎体间隙增宽，椎间孔增大，并可使椎间盘内压力降低，从而使神经根、脊髓及交感神经所受的刺激或压迫得以缓解或消除，并对神经根和关节囊的轻微粘连有适当的缓解作用，进而恢复颈椎正常生理弯曲状态。

（4）通过牵引增宽椎小关节间隙，从而牵开被嵌顿在椎小关节内的滑膜组织，使疼痛消失或明显减轻。

(5) 使扭曲于横突孔内横突间的椎动脉得以伸张,有利于消除或减轻基底动脉供血不足所产生的一系列症状。

(6) 缓解椎间盘组织向周缘的外突压力,紧张后纵韧带,有利于早期轻度突出的髓核组织还纳和受损前纤维环组织的修复。

2. 轻重量颈椎牵引

(1) 卧位颈椎牵引法。视病情的不同可选择在病房或家中进行持续颈椎牵引,症状重者,需卧木板床上进行牵引,颈部体位与睡眠体位原则一致,头部系好牵引带,重量一般为 2～3 kg。症状严重者除睡眠外均可保持牵引,症状轻者可根据情况每天牵引一至数小时。一般牵引 3～4 周为一个疗程。牵引过程中一定要调整好体位,保持牵引带松紧适度,以患者舒适为适宜。若有不适或症状加重者,应调整或停止牵引,进一步检查原因。

(2) 坐位颈椎牵引。多用于病情轻或病程恢复后还需要继续牵引的患者,可在家中牵引。患者取坐位,距头高约 1 m 处装一横竿,其上附有两个滑车,滑车间距离 0.5 m,将特制枕颌牵引带套于患者的下颌及后枕部,左右两侧之前后叶缚在一起,以一个比头宽的木棍左右分开。将牵引绳之一端与牵引带连接,通过两个滑车后,挂上所需要的重量。每天牵引 1～2 次,每次 20 分钟,牵引重量可自 1.5～2 kg 开始,逐渐增至 5～10 kg。牵引过程中,颈部要保持舒适的垂直或略后伸位。7～10 次为一个疗程,一般可做 1～2 个疗程。

(3) 气囊充气式颈椎牵引治疗器。气囊充气式牵引是一种不需要上述一套牵引装置的牵引器,具有与牵引带式牵引相同的作用,体积小、重量轻,易操作,便于携带,可自控且安全可靠,适用于各种环境。其主要通过可充气的橡胶气囊产生的气体弹力而对颈椎产生牵引作用。治疗牵引力按医师指导进行。每个疗程为 20～30 天,每天 2 次,每次 20～30 分钟。每个疗程结束后应休息 1 周。治疗中或治疗后出现头晕、颈背痛等,多为牵引力过大所致,应适当减小充气压力,至感到舒适为止。若出现头昏、呕吐、全身出汗等症状,经减小充气压力后,连续 3 次上述现象仍不消失时,应停止治疗,做进一步详细检查。

3. 大重量颈椎牵引

近年来,国内外均见此报道,并取得一定的疗效。牵引重量可达到

20~30 kg，每次1~3分钟，休息30秒后，再次反复进行，共4~5次。此法需要特别注意以下六点：

（1）必须明确诊断，首先应阅读X线片，除外骨关节非颈椎疾病所引起的器质性病变，包括结核、肿瘤等。

（2）寰枢关节不稳者不应进行，否则可带来严重的后果。

（3）脊髓型的颈椎病，应在密切观察下进行操作。

（4）颈部手术后不宜施行。

（5）未经严格训练者不宜单独进行操作，且要严格掌握操作程序和方法。放置牵引重量时要轻。

（6）牵引前后严密观察和记录，同时拍片对比，若牵引后椎体前侧软组织阴影增宽，则应立即终止牵引。总之，应用此种方法时要特别小心，一定要由专人操作，严格监视牵引过程中的反应变化，慎重选择患者，确保安全有效，防止盲目滥用。

第五节 练 功 治 疗

颈椎病在经过正骨手法纠正解剖位移后，为了巩固疗效，必须进行功能锻炼。脊柱某段的一个或多个椎骨发生解剖位移，经过旋转复位法等方法给予纠正后，仅使这种脊柱源性损伤达到部分的治疗目的，还有部分效果则需要患者进行功能锻炼，以巩固所取得的疗效。

一、功能锻炼的原则

（1）功能锻炼应以自动为主，被动为辅。练功方法要求动作准确规范，以健肢带动患肢，动作要协调，对称平衡。

（2）功能锻炼宜尽早进行，并贯穿治疗的整个过程。

（3）功能锻炼时宜循序渐进，由少至多，逐步加大，切忌急于求成，采用粗暴的被动活动。

(4) 根据受伤的时间、程度、性质、类型及整复后的稳定程度,决定功能锻炼的动作和方法。

(5) "顺生理,反病理",做有利生理修复的活动,限制不利于病情好转的活动,以防发生疼痛、肿胀、再度移位、骨折等新的损伤。当自觉疲惫时,宜停止练功,不可硬撑,否则会适得其反。

(6) 鼓励患者树立信心,发挥患者的主观能动性,坚持正常锻炼。

二、功能锻炼的方法

颈椎病的功能锻炼,主要围绕颈椎的生理功能活动度进行,以改善颈椎关节活动和增强颈项、肩背部肌肉力量为目的。一般功能锻炼时重复2～3遍。每天1～2次。

(一) 整体锻炼

整体锻炼以调整全身机能状况为主,主要方法有太极拳、八段锦、易筋经、五禽戏等。

(二) 局部锻炼

1. 左顾右盼

患者取站位或坐位,双手叉腰,头颈轮流向左、右旋转。每当转到最大限度时,稍稍转回后再超过原来的幅度。两眼亦随之朝后方或上方看。

2. 与项争力

直立位,两脚分开,两手撑腰,抬头望天;还原至预备姿势;低头看地(下颌能触及胸骨柄为佳);还原。

3. 回头望月

直立位,两脚分开。头颈向右后上方尽力转,眼看右后上方,似向天空望月一样;还原;头颈转向左后上方,眼看左后上方;还原。

4. 前伸后缩

患者端坐,两手平放膝上。头部尽力向前伸;还原;颈稍向后缩。

5. 垂肩提颈

站立位，两肩放松下垂。颈部尽量上伸拉长颈部并持续数秒钟后还原。

6. 颈臂抗力

取站位或坐位，双手交叉紧抵头后枕部。头颈用力后伸，双手则用力阻之，持续对抗数秒后还原。

7. 耸肩贴耳

取站位或坐位，耸立肩头向左侧曲，使左肩尽量与左耳靠拢，稍停数秒钟，还原后做右侧。

三、健康习惯

健康的生活、工作、学习习惯是防治颈椎病的有效方法。现代疾病的重要治疗方法强调自检、自治和自愈。疾病的防治要突出人的个体，调动人自身的机能防治疾病。颈椎病健康的习惯要做到情绪条畅、精神愉快；起居有常，勿过劳损；正确睡姿，睡枕适宜；劳逸结合，用颈适度；去除恶习，健康姿势；防寒保暖，节气养生。

第六节 拔罐刮痧

一、拔罐疗法

拔罐疗法是以罐为工具，利用燃烧、蒸汽、抽气等造成负压，使罐吸附于施术部（穴）位，产生温热刺激，使局部发生充血或淤血现象，从而达到治疗目的的一种自然疗法。拔罐器具的种类很多，常用的有竹罐、玻璃罐、抽气罐等。常用的拔罐方法有火罐法、抽气法、毫针罐法、刺络罐法、温水罐法等。近年又有人开发出拔罐和穴位刺激相结合的哈慈五行针，其原理主要还是拔罐，只是不用火而已。

(一）拔火罐的操作方法

(1) 患者取舒适体位，使肌肉放松，并裸露施治部位（颈项、肩背、四肢等）。

(2) 根据病情和施治部位，选择大小合适的火罐。

(3) 治疗局部如毛发较多，应涂凡士林油。

(4) 依具体情况选定闪火等拔罐方法，并迅速将罐扣在已选定的部位上。

(5) 按照病情，每次可拔一个或同时拔几个火罐。

(6) 投照时间应按罐的大小及吸力强弱而定。大罐吸力强，拔 3～5 分钟；小罐吸力弱，拔 10～20 分钟。

(7) 起罐时，术者应一手持罐，一手用手指轻轻按压拔罐周围的皮肤，使空气缓缓进入罐内，然后取下。起罐时切忌硬拉或旋动。为防止拔罐局部擦伤，起罐后可于施治部位涂擦凡士林。

(二）禁忌证与注意事项

(1) 皮肤过敏，全身枯瘦或皮肤失去弹力者。

(2) 全身剧烈抽搐或烦躁不安者。

(3) 浮肿病，或水肿者。

(4) 重度失血、出血性疾患及出血倾向者。

(5) 妇女月经期。

(6) 妊娠妇女的下肢及腰骶部。

(7) 拔罐部位的皮肤要平坦，肌肉应比较丰满，最好先洗净擦干。

(8) 如用棉棒或棉球蘸酒精或用酒精法，所用酒精不要过多，燃烧时注意不要将罐口烧热，以免烫伤局部皮肤。

(9) 骨性突出部位、血管丰富部位，以及心尖冲动处、乳房等部位，一般不宜拔罐。

(10) 拔罐可机械地刺激皮肤，反射地影响大脑皮质，通经活络。拔罐的种类有充血性火罐（罐吸引后达到皮肤潮红）、淤血性火罐（罐吸引后达到皮下出血，皮肤中紫点或紫斑）、感官、头痛宜在太阳穴拔充血性火罐；支气管炎、哮喘可在背部肺俞穴拔淤血性火罐。

(11) 根据病情拔罐，一般为轮流取穴，一次不宜过多。局部淤血尚未消退时，不应再于原部位重复拔罐。

(12) 拔罐过程中，体位切勿移动，以免火罐脱落。

(13) 拔罐时注意保温，防止受风着凉。

(14) 防止灼伤或烫伤。局部如有烫伤时，可涂甲紫等药物。局部起水疱时，小的不需处理，消毒包扎即可；大的则应在消毒后用无菌空针吸出积液，保留疱膜，然后涂用清凉油，也可覆盖凡士林纱布及敷料后包扎，或用大黄、地榆、寒水石各等份，共研细面，用麻油调膏外敷。

（三）颈椎病分型拔罐

颈椎病拔罐疗法中要根据分型不同，选取相应部位进行操作。颈型颈椎病主要在颈项、颈肩、肩胛背部操作。神经根型颈椎病施术部位不仅要包括颈项、颈肩，还应包含上肢。

二、刮痧疗法

所谓刮痧疗法，即用边缘光滑的嫩竹板、瓷器片、小汤匙、铜钱、硬币、纽扣等工具，蘸油或清水在体表部位进行反复刮动，用以治疗疾病的一种方法。主要用于"痧症"及中暑、感冒、喉痛、腹痛、呕泻、头昏脑胀等病症。

刮痧疗法在我国广为流传，其雏形来源于中国民间，因颇有疗效而受到人们的欢迎。这一方法操作简便，易于普及和推广，集防病、治病、保健、康复于一体，一法多用，一法多效，对于外感病、骨关节病、疼痛性疾病等的独特疗效，被越来越多的人接受和承认。

（一）何谓痧

痧包括痧病和现象两个方面。痧病的盛行季节以夏、秋为最，春季次之。主要特征有二：一是痧点，二是酸胀感。痧病主症多为头昏脑胀、心烦郁闷、全身酸胀、倦怠无力、四肢麻木，甚则厥冷如冰。类似当前的暑湿症或感冒初起症状。

刮痧后所见的皮肤出痧现象是指用刮痧板在需刮拭的皮肤上刮痧所出现

的红斑、紫斑或黑斑，甚则出现紫黑疱。出痧的性质、多少根据刮拭的手法力度、频率和患者的体质、病情的不同而有所区别。

（二）刮痧疗法的分类

（1）传统刮痧疗法主要适应证为痧病，所用工具为铜钱、瓷汤匙、棉纱线、芝麻等。刮筋部位为脊背、颈部、胸膜、肘窝等处，是一种用冷开水、香油等蘸湿皮肤，刮拭皮肤至出紫黑色淤点的民间疗法。

（2）现代刮痧疗法以中医脏腑经络学说为理论指导，博采针灸、按摩、点穴、拔罐等中医非药物疗法之所长，所用工具是水牛角为材料制作的刮痧板，对人体具有活血化瘀、调整阴阳或舒筋通络、排出毒素等作用，是既可保健又可治疗的一种自然疗法。

（三）刮痧的作用原理

1．调整阴阳

刮痧对内脏功能有明显的调整阴阳平衡的作用，如肠蠕动亢进者，在腹部和背部等处进行刮痧，可使蠕动亢进的肠道受到抑制而恢复正常；反之，肠蠕动功能减退者，则可促进其蠕动恢复正常。这说明刮痧可以改善和调整脏腑功能，使脏腑阴阳得到平衡。

2．活血祛瘀

刮痧可调节肌肉的收缩和舒张，使组织间压力得到调节，以促进刮痧组织周围的血液循环，增加组织血流量，从而起到活血化瘀、祛瘀生新的作用。

3．舒筋通络

刮痧疗法舒筋通络的功效首先表现在增强局部血液循环，使局部组织温度升高。其次，在刮痧板直接刺激下，提高局部组织的痛阈。最后，通过刮痧板的作用使紧张或痉挛的肌肉得以舒展，从而消除疼痛。

（四）刮痧的注意事项

（1）刮痧（出痧）时应避寒冷，尤其是冬季应注意保暖。夏季刮痧时，应回避风扇直吹刮痧部位。

(2) 刮痧出痧后 30 分钟内忌洗凉水澡。

(3) 刮痧出痧后饮用 1 杯温开水（最好是淡盐水）。

(4) 刮痧后 1～2 天内在刮痧部位出现疼痛（不是很剧烈）、痒、虫行感、胃冷、热气，皮肤表面出现风疹样变化，均为正常现象。

（五）晕刮的处理

1. 晕刮的含义及症状

晕刮是指在刮痧过程中所出现的不适的生理病理反应，出现的症状为头晕、面色苍白、心慌、出冷汗、四肢发冷、恶心欲吐等。

2. 预防措施

空腹、过度疲劳患者忌刮；低血压、低血糖、过度虚弱和神经紧张、特别怕痛的患者要轻刮。

3. 急救措施

迅速让患者平卧，让患者饮用 1 杯温糖开水，迅速用刮板刮拭患者百会穴（重刮）、人中穴（棱角轻刮）、内关穴（重刮）、足三里穴（重刮）和涌泉穴（重刮）。

总之，刮痧疗法和针灸、按摩等方法是一样的，都是对人体的穴位进行刺激，只不过使用的工具不同而已。因此，刮痧疗法既不神秘莫测，也不愚昧落后。

（六）颈部刮痧特点

颈椎病有风寒阻络，以颈项僵硬伴肩背上肢疼痛、畏寒无汗、舌淡苔白为典型症状。选穴：风池、肩井、天柱、大椎、昆仑。刮拭顺序：先刮肩颈部的风池、肩井、天柱、大椎，再刮足部昆仑穴。刮拭方法用泻法。在需刮痧部位涂抹适量刮痧油。由于肩部肌肉丰富，用力宜重，从风池穴一直到肩井穴，应一次到位，中间不要停顿。然后刮颈后天柱穴至大椎穴，分别由两侧向大椎穴刮拭，用力要轻柔，不可用力过重，可用刮板棱角刮拭，以出痧为度。最后刮足部外侧昆仑穴，重刮，30 次，以出痧为度。

颈椎病有气血瘀滞，以颈项僵硬伴肩背上肢疼痛，胸闷心悸，舌质黯为典型症状。选穴：风池、肩井、天柱、大椎、昆仑、血海、膈俞、三阴交。刮拭顺序：先刮肩颈部的风池、肩井、天柱、大椎，再刮背部膈俞，最后刮下肢的血海、昆仑、三阴交。刮拭方法用泻法。在需刮痧部位涂抹适量刮痧油。由于肩部肌肉丰富，用力宜重，从风池穴一直到肩井穴，应一次到位，中间不要停顿。然后刮颈后天柱穴至大椎穴，分别由两侧向大椎穴刮拭，用力要轻柔，不可用力过重，可用刮板棱角刮拭，以出痧为度。刮背部膈俞穴，宜用刮板角部由上至下重刮，30次，以出痧为度。最后刮足部外侧昆仑穴和下肢内侧三阴交穴，重刮，各30次，出痧为度。

第七节 针刀治疗

小针刀疗法是根据生物力学理论，集中医针刺疗法和西医手术疗法的优点，利用小针刀兼有的针灸针及手术刀作用的独特的综合作用，通过小针刀的灵活运用，既加强了针灸针的针刺感应效果，又避免了手术刀的创伤性，对于某些慢性损伤性疼痛疾病，尤其是软组织粘连、瘢痕引起的疼痛性症状的治疗有着独到之处。这是一种新型的中西医结合疗法，以该法治疗脊柱相关性疾病取得了较好的疗效。

一、适应证与禁忌证

（一）适应证

1. 人体躯干、四肢顽固性的痛点

痛性结节、条索多是因为外伤、病理性损伤引起的软组织粘连、挛缩及瘢痕组织等，针刀松解可消除疼痛。

2. 骨刺

因为骨刺引起的临床症状，通过针刀对骨刺尖部的松解及周围的病变软组织治疗，可以取得较好的疗效。

3. 神经、血管卡压性疾病

因软组织损伤后出现的挛缩、结疤、炎症等压迫、牵拉、刺激神经血管而引起的症状，可以通过针刀对病变软组织的切割、疏通、剥离，使神经、血管的卡压得以解除而取得疗效。如腕管综合征、桡管综合征等。

4．滑囊炎

滑囊受到急慢性损伤后，导致滑囊肿胀、发炎，刺激和压迫周围组织而出现症状。针刀切开增厚或发炎的滑囊壁，使淤积在里面的滑液得以疏导，起到减压消炎、止痛的作用。

5．腱鞘炎

对急性、慢性腱鞘炎都有较好的疗效。对狭窄性腱鞘炎的治疗更有独特的作用。

6．肌性关节强直

膝关节、肘关节、脊柱后关节，因为各种损伤出现肌肉、韧带、滑囊、关节囊等软组织挛缩、肥厚、粘连等，影响关节活动，可以通过针刀对病变软组织的松解，配合手法操作以及夹板固定或持续牵引等方法，使关节恢复正常状态。

7．骨干骨折畸形愈合

对骨干骨折畸形愈合症，针刀可以完成定位闭合性截骨过程，从而使骨干骨折畸形愈合的治疗简单化，损伤小，治愈率高。

8．非脑源性肌痉挛和肌紧张

9．脊柱区带疾病

脊柱区带疾病包括因脊柱关节错移，周围软组织损伤引起的一系列脊柱疼痛、功能障碍和相对应的内脏病变。

10．骨性无菌坏死

（二）禁忌证

（1）严重的内脏病发作期。

（2）施术部位有感染及肌肉坏死或深部有脓肿者。

（3）施术部位有重要的神经、血管或重要脏器，难以避开者。

（4）有出血倾向及凝血功能障碍者，如血友病、血小板减少症。

(5) 诊断不明确者。

(6) 体质虚弱、高血压病患者、晚期肿瘤病患者，应慎用针刀。

(7) 严重的骨质疏松症患者。

(8) 骨结核病患者。

(9) 妇女月经期、妊娠期，对腰部、骶部及敏感部位勿施针刀操作。

二、常用小针刀法

小针刀是"针"，又是"刀"，根据临床治疗需要，可以选择性运用其"针"或"刀"的功能和方法。

（一）针法运用

小针刀有针刺针的功能，因而具有针灸针调理阴阳、疏通经络、扶正祛邪的作用。这些作用的实现，一要靠辨证取穴，二要靠操作方法的运用。小针刀的针刺作用也同样存在这个问题。

1. 得气

得气亦称为针感，是指针刺入穴位后所产生的经气感应。这时医者会觉得针下有沉、紧、涩等，如鱼吞钩的感觉。同时，患者也会感到针刺部位出现酸、麻、胀、重，有的还会沿着一定部位向一定方向传导。得气是针灸治疗效果的一个重要的检测手段和标志。

由于小针刀的结构不同于毫针，一般刺激量较大，针感亦较强烈。如果得气较慢、较弱，甚至没有得气，或者出现剧痛，就应仔细分析原因：一是穴位定位（包括阿是穴）不准确，二是针刀手法运用施行不当。若是前者，要重新调整针刺的角度、方向，甚或针刺部位；若是后者，则需正确运用手法，或需重复施术，或更换针法。若因患者病久体弱，经气不足，或属"重阴"体质，气行较缓，可采用行针催气或留针，候气，或温针灸等以助经气来复。一般经上述处理，多数患者都可以得气。若仍不得气，多为脏腑之气虚衰至极，不是小针刀的适应证。应考虑其他方法，不可以一味乱用针刀疗法，造成不必要的损伤。这里要注意的是，由于小针刀的特殊结构，因而在行针催气时，要掌握手法的尺度，不可像毫针一样使用。此外，温针灸时，亦要注意时间不宜过长。

2. 行针手法

行针手法，亦称为针法。一般分为基本手法、辅助手法及经过变化、定量组合后的补泻手法。这里结合小针刀，综合叙述其针法。

(1) 提插法。将小针刀刺入穴位一定深度后，用刺手一上一下地纵向进退的操作方法。此法在运用时，因提插的幅度、用力的轻重而有补泻之别。补法：刺入后得气，先浅后深，重插轻提，提插幅度小，频率慢，反复数次，以气调为度。泻法：刺入后得气，先深后浅，轻插重提，提插幅度大，频率快，反复数次，气调为度。补法用于体弱正虚之证，泻法用于体实邪实者。

(2) 纵运法。是指用针刀沿着经络走向运行针刀的方法。这里的针刀运行有"顺"经络循行走向（经气走向）和"逆"经络走向的区别。近人多将此解释为"顺"者为补，"逆"者为泻。如《针灸大成·杨氏补泻》所载："得气以针头逆其经脉之所往，推而内之，即是随。"迎泻随补，盖源于此。

(3) 横运法。在针刀提插时，与经络走行方法垂直运行针刀数次（刀刃仍与经络方向一致）。这是一种加强刺激的手法，属泻法。有疏通经络、理气活血的作用。结合刀法，还有剥离软组织粘连的作用。

(4) 留外法。和针灸针留针一样。在行针后，或刺入腧穴后，将针留在穴内片刻不动，"静以候气"，加强得气或加强针感的持续作用，便于继续施术。留针的时间，应以病情及施术的具体需要为准。候气者，以气至为度；为维持针感的持续作用，一般可留针10分钟左右，有些痉挛性疼痛可适当延长留针时间。

(5) 出针法。针刀出针时，由于针孔较毫针大，需立即盖上无菌纱布并固定，以防出血和感染。"出针贯缓，急则多伤"是出针应特别注意和遵循的。

（二）刀法运用

刀的手法又可分为基本刀法和组合刀法。朱汉章先生介绍了8种基本刀法，宋文阁先生在此基础上演变成9种，即增加了一种"皮质穿透法"，该法是治疗骨无菌性坏死的经验方法。

1. 纵行疏通剥离法

肌腱、韧带在骨面的附着点处发生粘连，出现瘢痕而引起的病痛。在此处松解时，刀口线与肌腱、韧带的纤维方向一致，针体垂直骨面刺入，刀刃接触骨面后，于刀口线一致进行疏通（即来回摆动），并可按照粘连、结疤的面积大小，分几条线疏剥，但不可横行（垂直于刀口线方向）铲剥。

2. 横行剥离法

当肌肉与韧带损伤后与相邻的骨面发生粘连时，将破坏局部的动态平衡。肌肉、韧带收缩或拉长时会因与骨面的粘连面受牵拉或刺激而引起疼痛，限制肢体运动。治疗时，刀口线与肌肉、韧带的纤维方向一致，针体垂直骨面刺入。当刀口接触骨面后，针体左右摆动或撬动，将粘连在骨面上的肌肉、韧带从骨面上铲起，针下有松动感时出针。

3. 切开剥离法

当几种软组织因为损伤被粘连在一起，或因血肿机化后形成包块，或软组织变硬形成条索等，针刀治疗时，刀口线与肌肉、韧带方向一致，针体垂直结疤部位刺入，针刃达病变处时将瘢痕组织切开。

4. 铲磨削平法

在骨的边缘、关节周围有骨刺生成，其原因是附着在骨面的软组织损伤后挛缩、牵拉日久而发生的增生现象。故治疗时，应将针刀刀口线与骨刺纵轴垂直，针体垂直骨面刺入，刀刃接触骨面后，把骨刺尖部紧张、挛缩的软组织切断，消除其过强的拉应力，并把骨刺尖部的瘢痕组织铲掉，使锐边磨平。

5. 瘢痕刮除法

瘢痕如果在腱鞘壁上、骨面上、肌腹上、肌腔上，针刀治疗时，刀口线与治疗部位软组织的纤维方向一致，针体垂直患部平面刺入达瘢痕组织，针刀沿纵轴方向切几刀，然后反复纵向疏剥，刀下有柔韧感时出针。

6. 骨痂凿开法

人体管状骨骨折后因处理不当而致的骨折畸形愈合患者，如有功能障碍等症状者，可用针刀先行在骨痂部沿原来的骨折断面凿开数孔，然后用手法将畸形愈合的骨干在原断处分开。

7. 通透剥离法

对范围较大的粘连、板结的病变组织，无法用 1～2 针来解决时，可在板结处选取数点进针，把软组织之间的粘连剥开，把与骨面的粘连铲起，软组织之间若有瘢痕也要切开，使板结处变松软以达到治疗的目的。

8. 切割肌纤维法

在颈、肩、腰、背等部位，因部分肌肉纤维过度紧张或痉挛引起的顽固性疼痛、功能障碍，如胸锁乳突肌痉挛或挛缩引起的斜颈。针刀刀口线与肌纤维方向一致，针体垂直病变组织平面刺达病变部位后，将刀口线调转至 90° 角，切断少量紧张、挛缩的肌纤维而使症状缓解。

9. 皮质穿透法

用于对骨坏死的治疗，即用针刀在骨坏死区域，视病变范围大小不同分散选几个点穿透皮质，穿过髓腔，起到骨内减压的作用。

此外，还有其他衍生手法。

10. 纵行切割法

狭窄性腔鞘炎、条索状瘢痕、筋膜硬结等的治疗离不开切法，为不损伤健康组织，操作时要注意刀口线的方向。刀口线的方向与病变组织的纤维方向或附近的神经、血管方向一致。可纵行方向切割，也可刀口线方向不变，水平方向移动刀刃进行切割。

11. 横行摆动法

当松解肌肉附着点处粘连时，针刀纵行疏通剥离后，再将针体与刀口线方向垂直进行摆动。这样一可增加刺激量，二可使病变处的松解更进一步，三可避免副损伤。此法与横行铲剥法很接近，不同的是此法摆动的支点不在针体与皮肤交界处，而在刀刃处。

12. 捣刺法

有些病变组织周围并没有较大的神经、血管。如网球肘的肱骨外上髁压痛点，针刀治疗时可不考虑刀口线方向，反复切割，实质上也就是对病变组织进行彻底的破坏。但应注意刺切的幅度不要过大而使健康组织受损。

13. 散刺法

骨膜或筋膜出现慢性炎症而肥厚，针刀治疗时必须将肥厚处组织较全面地松解。而对筋膜、骨膜用纵行疏通、横行铲剥法治疗不理想者，如手法太重尚有可能使骨膜剥脱。所以在这种情况下，针刀操作采用同一平面散状点刺法，改善局部紧张状态，促进血液循环。

14. 松解候气法

针刀松解手法做完后，不立即出针，待所有针刀操作完毕后再依次出针。通过实践比较，对骨性关节炎及大范围风湿痹证的治疗，针刀松解瘢痕等病变组织之后，立即出针与短暂留针，其治疗效果和患者感觉有明显差异。可见针刀在治疗中的针刺作用不容忽视，虽留针短暂却可更好地激活经络之气血运行，改善局部受力状况。

15. 旋针法

对疼痛及压痛较局限、部位较浅、解剖关系较简单处可使用旋针法。即针刀快速刺入病变部位，针体旋转一圈后，迅速出针。也有将针刃刺到病变组织处切割松解后不留针，而以旋针体一周来加大刺激量，扩大松解范围。

16. 分层剥离法

在肌肉丰满处，病变部位的压痛在体表只是一个点，但其损伤部位或发生病理变化的组织却可能是一层一层地叠加在一起的。如在治疗时，针刀只达到一个层面进行手术操作虽能改善部分症状，却难以取得满意效果。如果在不同层次进行同样的松解剥离手法操作，会大大提高疗效。

17. 骨膜刮动法

在一些不适处或压痛敏感部进行针刀治疗，针刀达骨面的过程中并未遇到变性软组织，既无法选择切法，也不宜采用捣法，而在骨面上左右刮动可产生强烈的骨膜刺激感，患者常感酸胀难忍，但在临床中却多可取得意想不到的效果。

18. 横推法

对筋膜、韧带损伤后变性而卡压神经、血管者，针刀做切外剥离法后，为增大切口松解筋膜、韧带解除神经、血管的卡压，可用左手指、示指扶持针体在刀口线垂直的方向横推几下。

19. 拉割法

对增厚的肌腱，变性的筋膜、腱膜，挛缩的韧带，需要划开或割断者，可选用钩形针刀的拉割法治疗。将钩形针刀的钩立起，垂直于皮肤刺入，针柄旋转90°，使针刀的钩平放与皮肤平行，用刀背向前推进1～2 cm，钝性剥离软组织。立起钩形针刀的钩刃，下压使之卡于要松开的软组织内，刀刃与纤维方向垂直，刀柄再抬高30°左右，回拉针刀可闻及切割声。针刀从原针孔顺着钩形拔出。

20. 划割法

划割法即斜刃针刀的操作方法，刀口线方向与划割组织纤维方向垂直，针体向刀口面对的方向单方向摆动，将病变组织划开。适用于对不同深度及各层次软组织的划割。操作时，注意划割的方向应与病变部位神经、血管的循行方向一致。

三、颈椎病小针刀治疗

针刀疗法运用针刀在各类慢性颈椎病的软组织病变部位对粘连、疤痕、挛缩进行闭合性松解分离；通过松解组织粘连、消除硬结条索、减轻组织压力、改善血液循环、促进炎症消退、加快水肿吸收、解除血管神经卡压，实现治疗目的。颈椎发病的根本原因是颈椎部位维护关节稳定的椎周软组织（肌肉韧带等）受到急慢性损伤后引起动态平衡失调，由此而造成颈椎部位生物力学平衡失调。其主要发病机制如下：

一方面，软组织的急慢性损伤引起组织间的疤痕、粘连以及挛缩，可刺激、卡压穿行其间的血管、神经而引起症状；另一方面，粘连、挛缩的椎周组织可牵拉所附着的椎骨，导致力平衡失调，引起颈椎椎体的整体或局部发生位移而产生骨关节的微小移位。与此同时，这种骨关节的微小移位会使颈椎的生理力线发生偏移，椎体各部位承受的应力会发生改变，在人体自我代偿机制作用下导致骨质增生的发生，这种病理性的骨关节微小移位和变性的软组织会压迫、卡压周围的颈部神经、血管、脊髓，从而产生一系列颈椎病临床症状。

针刀闭合手术一方面可针对椎周软组织病灶内的疤痕、粘连和挛缩进行松解、剥离以重新恢复椎周软组织的动态平衡；另一方面可在此基础上根据颈椎X片所提示的骨关节病理改变，用针刀医学手法进行精确矫正，恢复颈椎的生理力学平衡。

颈椎病分型论治：

1．颈型颈椎病

针刀主要松解肩胛提肌，C2棘突旁，或颈固定肌群（头、颈夹肌、头、颈半棘肌）。用针刀斜刺术效果好，且安全无痛。

2．动脉型颈椎病

针刀主要松解椎枕肌、腱弓、环枕后膜，C2关节囊。

3．神经根型颈椎病

针刀主要松解斜角肌、固定肌群、项韧带及颈背筋膜等。

4．脊髓型颈椎病

针刀主要松解颈固定肌群、项韧带、某一压迫节段关节囊，并辅以动态牵引、营养神经药、扩血管药。

5．交感型颈椎病

针刀主要松解斜角肌或针刀触激星状神经节。

第八节 物 理 治 疗

物理疗法是指用光、热、电、磁、声、气体、水等因子作用于机体，进行保健和疾病治疗，就是物理因子治疗，简称"理疗"。20世纪50年代初，人们注意到物理因子在保健和疾病治疗方面有其独到的作用，尤其是在亚健康状态的治疗中，显示出不可比拟的优越性。随着科技的发展，物理因子治疗的设备及手段日趋完善。

首先，各种物理因子直接作用于身体各部位，改善局部的适感及症状，如颈、肩、腰、腿痛，浑身无力，肥胖，便秘等，并有加快血液循环，促进有毒及致痛物质排出体外的作用。中频电疗、低周波、超声波、半导体激光、红外线、磁疗、蜡疗等，是这类作用的典型代表。其次，各种物理因子作用于皮肤、肌肉和其他感觉器官（如眼、耳、鼻），进行良性刺激，使大脑对其进行整合作用，通过肌体进行神经或体液调节，从而恢复和维持人体平衡，使烦躁、失眠、头痛、胸闷等症状得以改善和消除。如音乐治疗、生物反馈、色光治疗等各种有关症状的缓解。而对于脊髓型颈椎病患者，并不能促进其四肢活动功能的改善；对于腰椎管狭窄症也疗效欠佳，但对于伴有颈肩腰背部肌肉疼痛僵硬的患者，以及手术后的康复等，则可以有较明显的疗效。当然，对于不同的患者，医生应根据患者的病情，合理选用不同的理疗方式。

一、适应证与禁忌证

（一）适应证

各种物理治疗对机体所产生的作用是多种多样的，总的来说有两种作用，即一般性治疗作用和特异性治疗作用。一般性治疗作用是指多种物理因子都可产生的作用，如充血、消炎、镇静、解痉、兴奋、加热、调节机体各系统和器官的功能等。而特异性作用是指各种物理因子所具有的独特作用，如用直流电的电解、低频电刺激引起肌肉收缩，高频电作用产生内生热，超声波的微波按摩等。应选择适当的理疗方法，针对治疗某种病症。理疗适用范围包括：

1．各种炎症

各种炎症如急性、亚急性、慢性化脓性和非化脓性炎症。

2．神经系统疾病

神经系统疾病如中枢神经系统兴奋、抑制过程不平衡诸病，自主神经失调，末梢神经系统疾病等。

3．心血管系疾病

心血管系疾病如高血压病、冠心病、脑血管病及其后遗症，周围血管疾病。

4．骨伤科疾病

骨伤科疾病如损伤、感染、粘连、溃疡以及佝偻病、软骨病等。

5. 其他

皮肤病及五官科、口腔科其他疗法无显效的疾病，多数为理疗的适应证。

（二）禁忌证

严重的心脏病、动脉硬化、有出血倾向、恶病质及可能刺激肿瘤细胞生长的物理因素，均属禁用范围。此外，高热、败血症、活动性肺结核、局部急性皮炎、感觉障碍、动脉瘤等，也多不适合进行理疗。

二、常见治疗方法

（一）电疗法

1. 直流电疗法

（1）单纯直流电疗法。将直流电作用于人体以治疗疾病的方法，称为直流电疗法。

临床上主要用于：①调节神经的兴奋性，②消炎及促进肉芽组织生长。

禁忌证：高热、恶病质、心力衰竭、急性湿疹、有出血倾向等。目前，由于直流电的治疗作用较弱，且电流稍大易烫伤皮肤，一般多合并使用药物离子导入或感应电治疗。

（2）直流电离子导入疗法：利用直流电将药物离子导入人体以治疗疾病的方法，称为直流电离子导入疗法，简称"离子导入疗法"。这一疗法广泛应用于临床各科疾病的治疗，是常用的电疗方法之一。

本疗法的适应证为颈椎病、神经衰弱、血管性头痛、自主神经功能紊乱、软组织感染、静脉炎、术后粘连、瘢痕等。

禁忌证：①急性湿疹；②除特殊药物离子导入治疗皮肤溃疡外，一般电极不能置于皮损处；③对直流电过敏；④出血倾向性疾病。

2. 低频脉冲电疗法

应用频率低于 1 000 Hz，各种波形的脉冲电流治疗疾病的方法，称为低频脉冲电疗法。由于这种电流对感觉与运动神经系统具有强刺激作用，故又称为刺激电疗法。

其特点为：①电压低、频率低、可调节；②一般具有极性，电极下可产生电解产物；③具有明显的止痛作用；④对感觉和运动神经具有较强的刺激作用。

常用的低频脉冲电疗法有感应电疗法、超刺激电流疗法、间动电疗法等。

(1) 感应电疗法。感应电流又名法拉第电流，应用这种电流治疗疾病的方法，叫作感应电疗法。

本疗法的主要适应证为失用性肌萎缩、平滑肌肌张力低下、软组织粘连。禁忌证为出血倾向、急性化脓性炎症、痉挛性麻痹。

(2) 超刺激电流疗法。利用超过一般剂量的电流强度进行低频脉冲电疗的方法，叫作超刺激电流疗法，又称为刺激电流按摩疗法。

本疗法的适应证为软组织损伤、韧带扭伤或劳损、颈椎病等。禁忌证为急性化脓性炎症、出血倾向、对直流电过敏患者。

(3) 间动电疗法。在直流电基础上，叠加经过半波或全波整流的低频正弦电流治疗疾病的方法叫作间动电疗法。

本疗法的适应证为扭挫伤、颈椎病等。禁忌证为急性化脓性炎症、急性湿疹、出血倾向、对直流电过敏患者。

3. 中频电流疗法

使用频率为 1 000～100 000 Hz 的脉冲电流治疗疾病的方法称为中频电流疗法。床上常用的有音频电疗法（等幅正弦中频电疗法）、正弦调制中频电疗法及电脑中频等。

中频电流疗法的理化及生理学特点：①无电解作用；②使组织电阻下降；③单个脉冲刺激不引起神经肌肉兴奋，需综合多个刺激才能引起一次兴奋，将此称为中频电刺激的综合效应；④兼有低、中频电流的作用。

治疗作用：①镇痛作用，以低频调制的中频电流镇痛作用最显著；②促进局部血液和淋巴循环，脉冲中频电流，特别是 25～100 Hz 的低频调制中频电流有显著的促进局部血液和淋巴循环的作用；③刺激骨骼肌收缩；④软化瘢痕及松解粘连，主要采用音频电。

4. 高频电疗法

在医学上把振荡频率高于 1 000 kHz 的交流电列为高频电流应用高频电流

治疗疾病的方法称为高频电疗法。

(1) 短波疗法。应用频率为 3 000～30 000 kHz 的高频电磁波作用于人体的治疗方法，称为短波疗法。治疗时主要利用高频交流电磁场通过组织时感应出涡流而产生热，故又称为感应热疗法。

适应证为各种亚急性炎症、神经痛、神经功能障碍、肌肉痉挛、外伤血肿等。禁忌证为恶性肿瘤、活动性肺结核、有出血或出血倾向、急性化脓性疾病。

(2) 超短波疗法。应用 10～1 m 的电磁波作用于人体的治疗方法，称为超短波疗法，又称超高频电场疗法。

适应证为一切炎症、神经痛、劳损、扭伤、挫伤等。禁忌证有恶性肿瘤、活动性肺结核、心血管功能代偿不全。

(3) 微波疗法。应用 1 m～1 mm 的特高频电磁波作用于人体的治疗方法，称为微波疗法。适应证与禁忌证同超短波疗法。

(二) 磁疗法

磁疗法，也称磁场疗法，是应用磁场作用于人体患处，以治疗及预防疾病的一种方法。早在公元前 2000 年，古希腊便有用磁石给人治病的记载。后来阿拉伯人将磁用来治疗肝脏疾病，德国人用于治疗肩酸痛、神经系统疾病。我们的祖先很早就发现了磁的现象，并应用磁石作为中药煎剂治疗某种疾病。近些年来，磁疗发展十分迅速，已出现了磁场疗法、经络磁疗、腧穴磁疗、磁石疗法、磁铁疗法、磁性疗法、磁学疗法、磁穴疗法、经络磁场疗法、经络磁珠疗法和磁化水疗法等磁疗法。

根据磁场的类型分为直流磁场、交变磁场、脉动磁场及脉冲磁场。其治疗作用有：①镇痛作用，对损伤性、神经性、炎症性及痉挛性疼痛等有明显疗效；②镇静作用，可改善睡眠，缓解肌肉痉挛，降低肌张力，减轻瘙痒；③消炎作用，对急、慢性炎症具有一定的治疗作用；④消肿作用，特别是损伤引起的肿胀；⑤软化瘢痕，手术后早期瘢痕及伤口周围纤维性硬结。

本疗法的适应证有软组织扭挫伤、关节疾病、神经衰弱、神经血管性头痛、神经痛等。采用本疗法的禁忌证是植入心脏起搏器患者。

(三）光疗法

光疗法是指利用阳光或人工产生的各种光辐射能（红外线、可见光、紫外线、激光）作用于人体，以达到治疗及预防疾病的一种物理疗法。理疗中常用的光疗法为红外线和紫外线等。

1. 红外线

红外线光谱位于可见光红光之外故称为红外线，主要由热光源产生，其生物学效应主要是热作用。这种热是一种辐射热或传导热，与超短波等高频及超声内生热不同，因而红外线的热作用表浅。其治疗作用表现为：①改善局部血液循环；②促进局部渗出物的吸收而消肿；③降低肌张力，增加胶原组织的延展性；④镇痛作用；⑤促进新陈代谢及浅层组织慢性炎症的消退。

本疗法主要适用于：①慢性及亚急性炎症如各种类型的慢性神经炎、纤维织炎、关节炎及慢性浅表性溃疡等；②外伤性软组织损伤，如肌肉挫伤、韧带损伤等。使用中应特别注意照射部位感觉是否正常，因为红外线的治疗剂量主要是根据皮肤的感觉来确定的。治疗部位感觉缺失、麻醉后感觉未恢复、神志不清及昏迷的患者应禁用或慎用，以防止局部烫伤；头面部治疗时应注意保护眼睛；肢体有动脉阻塞及出血倾向者禁用；新鲜的瘢痕组织不宜用红外线治疗，否则易促进瘢痕生长；急性创伤不应在肿胀部位照射。红外线的主要代表仪器有 TDP、红外线灯、远红外线及周林频谱等。

2. 紫外线疗法

紫外线波长位于可见光紫光以外，故称为紫外线。利用人工紫外线照射人体治疗疾病的物理疗法称为紫外线疗法。紫外线的主要生物学作用为光化效应，它的绝大部分能量被皮肤角质细胞吸收，其治疗作用是在表皮细胞吸收紫外线后，产生光化作用后的继发反应。紫外线照射皮肤角质细胞后产生一种光化学变化，继之角质细胞分泌各种调节因子，起到消炎、抗过敏等治疗作用。但是紫外线的治疗机制仍不清楚。

治疗作用：①消炎作用，紫外线对皮肤浅组织的急性感染性炎症疗效显著；②镇痛作用，紫外线照射对皮肤及黏膜感染性及非感染性、炎症性疼痛具有明显的镇痛作用；③抗佝偻病及骨质疏松；④脱敏作用；⑤促进组织再生；⑥促进皮下淤血斑的吸收。

紫外线疗法的主要适应证为：①各种类型的感染及非感染性病变，如痈、甲沟炎、气管炎、带状疱疹、神经炎和关节炎等；②过敏性疾病，如过敏性鼻炎、荨麻疹；③骨质软化性疾病，如佝偻病、骨质软化症。

禁忌证：红斑狼疮、活动性肺结核、血小板减少性紫癜、血友病、恶性肿瘤、急性肾炎、重度肾功能不全、重度肝功能障碍、急性心肌炎，对紫外线过敏的皮肤病等。

（四）超声疗法

超声波是指频率在 20 000 Hz 以上，不能引起正常人听觉反应的机械振动波。将超声波作用于人体以达到治疗目的的方法称为超声波疗法。目前理疗中常用的频率一般为 800～1 000 kHz。治疗方面除一般超声疗法外，还有超声药物透入疗法、超声雾化吸入疗法、超声复合疗法和超声治癌等。

超声有如下生物物理及治疗作用：①机械作用，超声波在介质中疏密相间的传播，交变声压作用介质点，引起组织细胞容积和内容移动变化及细胞原浆环流，从而对组织、内物质和微小细胞器产生一种"微细按摩的作用"，这种作用可改善血液和淋巴循环，增强细胞膜的通透性，降低神经的兴奋性，使坚硬的结缔组织延长变软。②温热作用，超声波在机体组织内传播时，一部分能量被组织吸收，由机械能转变成热能。超声产热的特点是人体各组织吸收声能不一，产热不等，在整个组织中，超声产热是不均匀的，在两种不同组织的交界面产热较多。如皮下组织与肌肉组织的交界处、肌肉组织与骨组织的交界处产热较多。③理化效应，理化效应是机械作用及温热效应的继发作用，如可增强生物膜弥散过程，对肌肉和肌腱起软化作用。

本疗法的适应证：临床常用于治疗运动支撑器官创伤性疾病，如腰痛、肌痛、挫伤、肩周炎、颞颌关节功能紊乱、腱鞘炎等；瘢痕、粘连等结缔组织增生，如炎症后硬结，注射后硬结，血肿机化、慢性附件炎等；下行神经炎、神经痛、带状疱疹等。禁忌证：孕妇下腹部、小儿骨骺处、出血倾向、皮肤破损处。头部、眼睛、心脏、生殖器部位治疗要严格掌握剂量。

（五）温热疗法

凡以各种热源为介质，将热直接传至机体达到治疗作用的方法，称为温热疗法。在中医书籍中早有记载。

其特点是：取材广泛，设备简单，操作容易，应用方便，疗效较高，在各种医疗机构或患者家庭中都能进行治疗。温热疗法，除了各种传热介质的温热作用外，某些介质还有机械的和化学的刺激等综合因素作用，以达到治疗疾病的目的。

温热疗法应用的方法有石蜡疗法、泥类疗法、地蜡疗法、砂疗、坎离砂疗法、铁砂疗法、酒醋疗法、热敷灵疗法等。这些温热疗法对某些疾病有较高的疗效。组织升温后循环改善，营养代谢提高，水肿消散，疼痛缓解。临床常用来治疗软组织损伤、劳损、水肿和血肿、神经痛、关节炎等。

禁忌证：高热、代偿功能失调的心肾疾患、恶性肿瘤、出血倾向、感染性皮肤病、急性化脓性肌炎、关节强直、循环障碍以及神经炎等。

第三章
颈椎病的康复评定

第一节　颈椎常用功能评定

第二节　颈椎的一般检查

第三节　颈椎肌力评定

第四节　感觉和反射评定与特殊检查

第五节　平衡功能评定

第六节　疼痛评定

第七节　肌电图与神经传导评定

第八节　ADL 能力评定

第九节　整体护理评定

第一节 颈椎常用功能评定

（一）颈椎主动运动功能评定

患者取坐位，检查时注意观察头和颈部运动是否受限，以及有无颈部疼痛、痉挛、僵硬等。检查者应区别检查上颈椎和下颈椎运动。屈曲时点头运动发生于上颈椎，而屈曲发生于下颈椎。如果没有点头运动，表明上颈椎运动受到阻碍；如果屈曲运动没有出现，表明下颈椎运动受限。

1. 屈曲

嘱患者闭口位尽可能屈头至前胸部。在颈椎主动屈曲时，下颌距胸骨两横指距离即为正常范围，屈曲的最大活动度是 80°～90°。如果颈部深屈肌肌力减退，胸锁乳突肌将引发屈曲运动，导致下颌而不是鼻首先运动，这是由于胸锁乳突肌在引发颈椎屈曲前首先要提升下颌骨。

屈曲时颈椎间盘前部变窄，后部变宽，椎间孔较后伸时增大 20%～30%，关节突关节张开，关节疾患得到缓解。椎体在屈曲时前移，后伸时后移。在屈曲或后伸时乳突远离 C1 横突。患者屈曲时应注意患者颈后是否有枢椎（C2）棘突的明显凸出，以排除寰椎向前半脱位。屈曲会拉伸包括颈椎伸肌与斜方肌在内的颈背部与肩部的肌肉，引起牵拉感和疼痛。

2. 伸展

嘱患者在尽可能舒服的情况下向上看。在颈椎主动伸直过程中，患者应在感觉很舒服的情况下看到天花板。伸展的最大活动度约为 70°。伸展使关节突关节间隙及椎间孔截面积减小，如果存在关节突关节固定或关节囊刺激，则会引发局限性疼痛。伸展时枕骨下肌群紧张，会引起枕骨下区疼痛；如果颈前肌群已受损，则会引起颈前区疼痛。肩峰区或肩胛区的牵涉痛提示关节受刺激。臂或手相应皮节的牵涉剧痛提示神经根疾患。

3. 侧屈

嘱患者耳朵尽可能向肩部靠。正常最大侧屈活动度约 45°，即头与肩成角的一半。侧屈时同侧疼痛通常提示关节疾患，对侧疼痛或紧张通常提示肌肉损伤或肌张力增加。侧屈使同侧关节突关节间隙和椎间孔截面积减小，可引发肩部的弥散性牵涉痛。如果有关节刺激，则疼痛可牵涉至肩胛区。若有神经根刺激，侧屈可引发臂或手相应皮节的剧痛、麻木或麻刺感。颈部侧屈受限则提示关节囊纤维化或退变性关节病。

4. 旋转

嘱患者在尽可能舒服的情况下向一侧转头，然后再向另一侧转头。旋转的最大活动度约为 70°，下颌通常不会完全达到肩部平面。肌紧张定位明确提示肌肉张力增高，疼痛弥散提示软组织受刺激或炎症，局限性剧痛提示关节突综合征或关节囊受刺激。颈椎的旋转和侧屈运动经常同时发生，主要是由颈椎冠状倾斜的关节面形状决定的。如果病史中患者叙述重复性动作或持续姿势会引起不适，则检查时不仅要进行特定运动的检查，还需要重复几次这一动作或保持这种姿势，看症状是否会加重。

（二）颈椎被动运动功能评定

如果患者主动运动达不到最大关节活动度或检查者未对患者实施被动的施压运动以检查运动终末觉，则患者应在仰卧位接受被动运动检查。检查内容包括被动屈曲、伸展、侧屈和旋转运动。患者仰卧位被动运动范围一般大于坐位时主动和被动运动范围。例如，坐位时主动侧屈的最大范围为 45°，而仰卧位时被动侧屈范围为 75°～80°，此时检查者能够将患者耳部贴于肩部，这是由于仰卧时肌肉松弛，不必抵抗重力而保持头部抬起。

被动的施压运动应在主动运动检查之后进行。颈椎前屈、伸展、侧屈、旋转达到最大活动度时，检查者对其进行被动施压，施压可增强对颈部前后、侧方软组织包括椎动脉的刺激，在颈椎存在病变的情况下，可能诱发神经根性疼痛、局限性疼痛或眩晕等症状。

另外，颈椎的被动运动检查还包括对每对椎体间生理性运动的检查。检查的方法为：先稳定或限制远端椎体的运动，然后检查者通过移动患者头部完成不同的生理性动作（屈曲、后伸、侧屈和旋转），对每个节段进行逐一检查。但是，颈椎整体运动的检查比颈椎节段运动能力的检查更为重要。

运动终末觉的检查能给临床诊断提供病理信息。正常的颈椎运动终末觉是组织牵拉感。检查者还应详细记录是否存在关节囊紧张模式（例如，侧屈和旋转同等程度受限，后伸轻度受限）。

（三）颈部肌群等长肌力测定

1. 颈周肌群

患者颈椎处于中立位，检查者使患者向某一方向运动并嘱患者尽力对抗检查者的运动而保持颈椎稳定。这样患者可以充分进行肌肉的等长收缩，肌肉收缩至少应保持5秒，否则表明肌力减退。通过各方向的等长运动检查，可以对颈部前、后及侧方肌群的肌力进行测定。检查颈前肌群（C1、C2）时，患者头部应略屈曲，检查者一手在患者头前向后施压，另一只手扶住患者肩胛骨，在向后施压时应保证患者颈部不向后伸；检查颈部侧屈（C3和第XI对脑神经）时，检查者一手置于患者被检查侧的耳廓上方，向对侧施加屈曲压力，另一只手在对侧肩部稳定患者躯干。

2. 肩周肌群

检查肩胛上提能力时，要求患者抬肩到一半高度，然后嘱患者尽量维持该位置，同时检查者向患者双肩施加向下的压力（C4和第XI对脑神经）。为检查患者肩关节外展能力（C5），检查时要求患者在肩胛骨平面抬高上肢75°~80°外展，同时保持肘关节屈曲90°、前臂旋前或中立位。在患者努力保持上肢姿势时，检查者在患者肱骨施加向下的压力。

3. 肘关节肌群

为检查患者肘关节屈伸能力，患者须将双臂放置于身体两侧，肘关节屈曲90°同时前臂旋转中立位。检查者对患者前臂向下施加一个等长压力，以检查肘关节屈曲能力（C6）；施加一个向上的等长压力，以检查肘关节后伸能力（C7）。

4. 腕部肌群

为检查腕关节的活动能力（屈曲、后伸、桡偏、尺偏），患者上肢位于身体两侧，肘关节屈曲 90°，前臂旋前，腕、掌、手指中立位。检查者施加向下的压力，检查腕关节的后伸能力（C6）；施加向上的压力，检查腕关节的屈曲能力（C7）；向桡侧施加压力，检查腕关节的尺偏（C8）。在检查伸拇指功能时（C8），患者伸拇指接近最大伸指幅度，检查者给予一个等长压力使患者拇指弯曲。为检查手内肌（T1），患者指间夹紧一张纸，检查者给予该纸一个反向牵拉力。

（四）颈椎的特殊检查

1. 颈神经根性疾病的特殊检查

（1）椎间孔挤压试验（Spurling 征）。也称为压顶试验。嘱患者将头侧弯向患侧，检查者双手在头上逐渐加压或检查者左手掌放于患者头顶部，右手握拳轻叩左手背，出现患侧肢体放射性痛或麻木即为椎间孔挤压试验阳性。阳性表明患侧神经根受压，出现放射性疼痛和感觉异常的皮区分布可提示受损神经根的节段。如仅出现颈部疼痛不伴有向肩部或上肢放射者不列为阳性结果。本试验中的体位可使椎间孔狭窄，从而导致椎间孔狭窄的疾病，如椎管狭窄、骨赘、关节突关节增生肥大、椎间盘突出等都可导致阳性症状出现，如果疼痛出现于侧弯的另一侧，即称为反 Spurling 征，常提示对侧肌肉紧张或挛缩。

（2）Jackson 挤压试验。是一种改良型的椎间孔挤压试验。在患者头部处于中立位或头部后伸时于头顶加压，如出现放射性疼痛或感觉异常，称为 Jackson 压头试验阳性。

（3）牵引试验。用于有神经根性症状的患者。检查者一手托于患者颏部，另一手扶其枕部，然后慢慢抬升患者头部，实际上起到牵引患者颈椎的效果。牵引时疼痛缓解或减轻为阳性。本试验也可用于检查放射到肩关节前部或后部的神经根体征。如果在牵引试验中，患者上臂外展，则患者肩部的症状会进一步减轻。

（4）上肢张力试验（upperlimbtension test，ULTF）。也称为 Elvey 试验。

该试验分为3种检查方法，分别通过调整肩、肘、前臂、腕和手指的位置，对特定的神经根施加压力。

每个检查均从健侧开始，首先调整肩的位置，之后调整前臂、腕部、手指，最后调整肘部，检查时逐步增加紧张度，直至产生症状；颈椎应向对侧屈。检查过程中肩带应始终受到向下恒定的压力，即使是在肩外展位也应保持肩的下沉，否则检查效果不理想。当肩带受到向下的压力时，肩关节将保持适当的外展（110°或10°决定于试验），前臂、腕关节和手指将保持接近其最大活动度的位置。肘关节伸展时桡神经和正中神经张力增加，而屈曲时尺神经张力增加。腕关节和掌指关节后伸时正中神经和尺神经张力增加，而屈曲时桡神经张力增加。检查时，依次调整好上肢和颈部体位后，一手置于肩部，一手置于上肢，双手向反方向施压，出现放射性神经痛或感觉异常即为阳性，应分别对正中神经、桡神经、尺神经进行检查。

(5) 臂丛神经牵拉试验。也称为 Eaten 试验。患者取坐位，头稍低并向健侧屈。检查者立于患侧，一手抵于颞顶部，并将其推向健侧，另一手握住患者手腕部将其牵向相反方向，如患者肢体出现麻木或放射痛时，则为阳性。但在判断上应注意，除患有颈神经根性患者可为阳性外，臂丛损伤、前斜角肌综合征均可呈现阳性结果。如再迫使上肢内旋，则为 Eaten 加强试验。

(6) 肩关节外展试验。该试验被用来检查神经根性症状，特别是C4或C5神经根。患者可以取坐位或平躺，主动或被动外展抬高上肢至手部和前臂放在头顶，症状减轻或缓解表明存在颈神经根受压，常见于C4～C5或C5～C6节段，可以通过表皮感觉分布区鉴别。这一体征也被称为Bakody征。上肢外展缩短了神经根走行的路径，从而减少了对下位神经根的压力。

(7) 上肢后伸试验。患者取坐位、立位均可。检查者立于患者身后，一手置于健侧肩部起固定作用，另一手握于其腕部，并使其逐渐向后向外呈伸展状以增加对颈神经根或臂丛神经的牵拉。阳性者患肢出现放射痛，表明颈神经根或臂丛有受压或损伤。

(8) 前斜角肌加压试验。检查者双手拇指在锁骨上窝偏内，相当于前斜角肌走行部加压。阳性者则上肢出现放射痛与麻木感。下颈段颈椎病与前斜角肌综合征者均可出现阳性。

（9）斜角肌痉挛试验。患者取坐位，头向患侧旋转，同时屈曲颈部使下颌向锁骨上窝靠近。在旋转至斜角肌的扳机点位置时出现颈神经根性症状，提示存在臂丛病变或胸廓出口综合征。

（10）臂丛神经损伤的 Tinel 征。患者取坐位，头部轻微侧屈，检查者用一个手指沿着神经干走行部位叩击臂丛区域，如果出现神经分布区域的麻木刺痛感则为 Tinel 征阳性，表明神经的解剖结构并未完全损伤或出现了部分修复。如果疼痛在周围神经分布区被引出，则表明存在神经瘤，提示神经纤维的连续性受损。

2. 脊髓病变的特殊检查

（1）Lhermitte 征。用于检查脊髓本身和上运动神经元损伤。患者在检查台上保持伸腿坐位姿势，检查者被动弯曲患者头部和一侧髋关节，患者的另一条腿保持伸直位。阳性体征为沿脊柱向下的剧烈疼痛和向上肢或下肢放射的剧烈疼痛，提示椎管内存在硬脊膜或硬脑膜刺激或者颈髓病变。

（2）Valsalva 试验。用于检查脊髓压力增加时患者的反应。检查时要求患者深吸一口气并尽量憋住，通过增加硬膜鞘内的压力使疼痛加重则为阳性结果。脊髓内压力增加经常由占位性病变造成的，例如突出的椎间盘、肿瘤或骨赘压迫。

3. 其他特殊检查

（1）旋颈试验。主要为判定椎动脉状态，故也称为椎动脉扭曲试验。患者头部略向上仰，嘱患者自主做向左或向右的旋颈动作，如出现椎－基底动脉供血不全的症状（如恶心、呕吐、眩晕）时，即属阳性。因为此试验可引起呕吐或猝倒，检查者应密切观察，以防意外。

（2）Sharp-Purser 试验。用来判断寰椎是否相对于枢椎半脱位。如果维持齿突与瓢位置的横韧带断裂，C1 将在屈曲位时相对于 C2 向前滑移（半脱位）。检查者一手放在患者前额，另一手的拇指置于其枢椎棘突上并固定，嘱患者缓慢低头，此时检查者用手掌向后推患者的前额，如感到患者头部向后移动，即为阳性。头部向后移动提示半脱位的寰椎已经复位。

（五）颈椎的测量方法

1. 颈椎管测量方法

在颈椎侧位 X 线片上，C3～C6 任何一个椎节，如果椎管的中矢状径与椎体的中矢状径的比值小于等于 0.75，即诊断为发育性颈椎管狭窄。

2. 颈椎节段性不稳定测量方法

节段性不稳定在颈椎病的诊断上有重要意义。测量方法：在颈椎过屈过伸侧位片上，于滑移椎下一椎的椎体后缘画一连线并延长之，分别测量过伸过屈使滑移椎体的后下缘与此线的距离，若两者相加大于等于 2 mm，椎体间成角大于 11°，即可诊断为节段性不稳定。

第二节 颈椎的一般检查

一、一般检查

（一）病史采集

通过询问，详细地了解患者的病史，是了解患者疾病和决定采取何种检查方法以及对症治疗的首要步骤。在询问病史时，首先要询问患者来就诊的主要病痛是什么，引起病痛的原因和病痛的持续时间，然后要求患者比较具体地谈一谈从发病到现在的疾病发展过程。一般来说，应着重了解以下三个方面的情况：

1. 外伤史或劳损史

多数颈椎病患者一般没有严重的外伤史，但是有慢性劳损等主诉。这些患者多半是颈部软组织如筋膜、韧带、关节囊等处的损伤或劳损。在对外伤史的询问过程中要注意这些内容：致伤机制、损伤程度、伤后治疗情况、受伤与此次发病间隔、伤后症状变化。对于有严重外伤史的患者，除软组织损伤外，还需考虑有无脊柱及其附件骨折的可能。

2．疼痛史

重点询问疼痛的起因，是突然起病还是缓慢起病，发病时有无外伤史或其他诱因，是否伴有其他症状等。询问疼痛的部位和放射范围。应使患者尽可能准确地指出疼痛的部位和范围，用手指指出疼痛的部位往往比单纯的口述要准确得多。询问疼痛的性质和程度及时间。酸痛、胀痛、麻痛多见于软组织的慢性劳损和陈旧性损伤，也可见于某些风湿或类风湿病变；刺痛、刀割痛较多见于关节囊、韧带滑膜等急性损伤；牵拉痛、灼痛多见于神经根受刺激所致；绞痛还要注意其他脏器的疾病，如肾脏、输尿管结石。夜间或白天，持续性痛或间歇性痛，疼痛持续的时间及发作的频率等。例如，恶性骨肿瘤、小儿髋关节结核疼痛，夜间更甚；感染性疾病的疼痛多呈持续性；与负重、局部供血有关的病变可有间歇性疼痛等。询问疼痛和活动体位的关系。绝大多数患者减少活动或卧床休息能使疼痛明显好转，但是也有少数患者卧床休息反而使疼痛加重，这些是严重的椎间盘突出、椎管内占位性病变等。伴随症状，颈肩痛患者在疼痛的基础上多伴有麻木和肌肉萎缩等。如伴有相应部位麻木，提示病史较长，很可能有韧带或骨质增生压迫神经根（后根）；如既有麻木又有肌肉萎缩，提示脊神经受累。但也有少数根型颈椎病患者病史中只有手臂麻木而无明显疼痛，出现麻木系神经受压所致。

3．其他病史

以下五个方面由于与脊柱相关的情况甚多，因此应酌情了解既往病史情况，包括：

（1）气候与脊柱病变的关系。脊柱的疼痛是否因为天气的变化从而减轻或加重。

（2）既往治疗史。既往接受过何种治疗，有无疗效。例如，骨结核，应询问有无肺结核、淋巴结结核、结核性腹膜炎病史。另外，亦应询问有无长期或反复使用某些药物，以了解有无药物过敏史。

（3）家族史。与先天畸形、传染性疾患（结核等）关系密切。特别是家族内的传染病史（如结核）。对风湿、痛风、血友病、先天性畸形、骨肿瘤患者，更应着重询问家族史。

(4) 婚姻史。先天畸形者不少为近亲联姻者，此在山区或边远地区多见。

(5) 职业史。与退变性及劳损性疾患关系较为密切。

二、体格检查

(一) 视诊

通过察看患者的"神"、"形"、"色"、"舌象"来判断伤势与病情的大致情况。脊柱的检查从视诊开始，从患者进入诊室开始，就要观察患者的静态及动态姿势以及步态，此常可以预测部分疾病的性质。观察患者双足着地、双臂垂于身体两侧时的自然姿态。头部应与骨盆位于同一平面，双肩应与骨盆同一水平，骨盆正常时两侧髂前上棘处于同一水平，骨盆骨折、脊柱侧弯、下肢短缩、臀肌瘫痪、内收肌痉挛等均可致骨盆倾斜。正面观察背部是否对称，双肩及胸是否对称，两侧髂嵴是否在同一水平线上。双下肢是否等长，肌肉是否萎缩。棘突连线在站立及前弯时有无侧凸。侧面观察姿势是否良好，颈胸腰的生理曲度是否正常，有无前或后凸、扭转等。如患者行动时以手托头，可能为颈椎疾病；头前伸，弯腰不便，脊柱可能强直。颈项强直、肢体僵硬、坐姿时不自然蜷曲均提示脊柱的潜在病变。检查皮肤时注意有无色素沉着或隆起性病变。咖啡斑或神经纤维瘤提示存在神经皮肤综合征，如神经纤维瘤病。检查后方中线处的皮肤有无红斑、毛发丛或凹陷。这些表现提示脊柱闭合不良。观察患者的步态应注意观察姿态、平衡、肢体摆动以及下肢运动情况。腰椎病变可使步态失常，同时双上肢前后摆动也不自然。腰椎间盘突出可导致跛行、患肢不敢伸直、重心移向健侧、脊柱向一侧倾斜。脊柱结核可导致走路轻而慢，身体十分震动，背部向后伸。脊柱外伤后走路僵直欠灵活，转身慢而困难。正常舌象为质淡红而润泽苔薄白。如肢体损伤，体内有淤血者，往往表现为舌有瘀斑，伤病日久气虚多湿者，舌体胖有齿印，伤病夹有实热者为舌苔黄厚而干等。也可通过察看患部的形态、活动、色泽等情况，来判断局部伤病的性质、严重程度等。

(二) 触诊

视诊结束后，对每一椎体及肌肉进行触诊，而确定压痛点是寻找病灶最直接的方法。压痛点常为病变所在处。在检查压痛点之前，首先应熟知被检查部位的局部解剖学关系，在触摸压痛点时，要由浅到深，由轻到重，并注意观察患者的反应。颈椎病多见于第5、第6、第7颈椎棘突旁压痛；落枕压痛点多在斜方肌中点；前斜角肌综合征多见于颈后三角区压痛；竖脊肌外缘深部压痛常为横突骨折及肌肉、韧带劳损。腰椎间隙棘突旁压痛并向患者下肢放射痛多为腰椎间盘突出症。棘突上压痛多为棘上韧带劳损、棘突滑囊炎及骨折。棘间压痛多为棘间韧带劳损。触摸患者皮肤的温度有助于判断病变的性质。如风寒之邪郁塞经脉，气血运行受阻，肤温可下降；有化热现象的，肤温可升高。例如，创伤后的压痛提示挫伤、骨折或脱位。压痛也可见于感染和关节炎，颈椎的触诊可诱发后方关节突的不适感。这些关节在 C2～C7 棘突外侧约 2.5 cm 处，位于斜方肌深面，除非肌肉松弛，否则难以触及。腰部触诊时，应注意有无"台阶"征，以发现椎体移位或滑脱。触诊尾端的骶髂关节，压痛提示骶髂关节病变，这也是下腰痛的常见原因。椎旁肌的触诊也非常重要。痉挛的肌肉触之质硬且有结节感。肌肉痉挛提示骨、韧带或肌肉扭伤或损伤，但不是确定疾病因果关系所必需的。通过检查脉象来判断病情的轻重，主要从脉搏的有无、脉位的高低、搏动的频率大小等方面来观察。如体表受伤，伤势较轻者可有浮弦之脉，损伤较深，病情较重者可有沉弦之脉，痛证主弦脉，淤血主涩脉等。

（三）闻诊

闻诊一方面包括听患者的讲话、呼吸、咳嗽，另一方面包括闻其身体、口腔和各种排泄物的气味。在软组织损伤疾病的闻诊方面，特别注意在触诊和活动检查时，局部有无响音的出现。

（四）运动功能检查

正常颈部：一般让患者做颈部前屈、后伸、旋转、侧屈活动，并与正常者做比较。但对严重病例或需要做手术和随访观察者，则需要采用半圆尺或头颈活动测量器，并做检查记录。颈椎正常的运动方式及其活动范围是：以中立位为标准，即颈直立位，头向前，目直视，下颌内收作为 0°；前屈后伸 35°～45°；左右各侧屈 45°；左右各旋转 60°～80°。在颈椎患者以神经根及脊髓型对屈伸影响较大，椎动脉型多影响旋转活动。主被动活动均受限常见于强直性脊柱炎。

第三节 颈椎肌力评定

颈椎肌力测定最为常用的是徒手肌力评定。徒手肌力评定是受检者按照检查者的指令在特定的体位下完成标准动作，检查者通过触摸肌腹、观察受检者完成动作以及肌肉对抗肢体自身重力和由检查者施加阻力的能力，评定所测肌肉或肌群最大自主收缩能力的方法。

一、操作方法与步骤

（一）检查前准备

（1）向受检者说明徒手肌力评定的意义及步骤，取得受检者配合。

（2）充分暴露被检查部位，比较两侧肌肉形态的对称性，必要时测量两侧肢体的围度。

（3）确定与被检查部位相关的关节被动活动度，以该范围作为全关节活动范围，用于衡量肌力大小。

（4）正确选择并摆放受检者体位，将被检查肢体摆放于抗重力位，有效固定身体近端。

（二）检查时

（1）向受检者解释并示范检查动作，可通过被动活动引导受检者完成一次检查动作。

（2）发出口令嘱受检者收缩肌肉并完成全关节范围活动，观察受检者的动作，必要时触诊被检查肌肉。

（3）如果受检者能够完成抗重力位全关节范围活动，可进一步进行抗阻运动，将阻力施加于肢体远端，嘱受检者用最大力量抗阻完成动作。

（4）如果受检者无法完成抗重力位活动，则须将被检查部位摆放于非抗重力位，并用滑板、滑石粉等方法减少接触面摩擦，嘱受检者用最大力量收缩肌肉并完成全关节范围活动。

（三）检查后

记录徒手肌力等级、检查日期，并评估受检者表现。

二、评定标准

徒手肌力检查所用评定标准详见表 3-1：

表 3-1 评定标准

级 别	英文缩写	评 定 标 准
5	N（正常）	能抗重力及最大阻力完成关节全范围内活动
5-	N-（正常-）	能抗重力及最大阻力完成关节 50%～100% 全范围内活动
4+	G+（好+）	能抗重力及接近最大阻力完成关节全范围内活动
4	G（好）	能抗重力及中等阻力完成关节全范围内活动
4-	G-（好-）	能抗重力及中等阻力完成关节 50%～100% 全范围内活动
3+	F+（可+）	能抗重力及最小阻力完成关节全范围内活动
3	F（可）	能抗重力完成关节全范围内活动
3-	F-（可-）	能抗重力完成关节 50%～100% 全范围内活动
2+	P+（差+）	能抗重力完成关节小于 50% 全范围内活动，非抗重力可完成关节全范围活动
2	P（差）	非抗重力可完成关节全范围内活动
2-	P-（差-）	非抗重力可完成关节 50%～100% 全范围内活动
1	T（轻微）	可扪及肌肉收缩，但不能引起任何关节活动
0	0（零）	无任何肌肉收缩

三、注意事项

(一) 检查前

说明检查目的、步骤、方法和感受，消除受检者紧张情绪。正确选择检查体位及肢体摆放位置。避免在运动后、疲劳时及饱餐后进行检查。

(二) 检查中

左右侧对比，健患侧对比，且最好先检查健侧，以确定施加阻力的大小；2级肌力检查时尽量减少肢体与支撑面之间的摩擦；检查中应给予适当鼓励性指令，以便提高受检者主观能动性，获得最大肌力。

(三) 检查后

如检查中有疼痛、肿胀或痉挛等情况，应在结果记录中注明。

四、等速肌力评定

(一) 定义

使用等速肌力测定仪，在预定角速度下，测定特定部位肌群相关参数的肌力评定方法。

(二) 适应证与禁忌证

1. 适应证

健康人群及各种原因引起的肌力减弱，包括废用性、肌源性、神经源性和关节源性等。

2. 禁忌证

骨折未愈合、关节脱位、关节不稳、急性渗出性滑膜炎、严重疼痛、急性扭伤及各种原因引起的骨关节破坏等。

(三) 设备与用具

等速肌力测定仪。

（四）操作方法与步骤

1. 检查前准备

（1）开机，校准仪器，根据检查要求摆放受检者体位，对受检者进行良好固定。

（2）根据不同测试肌群调节仪器的动力头位置，使关节活动轴心与动力头的轴心一致。调节动力臂的长度，设定关节解剖 0° 位和关节活动范围，必要时进行肢体称重。

（3）正式检查前先让受检者进行 3～4 次预测试，以使受检者熟悉检查方法和要领。

（4）慢速测试时，测试次数为 4～6 次；快速测试时，测试次数为 20～30 次。

2. 检查方式

分为等速向心和等速离心测试，临床常用等速向心收缩方式进行检查。测试速度≤60°/s 为慢速测试，主要测定肌肉力量；测试速度≥180°/s 为快速测试，主要测定肌肉耐力。每种测试速度之间通常间歇 1 分钟，以使肌肉有短暂休息，耐力测试后需间歇 1.5 分钟以上，两侧肢体的测试应间歇 3～5 分钟。

3. 评定指标

多采用峰力矩，峰力矩体重比，力矩角度，总做功，平均功率，力矩加速能，耐力比，主动肌与拮抗肌峰力矩比等。

（五）注意事项

1. 检查前

说明检查目的、步骤、方法和感受，消除受检者的紧张情绪。正确选择检查体位及肢体摆放位置。

2. 检查中

先检查健侧，抗阻方向与肌肉牵伸方向相反，抗阻点设在被测肢体的远端。如有疼痛、肿胀或痉挛情况，应在结果记录中注明。

3. 其他

测试仪器在检查前需要先行校正,以保证检查结果的可靠;检查中应给予适当的鼓励性指令,以提高受检者主观能动性,获得最大肌力。避免在运动后、疲劳时及饱餐后进行肌力测试。

五、其他器械肌力评定

(一) 定义

某些部位的肌力可用专用器械评定,以获得精确的定量数据。包括握力测定、捏力测定及背部拉力测定。

(二) 适应证与禁忌证

1. 适应证

健康人群及各种原因引起的肌力减弱,包括废用性、肌源性、神经源性、关节源性等。

2. 禁忌证

测定部位骨折未愈合、关节脱位、关节不稳、严重疼痛、急性扭伤及各组原因引起的骨关节破坏等。

(三) 设备与用具

分别选用握力测定仪、捏力测定仪及背部拉力测定仪。

(四) 操作方法与步骤

1. 握力

上肢在体侧自然下垂,握力计表面向外,将把手调节至适当宽度,测量2～3次,取最大值。握力指数 = 握力（kg）/ 体重（kg）×100%。正常握力指数 ≥ 50%。

2. 捏力

用拇指与其他手指相对捏压捏力计,反映拇对掌肌及屈曲肌的肌力,正常值约为握力的30%。

3. 背肌力

两膝伸直，将拉力器把手调节到膝关节以上高度，然后做腰背伸展动作，用力向上拉把手。背肌力可用拉力指数评定，拉力指数＝拉力（kg）/体重（kg）×100%。拉力指数正常值：男性150%～200%，女性100%～150%。此检查方法易引起腰痛患者症状加重，不宜用于腰痛患者或老年人。

（五）注意事项

参考等速肌力评定。

六、肌肉耐力评定

（一）定义

肌肉耐力是骨骼肌重复或持续收缩的能力。临床常用肌力所能维持的时间来评定肌肉耐力。

（二）适应证与禁忌证

1. 适应证

健康人群及各种原因引起的肌肉耐力减弱。

2. 禁忌证

测定部位骨折未愈合、关节脱位、关节不稳、严重疼痛、急性扭伤及各种原因引起的骨关节破坏等。

（三）设备与用具

等速肌力测定仪或徒手检查。

（四）操作方法与步骤

1. 等长肌肉耐力

在等速测试仪上设定运动速度为 $0°/s$，测定肌群从最大等长收缩至收缩力衰减 50% 的维持时间。

2. 等速肌肉耐力

在等速测试仪上以 180°/s 的运动速度连续做最大收缩 20～25 次，计末 5 次（或 10 次）与首 5 次（或 10 次）的做功量之比，即可测定肌肉耐力比，作为判断肌肉耐力的指标。

3. 背肌耐力

俯卧位，两手抱头，脐部以上的躯干部分悬于床外，固定双下肢，伸展腰背部，使上部躯干凌空超过水平位，直至背肌无力致上部躯干低于水平位时终止。记录受检者维持此姿势的最长时间，一般以 1 分钟为正常。

4. 腹肌耐力

仰卧位，两下肢伸直并拢，抬高 45°，记录其能维持的最长时间，以 1 分钟为正常值。

（五）注意事项

参考等速肌力评定。

第四节　感觉和反射评定与特殊检查

许多学者认为本体感觉包括关节运动的感觉和联合位置。头部及躯干的空间方向感知不仅需要前庭和视觉输入信息的帮助，而且也需要从颈椎本体感觉信息输入，这些感觉主要来自颈椎周围的肌肉、关节和皮肤等结构。有研究表明，前庭功能丧失时，颈椎可通过本体感觉输入增加以起到代偿作用。同时，当颈椎外伤及退行性改变时颈椎的本体感受器受损，即使迷路功能完整颈椎的姿势反射也会受影响。另外，当颈椎肌张力障碍时颈部本体感觉也可被影响。由此可知，颈椎本体感觉对于日常生活的平衡、方向感等起到重要的作用，故颈椎的本体感觉评估得到越来越多学者的重视。但目前还没有公认的用于评估颈部本体感觉的方法。

大多数学者在临床中应用阈值检测关节运动或运动过程中的位置感觉测试，以评价其运动觉与关节位置觉的再现能力（主动或被动）。颈椎关节位置误差和头颈部动觉测验为颈椎本体感觉重要评价手段，Swait 等发现需进行至少 6 次实验才能比较稳定的测出这两项项目，以客观的评价颈椎本体功能；并且颈椎关节位置误差和头颈部动觉测验两者没有显著的相关性。Lark 等发现，橄榄球运动员的重新定位能力较非橄榄球运动员差。在活动度上，橄榄球远动员也小于非橄榄球运动员。Liu 等研究证实神经营养因子 3（Neurotro-phin 3，NT-3）能够改善颈神经背根损伤后的感觉通路重建迟缓。因此，NT-3 水平的高低可间接反映本体感觉的强弱。

一、感觉的检查

1. 感觉的分级

一级，无知觉；二级，深层痛觉存在；三级，触觉及浅层痛觉或二者之一存在；四级，能分辨尖锐或钝觉；五级，能分辨触觉部位；六级，两触点感觉与体形感觉正常。

2. 浅感觉

（1）触觉。用棉絮轻触皮肤或黏膜，自躯干到四肢上端逐次向下，询问是否觉察及敏感程度。对异常区域做出标记。

（2）痛觉。用锐针轻刺皮肤，询问有无痛感及疼痛程度。检查时应自上而下，从一侧至另一侧，从无痛觉区移向正常区，不应遗留空白。

（3）温度觉。分别用盛冷水（5～10℃）、热水（40～45℃）的试管轻触皮肤，询问患者感觉（冷或热）。

3. 深感觉

深感觉包括位置觉、振动觉和深部压觉。

（1）位置觉的检查。被动地屈伸某一关节，这种关节虽包括运动觉和位置觉在内，但一般只称为位置觉。位置觉障碍多出现在肢体远端小关节处。

（2）振动觉的检查。用振动的音叉测试手指、足趾、茎状突、踝部、胫骨前和髂前上棘等处。检查时应左右和上下对比。正常老年人双下肢的振动觉都偏低。

（3）深部压觉的检查。用力捏压跟腱或腓肠肌时有疼痛感。脊髓痨患者跟腱无压痛，称为 Abadie 征，对该病的诊断有特殊意义。

4. 复合觉：

复合觉包括两点辨别觉、定位觉、皮肤书写觉和实体觉。

（1）两点辨别觉的检查。两点辨别觉的正常数值是指尖为 3～6 mm，手掌 8～12 mm，手背 30 mm，前胸 40 mm，股部 70 mm。

（2）定位觉的检查。通过触觉和痛觉刺激，嘱患者说出刺激部位，或以手指指出其刺激点，正常数值在 2 cm 以内。

（3）皮肤书写觉的检查。书写数字 0～9 于手掌、前臂、胫前或足背部用以测试。皮肤书写是记忆和数字的综合功能。一侧书写失常说明对侧顶叶有病变。

（4）实体觉功能的检查。对物体的大小、形态、质地和品名进行测试。

二、生理反射

反射是神经活动的基本形式，检查反射可以判定神经系统损伤的部位。反射分浅反射、深反射及病理反射三类。浅反射是刺激体表感受器引起的，如刺激皮肤或黏膜；深反射是刺激肌腱和关节内的本位感受器所产生的反应。病理反射是某些疾病才能引出来。检查反射要比较对侧，如一侧增强、减弱或消失是神经系统损害的重要体征。

1. 浅反射

临床上常做的有腹壁反射、提睾反射和跖反射。

（1）腹壁反射。患者取仰卧，下肢屈曲，用火柴梗或钝尖物迅速轻划其两侧季肋部、脐平面和髂部腹壁皮肤，划的方向由内向外，正常时，可见腹肌收缩。意义：其反射弧分别通过胸 7～8、胸 9～10、胸 11～12。一侧腹壁反射全消失见于锥体束损害，某一水平的腹壁反射消失见于相应的周围神经和脊髓损害。

（2）提睾反射。用钝尖物向上或向下划股内侧皮肤，正常时，同侧提睾肌收缩，使睾丸上提，但两侧可能不等。意义：其反射弧通过腰 1～2。提睾反射消失见于锥体束损害。

(3) 跖反射。用钝尖物轻划足底外缘皮肤,趾跖屈曲。意义:其反射弧通过腰5、骶1。

2. 深反射

临床常做的有肱二头肌、肱三头肌、膝和踝反射。深反射减弱或消失,见于周围神经疾患、脊髓灰质炎等。锥体束病变时,由于解除了控制,腱反射亢进。

(1) 肱二头肌反射。检查者以左手托住患者的肘部,左拇指置肱二头肌腱上,嘱患者将前臂半屈并稍旋后,搭在检查者的左前臂上,检查者用叩诊锤叩打自己的左拇指,则可见患者的前臂做快速屈曲运动,同时拇指可感到肱二头肌肌腱收缩。反射弧在颈5~6。

(2) 肱二头肌反射。检查者用左手托住患者肘部,让他将前臂搭在检查者的左前臂上,上臂稍外展,用叩诊锤叩打患者尺骨鹰嘴突上方约1 cm处的肱三头肌腱,则可见前臂做伸展运动。反射弧在颈7~8。

(3) 膝反射。患者取仰卧时,检查者以前臂托住腘窝部,使膝关节屈曲,嘱患者将腿部肌肉放松;患者取坐位时,可嘱其两腿自然下垂。用叩诊锤叩打髌骨下缘与胫骨粗隆之间时股四头肌收缩,小腿弹向前方。其反射弧在腰2~4。

(4) 踝反射。患者取仰卧,被检测髋、膝关节微屈,股稍外展并外旋,检查者以手轻推患者脚掌,使踝关节轻度背屈,另手持叩诊锤叩打跟腱,则可见足向跖面屈曲。其反射弧在骶髓1~2。

3. 病理反射

病理反射仅在中枢神经系统损害时才发生,主要是锥体束受损后失去对脑干和脊髓的抑制作用而引起。

(1) 巴宾斯基征。检查时用钝尖物足掌外缘,到跖趾关节处再转向内侧。正常反应是足趾向跖面屈曲。如跚趾背屈,其余四趾呈扇形散开,即为巴宾斯基征阳性。意义:提示有锥体束损害。

(2) 霍夫曼征。检查者以左手持患者前臂,使其腕部背屈向上,各手指轻度屈曲,再用右手的示指和中指夹住患者的中指第二节,以拇指迅速弹拨该中指指甲,如患者拇指和示指同时屈曲,则为霍夫曼征。意义:提示有锥体束损害。

(3) 阵挛。阵挛是在腱反射亢进的情况下强力牵引肌腱而产生的肌肉节律性快速收缩，常见的有踝阵挛和髌阵挛。检查踝阵挛时，嘱患者取仰卧，检查者一手托住患者的窝部使其髋、膝关节稍屈曲，另手紧贴患者足掌，迅速用力将足推向背屈，并保持一定的推力。如在推力下，该足呈持续性的快速而有节律的颤动，则称为踝阵挛。患者取仰卧，下肢伸直，检查者以拇指和示指间指蹼卡在髌骨上缘，突然用力下推，并保持一定的推力，如髌骨呈持续性的快速而有节律的上下运动，则称为髌阵挛。

(4) 凯尔尼格征。患者取仰卧，一腿伸直，另一腿屈髋屈膝至直角，然后检查者一手扶住其膝部，另一手握住其踝部，将膝关节逐渐伸直，如在135°以内出现抵抗和沿坐骨神经发生疼痛者，称为阳性。

三、特殊检查

(一) 椎间孔挤压试验

让患者取坐位，头部微向患侧侧屈，检查者于患者后方，用手按住患者顶部向下施加压力，如患肢发生放射性疼痛，即为阳性。原因是侧屈使椎间孔变小，按压头部使椎间孔更窄，椎间盘突出暂时加大，故神经根受挤压症状更加明显。提示颈神经根受刺激或压迫。

(二) 臂丛神经牵拉试验

检查时让患者颈部略前屈，检查者一手放于头部患侧，另一手握住患肢的腕部，呈反方向牵拉，如感觉患肢有疼痛、麻木，则为阳性。若在牵拉的同时迫使患肢做内旋动作，称为臂丛神经牵拉加强试验。提示颈神经根受刺激或压迫。

(三) 头部叩击试验

让患者端坐，检查者以一手平置于患者头部，掌心接触头顶，另一手叩击放置于头顶部的手背。若患者感到颈部不适、疼痛或向上肢串痛、酸麻，即为阳性。

(四) 捷克松 (Jackson) 压头试验

当患者头部处于中立位和后伸位时，检查者于头顶部依纵轴方向施加压力，若患肢出现放射性疼痛症状加重者，即为阳性。

(五) 颈部拔伸试验

检查者将一手掌张开放在患者颏下，另一手放在枕部，然后双手逐步向上牵引头部，如患者感觉颈及上肢疼痛减轻，即为阳性。

(六) 肩部下压试验

患者端坐，让其头部偏向健侧，当有神经根粘连时，为了减轻疼痛，患侧肩部会相应抬高。此时检查者握住患肢腕部做纵轴牵引，若患肢有放射痛和麻木加重时，即为阳性。

(七) 直臂抬高试验

患者取坐位或站立位，手臂伸直，检查者站在患者背后，一手扶住患侧肩部，另一手握住患肢腕部向后上方抬起，以使臂丛神经受到牵拉，若患肢出现放射性疼痛即为阳性。

(八) 转身看物试验

让患者观察自己肩部或身旁某物，若患者不能或不敢猛然转头，或转动全身观看，即为阳性，说明颈椎或颈肌有疾患，如颈椎结核或落枕等。

(九) 头前屈旋转试验

先将患者头部前屈，继而向左右旋转，如颈椎出现疼痛，即为阳性，多提示有颈椎骨关节病。

(十) 深呼吸试验

患者取端坐凳上，两手置于膝部，先比较两侧桡动脉搏动力量，然后让患者尽力抬头做深吸气动作，并将头转向患侧，同时下压肩部，再比较两侧脉搏或血压，若患侧桡动脉搏动减弱或血压降低，即为阳性。说明锁骨下动脉受到挤压，同时往往疼痛加重。相反，抬高肩部，头面转向前方，则脉搏恢复，疼痛缓解。主要用于检查前斜角肌综合征。

（十一）挺胸试验

正常肋锁间隙约一横指宽，可使锁骨下动脉通过，如果肋锁间隙过窄，可使锁骨下动脉受压。检查时，患者取坐位，两肩外展，两臂后伸，如桡动脉搏动减弱或消失，即为阳性。

（十二）拉斯特征

患者常用手抱住头固定保护，以免在行动中加剧颈椎病变部位的疼痛。颈椎结核患者此征为阳性。

（十三）超外展试验

患者取站立位或坐位，将患肢被动地从侧位外展高举过肩过头，若桡动脉脉搏减弱或消失，即为阳性。用于检查锁骨下动脉是否被喙突及胸小肌压迫。

（十四）压肩试验

检查者用力压迫患者肩部，若引起或加剧该侧上肢的疼痛或麻木感，则表示臂丛神经受压。主要用于检查肋锁综合征。

（十五）间歇波动试验

患者取双臂平举外展90°，外旋位，令手指做快速伸屈动作。记录时间并观察上肢位置的改变，如患者于数秒内出现前臂疼痛，上肢因疲倦不适而逐渐下垂，为阳性。如伸屈动作持续1分钟以上，保持原平举位，仅有轻度不适，为阴性，用于诊断胸廓出口综合征。

（十六）吞咽试验

患者取坐位，令其做吞咽动作，若出现吞咽困难或颈部疼痛，或平时患者吞咽食物时有疼痛感，即为阳性，可见于咽后壁脓肿、颈椎骨折脱位、颈椎结核等。

（十七）转头加力试验

检查术者一手托住患者枕部，另一手托起其下颌，将头缓慢转至最大角度，再稍加用力移动，出现颈痛或上肢放射痛者为阳性。

（十八）位置性眩晕试验

方法：将患者颈部旋转或伸屈时头晕加重者为阳性，提示椎动脉受刺激或压迫。

第五节 平衡功能评定

一、基本概念

（一）平衡 (balance)

平衡是指在不同的环境和情况下维持身体直立姿势的能力。一个人的平衡功能正常时，能够：①保持体位，②在随意运动中调整姿势，③安全、有效地对外来干扰作出反应。为了保持平衡，人体重心（body's center of gravity, COG）必须垂直地落在支持面上方或范围内。换言之，平衡就是维持 COG 于支持面上方的能力。

（二）支持面 (support surface)

支持面指人在各种体位下（站立、坐、卧、行走）所依靠的表面，即接触面。站立时的支持面为包括两足底在内的两足间的表面。支持面的面积大小和质地均影响身体平衡。当支持面不稳定或面积小于足底面积、质地柔软或表面不规整等情况使得双足与地面接触面积减少时，身体的稳定性下降。

（三）稳定极限 (limit of stability)

稳定极限指正常人站立时身体倾斜的最大角度，是判断平衡功能的重要指标之一。在这个极限范围内，平衡不被破坏，COG 能够安全地移动而无须借助挪动脚步或外部支持来防止跃倒。LOS 的大小取决于支持面的大小和性质。正常人双足自然分开站在平整而坚实的地面上时，LOS 的周长围成一个椭圆形。前后方向的最大摆动角度约为 12.50°，左右方向为 16°。当重心偏离并超出支持面范围以外，超出稳定的极限时，平衡便被破坏以致跌倒。

二、平衡功能的分类

（一）静态平衡 (static balance)

静态平衡是指身体不动时维持身体于某种姿势的能力，如坐、站立、单腿站立、倒立、站在平衡木上维持不动。

（二）动态平衡 (dynamic balance)

动态平衡是指运动过程中调整和控制身体姿势稳定性的能力。动态平衡从另外一个角度反映了人体随意运动控制的水平。坐或站着进行各种作业活动、站起和坐下、行走等动作都需要具备动态平衡能力。

（三）反应性平衡 (reactive balance)

反应性平衡是指当身体受到外力干扰而使平衡受到威胁时，人体作出保护性调整反应以维持或建立新的平衡，如保护性伸展反应、迈步反应等。

三、平衡的生理学机制

（一）躯体感觉系统

通过皮肤内的触、压感受器和肌梭、关节内的本体感受器，感觉身体的位置和运动，以及身体各部位的相对位置和运动。

（二）视觉系统

在视环境静止不动的情况下准确感受环境中物体的运动以及眼睛和头部相对于环境的视空间定位。

（三）前庭系统

它是感受头部在三维空间中的旋转运动的角加（减）速度变化所引起的刺激。测知头部的位置及其运动，使身体各部随头做适当的调整和协调运动，从而保持身体的平衡。

（四）骨骼肌协同运动模式

正常的协调性运动就是将多种不同的协同动作组织。姿势协同动作包括踝关节协同动作、髋关节协同动作、跨步动作模式。它们的对策包括：①踝关节协同动作指身体重心以踝关节为轴进行前后转动或摆动，类似钟摆运动。站立时姿势晃动或摆动即体现踝关节协同作用。②髋关节协同动作是通过髋关节屈伸来调节身体重心和保持平衡。③跨步动作模式通过向作用力方向快速跨步来重新建立重心的支撑点，即为身体重新确立站立支持面。

（五）姿势控制中的预备性动作

许多不稳定的随意运动开始之前，在身体的其他部位已经出现肌肉的收缩活动和体重转移，这一现象被称为预备性姿势调整活动。

（六）中枢神经系统中的整合作用

当体位或姿势变化时，为了判断躯体的准确位置和支持面状况，中枢神经系统根据三种感觉输入必须迅速判断选择做出准确定位信息的感觉输入，放弃错误的感觉输入。这个选择与综合正确感觉信息的过程就是整合，被称为感觉组织。

四、评定目的

评定的目的如下：

（1）确定是否存在影响行走或其他功能性活动的平衡障碍。

（2）确定障碍的水平或程度。

（3）寻找和确定平衡障碍的发生原因。

（4）指导制订康复治疗计划。

(5) 监测平衡功能障碍的治疗（手术、药物）和康复训练的疗效。

(6) 跌倒风险的预测。

老年人的平衡功能由于生理功能的退行性变化而下降，容易出现跌倒的情况。通过对老年人进行平衡功能的跟踪监测，有助于及早发现障碍，对可能发生的危险情况进行预测并及时采取有效的预防措施。运动员、飞行员及宇航员是对身体的平衡功能有着特殊要求的职业，平衡功能评定也是特殊职业选拔的重要步骤。

五、评定方法

（一）定性评定

1. 平衡反应

平衡反应是人体维持特定的姿势和运动的基本条件，是人体为恢复被破坏的平衡作出的保护性反应。检查可以在不同的体位，如卧位、跪位、坐位或站立位进行。检查者破坏患者原有姿势的稳定性，然后观察患者的反应。阳性反应为正常。检查既可以在一个静止、稳定的表面上进行，也可以在一个活动的表面（如大治疗球或平衡板）上进行。平衡板底面为弧形，检查者控制平衡板倾斜的角度。正常人对于破坏平衡的典型反应为调整姿势，使头部向上伸直和保持水平视线以恢复正位姿势、获得新的平衡。如果破坏过大，则会引起保护性跨步或上肢伸展反应。平衡反应检查包括如下内容：卧位倾斜反应、膝手位反应、坐位平衡反应、跪位平衡反应、迈步反应。

2. 运动系统检查

（1）关节活动度与肌力检查。对于平衡障碍的患者要首先进行关节活动度和肌力的评定以分别判断它们是否对姿势控制有影响。肌力检查应当在功能状态下进行。

（2）诱发下肢关节协同动作检查。正常人在身体重心受到前、后方向的干扰时会采用踝关节协同动作、髋关节协同动作以及跨步协同动作来抗干扰并维持平衡。重心干扰诱发出何种姿势协同模式取决于站立支持面的种类和干扰强度。如果站立支持面坚硬、支持面宽度足以支持对抗踝关节运动（前后方向转动），一个小的干扰不会使重心偏移太远且可以通过踝关节协同动作加以纠正。较大、较快速的干扰常常诱发出髋关节的协同动作。此外，如果支持面不能有效地对抗移动重心的踝关节的转动力，髋关节协同动作就成为抗干扰的动作模式而出现。最大和最快速的干扰将引发出跨步协同动作。检查应按踝关节模式、髋关节模式及跨步模式的顺序依次进行。因此，检查中施加干扰的速度和强度以及支持面的变化应循序渐进。检查踝关节协同动作时站立支持面要平、硬且宽；检查髋关节协同动作时，被检查者可站在窄于足底长度的横木上，或采取不会引起踝关节协同动作的其他体位，如足跟接足尖（双脚一前一后）站立位。在干扰的同时，检查相应动作肌群的收缩情况及动作反应，如检查有无踝关节协同动作，干扰使身体向前倾斜时触摸腓肠肌、腘绳肌以及脊柱旁肌群；干扰使身体向后倾斜时触胫前、股四头肌和腹肌。检查干扰中是否出现髋关节协同动作，干扰使身体向前摆动时检查有无腹肌和股四头肌收缩；干扰使身体向后摆动时检查有无脊柱旁肌群和腘绳肌收缩。在检查中需要搞清楚协同动作模式是否有以下情况：①存在并且正常，②存在但受限，③存在但不能在特定的状况中出现，④异常，⑤消失。如果有异常或消失等情况，检查者需要进一步分析：哪些姿势协同动作不能诱发出来；协同动作本身有无异常，如肌肉的收缩时间、收缩顺序或应答是否发生错误等。为了更加深入、准确地了解参与姿势协同动作模式的肌群活动情况，有条件时应进行肌电图分析。

(3) 结果分析。关节肌肉功能异常可导致平衡障碍。原发性前庭功能障碍患者常伴有颈部关节活动受限。踝关节活动度受限及其周围肌肉肌力下降将影响踝关节协同动作的有效利用；髋关节活动度受限及其周围肌肉肌力下降将影响髋关节协同动作的利用，使动作反应受限或减弱；协同动作反应延迟或在不该出现的时间和部位出现，提示肌群的应答错误、各种感觉信息判断不准确或感觉运动整合错误。为了区分平衡功能障碍是由于运动系统病变所致、异常的中枢神经系统所致，还是两者兼有，临床中有必要对平衡障碍的发生原因做进一步调查和分析，即进行平衡的感觉整合检查，以明确障碍原因。

3．平衡的感觉整合检查

(1) 感觉检查。在进行感觉整合检查前，应首先检查本体感觉和皮肤触、压觉。足底和踝关节为重点检查部位。

(2) 感觉整合检查。中枢神经系统选择与综合正确的感觉信息的过程为感觉整合(sensory organization)。感觉整合检查(sensory organization, SOT)将被检查者置于6种感觉控制条件下进行测试。平衡的感觉整合也可以用高科技的平衡功能检测设备进行检查。

(3) 结果分析。因感觉损伤而致的平衡功能障碍可根据感觉整合检查鉴别感觉损伤的种类。感觉整合检查通过改变躯体感觉和视觉输入的准确性,能够系统地逐一筛查躯体感觉、视觉以及前庭对于平衡功能的影响。当双眼因被遮蔽面不能感受视觉信息时,只有依赖躯体感觉信息控制平衡。此时若躯体感觉功能障碍,则重心摆动异常增大。

(二) 半定量评定

半定量评定为量表评定。主要有 Berg 平衡量表,见表 3-2。

表 3-2 Berg 平衡量表评定内容与标准

序号	检查内容	初期评定	中期评定	末期评定	评定标准
1	由坐位站起				4分 不用手扶能够独立地站起并保持稳定
					3分 用手扶着能够独立地站起
					2分 几次尝试后能够自己用手扶着站起
					1分 需要他人小量的帮助才能够站起或保持稳定
					0分 需要他人中等或大量的帮助才能够站起或保持稳定
2	无支持站立				4分 能够安全地站立2分钟
					3分 在监视下能够站立2分钟
					2分 在无支持的条件下能够站立30秒
					1分 需要若干次尝试才能无支持地站立30秒
					0分 无帮助时不能站立30秒

（续上表）

序号	检查内容	初期评定	中期评定	末期评定	评定标准
3	无靠背坐位，但双脚着地或放在一个凳子上				4分 能够安全地保持坐位2分钟
					3分 在监视下能够保持坐位2分钟
					2分 能坐30秒
					1分 能坐10秒
					0分 没有靠背支持不能坐10秒
4	从站立位坐下				4分 最小量用手帮助能够安全地坐下
					3分 借助于双手能够控制身体的下降
					2分 用小腿后部顶住椅子来制身体的下降
					1分 独立地坐，但不能控制身体的下降
					0分 需要他人帮助才能够坐下
5	转移				4分 稍用手扶就能够安全地转移
					3分 绝对需要用手扶着才能够安全地转移
					2分 需要口头提示或监视才能够转移
					1分 需要一个人的帮助
					0分 为了安全，需要两个人的帮助或监视
6	无支持闭目站立				4分 能够安全地站立10秒
					3分 监视下能够安全地站立10秒
					2分 能够站3秒
					1分 闭眼不能达3秒钟，但站立稳定
					0分 为了不摔倒而需要两个人帮助
7	双脚并拢无支持站立				4分 能够独立地将双脚并拢并安全地站立1分钟
					3分 能够独立地将双脚并拢并在监视下站立1分钟
					2分 能够独立地将双脚并拢，但不能保持30秒
					1分 需要别人帮助将双脚并拢，但能够双脚并拢站15秒
					0分 需要别人帮助将双脚并拢，并拢站立不能保持15秒

（续上表）

序号	检查内容	初期评定	中期评定	末期评定	评定标准
8	站立位时上肢向前伸展并向前移动				上肢向前伸展达水平位，检查者将一把尺子放在肢尖末端，手指不要触及尺子。测量的距离是被检查者身体从垂直位到最大前倾位时手指向前移动的距离。如有可能，要求被检查者伸出双臂以避免躯干的旋转
					4分 能够向前伸出大于25厘米
					3分 能够安全地向前伸出大于12厘米
					2分 能够安全地向前伸出大于5厘米
					1分 上肢能够向前伸出，但需要监视
					0分 在向前伸展时失去平衡或需要外部支持
9	站立位时从地面捡起物品				4分 能够轻易且安全地将鞋捡起
					3分 能够将鞋捡起，但需要监视
					2分 伸手向下达2～5 cm，且独立地保持平衡，但不能将鞋捡起
					1分 试着做伸手向下捡鞋的动作时需要监视，但仍不能将鞋捡起
					0分 不能试着做伸手向下捡鞋的动作，或需要帮助免于失去平衡或摔倒
10	站立位转身向后看				4分 从左右侧向后看，体重转移良好
					3分 仅从一侧向后看，另一侧体重转移差
					2分 仅能转向侧面，但身体的平衡可维持
					1分 转身时需要监视
					0分 需要帮助以防身体失去平衡或摔倒
11	转身360°				4分 在小于等于4秒的时间内安全地转身360°
					3分 在小于等于4秒时间内仅能从一个方向安全地转身360°
					2分 能够安全地转身360°，但动作缓慢
					1分 需要密切监视或口头提示
					0分 转身时需要帮助
12	无支持站立时将一只脚放在台阶上或凳子上				4分 能够安全且独立地站立，在20秒内完成8次
					3分 能够独立地站立，完成8次时间大于20秒
					2分 无须辅助具在监视下能够完成4次
					1分 需要少量帮助能够完成大于2次
					0分 需要帮助以防止摔倒或完全不能做

（续上表）

序号	检查内容	初期评定	中期评定	末期评定	评定标准
13	一脚在前无支持站立				4分 能够独立地将双脚一前一后地排列（无间距）并保持30秒
					3分 能够独立地将一只脚放在另一只脚的前方（无间距）并保持30秒
					2分 能够独立地迈一小步并保持30秒
					1分 向前迈步需要帮助，但能够保持15秒
					0分 迈步或站立时失去平衡
14	单腿站立				4分 能够独立抬腿并保持时间大于10秒
					3分 能够独立抬腿并保持时间5～10秒
					2分 能够独立抬腿并保持时间大于3秒
					1分 试图抬腿，但不能保持3秒，但可以维持独立站立
					0分 不能抬腿或需要帮助以防摔倒
总分					
评定者					

（三）定量评定

定量评定是采用专用评定设备对有关平衡功能的各种参数进行量化。其目的在于准确了解和分析平衡障碍的程度以及进行康复治疗前后对比，观察疗效。

第六节 疼痛评定

世界卫生组织（WTO）将疼痛程度划分为：0度，不痛；Ⅰ度，轻度痛，为间歇痛，可不用药；Ⅱ度中度痛，为持续痛，影响休息，需用止痛药；Ⅲ度重度痛，为持续痛，不用药不能缓解疼痛；Ⅳ度严重痛，为持续剧痛伴血压、脉搏等变化。

一、常用的疼痛的评估方法

（一）描述性疼痛的程度分级法（verbal rating scale, VRS）

易理解，表达清楚、准确具体，但易于受文化程度、方言等因素影响。

(1) 0 级：无疼痛。

(2) Ⅰ级（轻度）：有疼痛但可忍受，生活正常，睡眠无干扰。

(3) Ⅱ级（中度）：疼痛明显，不能忍受，要求服用止痛药，睡眠受干扰。

(4) Ⅲ级（重度）：疼痛剧烈，不能忍受，需用止痛剂，睡眠受严重干扰，可伴植物神经紊乱或被动体位。

(5) Ⅳ度：严重痛，持续剧痛伴血压、脉搏等变化。

该法也称 5 点口述分级评分法（VRS-5）。VRS-5 是加拿大 McGill 疼痛调查表的一部分，是根据疼痛对生活质量的影响程度而对疼痛的程度做出的具体分级，每个分级都有对疼痛的描述，客观地反映了患者疼痛的程度，也易于被医务人员和患者理解。具体分为 0 级、Ⅰ级、Ⅱ级、Ⅲ级、Ⅳ级、Ⅴ级五个等级。四点口述分级评分（VRSs-4）将疼痛分为 0 度、Ⅰ度、Ⅱ度、Ⅲ度。此法最简便，但受患者文化水平的影响。

（二）文字描述评分法（verbal descriptors scale, VDS）

醒目、便于理解，对文化程度低或不识字的人难以应用。也称口述疼痛程度分级评分法，此法由一系列描述疼痛的形容词组成，最轻的疼痛为 0 分，以后每级增加 1 分，所以每个形容词都有相应的评分。患者总的疼痛程度就是最适合该患者使用的疼痛形容词所代表的数字。学者 Melzeak 用轻度疼痛、重度疼痛、阵痛、可怕的疼痛及无法忍受的疼痛等来评估疼痛的程度。该方法的词语易于理解，可随时口头表达，沟通方便，满足患者的心理需求，但是受主观因素影响大，也不适合语言表达障碍的患者。

（三）数字评分法（numericalrating scalle, NRS）

准确简明，但不能用于没有数字概念的患儿。数字分级法用 0～10 的数字代表不同程度的疼痛，0为无痛，10为剧痛。让患者自己圈出一个最能代表疼痛程度的数字。数字越大，疼痛程度越来越严重，此法类似于VAS法。NRS具有较高的信度与效度，易于记录，适用于文化程度相对较高的患者。曾有报道，文化程度高者在各种疼痛评估工具中倾向于选择NRS，高中以上文化程度50%选择NRS。但NRS的刻度较为抽象，在临床工作中向患者解释NRS的使用方法比较困难，故不适合文化程度低或文盲患者。

（四）视觉模拟评分法(visual analogue scale，VAS)

简便易行，但精确度稍差。无痛/剧痛之间画一条长线（一般长为100 mm），线上不做标记，不写数字或词语，以免影响评估结果。一端代表无痛，另一端代表剧痛，让患者在线上最能反映自己疼痛程度之处画一交叉线。该方法也称直观类比标度法，是最常用的疼痛评估工具。国内临床上通常采用中华医学会疼痛医学会监制的VAS卡，是一线形图，分为10个等级，数字越大，表示疼痛强度越大，疼痛评估时用直尺量出疼痛强度数值即为疼痛强度评分。术前向患者解释疼痛发生机制、表述方法和使用方法，告诉患者准确地评估自己的疼痛是帮助医务人员了解其疼痛的程度的关键，并采取相应措施以消除或减轻疼痛，以求得患者的配合。该评估方法可以较为准确地掌握疼痛的程度，利于评估控制疼痛的效果。（见图3-1）

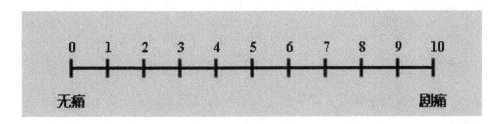

图 3-1

（五）Wong-Baker面部表情评估法(the modified Wong-Baker faces scale)

直观真实，没有文化背景的要求，常用于小儿及表达困难者，但需要观察者仔细辨识。对婴儿或无法交流的患者用前述方法进行疼痛评估可能比较困难。

可通过画有不同面部表情的图画评分法来评估：无痛、有点痛、稍痛、更痛、很痛、最痛。该方法1990年开始用于临床评估，用6种面部表情从微笑、悲伤至痛苦得哭泣的图画来表达疼痛程度，是在面部表情疼痛量表（FPS）（7个面部表情）的基础上修订而成的。疼痛评估时要求患者选择一张最能表达其疼痛的脸谱。此法最初用于儿童的疼痛评估，但实践证明此法适合任何年龄，尤其适用于3岁以上，没有特定的文化背景或性别要求，这种评估方法简单、直观、形象且易于掌握，不需要任何附加设备，特别适用于急性疼痛者、老人、小儿、文化程度较低者、表达能力丧失者及认知功能障碍者。有研究证明FPS-R评估法在FPS-R、NRS、VDS和VAS这四种评估方法中也最适合老年人疼痛评估，是最佳评估量表。（见图3-2）

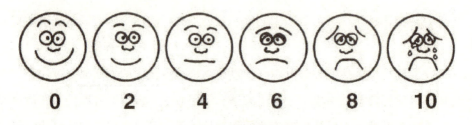

图3-2

（六）改良面部表情评分法 (the modified faces, legs, activity, cry and consolability scale, FLACC)

表情、下肢、活动、哭泣可安慰性评分法。多用于4岁或4岁以下幼儿、有先天性认知缺陷或老年人以及无法用其他评测方法的患者。

（七）疼痛问卷调查表评估法：常用的有(McGill pain questionnaire, MPQ)

McGill问卷表，因其考虑到患者对疼痛的生理感觉、情感因素、认知能力等因素设计，能比较准确评价疼痛的强度和性质，但易受患者文化程度和情感因素的影响。

二、疼痛的评估方法与管理

（一）选择适宜的评估方法

对每个新入院患者下放一把"HND疼痛尺"，由主班或责任护士教给患者及家属具体使用方法，必要时反复指导，直到完全掌握。并应根据患者认知情况和喜好选择其中的一种评估方法，同一患者前后使用同一种评估方法。对个别患者，如认知障碍、无认知能力的婴幼儿则使用改良面部表情评分法（FLACC）。

（二）生命观测单的记录

患者使用了哪种评估方法，在相应的□内打"√"，不同性质的疼痛用不同的符号表示（如胀痛用◎标记）。间隔疼痛表示法：记录在患者认为最痛的时间内，两次疼痛之间用虚线连接；持续疼痛表示法：记录在评估时相应的时间内，之间用实线连接。用红色水笔（体温用黑色，脉搏用红色，呼吸用黑色）标记。疼痛部位变化等特殊情况可由医生及时记录在病程日志中。如果患者有一种以上的疼痛，应针对每种疼痛采用上述程序进行评估，疼痛评分应记录在生命体征观测单上。

（三）疼痛评估频率

（1）中度（≤5）以下疼痛患者每天2次，时间为2 pm、6 am（与测体温同时），分别评估患者6 am～2 pm、2 pm～6 am期间的疼痛情况，记录在相应时间内。

（2）中度（＞5）以上疼痛患者每天3次，时间为2 pm、10 pm、6 am，（与发热患者测体温同时），分别评估患者6 am～2 pm、2 pm～10 pm、10 pm～6 am期间的疼痛情况，记录在相应时间内。

（3）剧痛或需观察用药情况的患者，则遵医嘱按时评估并记录。

第七节 肌电图与神经传导评定

神经传导速度减慢主要见于周围神经疾患。脊髓前角细胞疾患时传导速度一般无改变,但如果伴有周围神经变性时,运动神经传导速度可有不同程度的减慢,而感觉神经传导速度正常;肌源性疾病时,传导速度在正常范围。一般认为感觉神经传导速度较运动神经传导速度敏感,周围神经疾患在临床症状出现前,即可出现感觉神经传导速度的减慢,而运动神经传导速度正常。神经根压迫症神经传导速度无显著改变,这是因为每个神经内含有多个神经根,一个神经根的受损并不影响神经传导。

一、肌电图的诊断标准

(一)正常肌电图

(1)插入电位正常。

(2)肌松弛状态:电静息。

(3)轻收缩时:为正常运动单位动作电位,多相电位少于总动作电位的10%;动作电位平均时限一般为5～15 ms;同一肌肉不同点动作电位同步率低于30%。

(4)最大收缩时:呈干扰相;动作电位平均振幅300～4 000 μV。

(二)完全失神经性损害肌电图

(1)插入电位延长。

(2)肌松弛状态:有纤颤电位、正锐波等失神经电位,也可为电静息。

(3)轻收缩时(包括轻收缩及最大收缩)无随意活动。

(三)部分失神经性损害肌电图

(1)插入电位延长。

(2)肌松弛状态,有失神经电位,亦可电静息。

(3)轻收缩时,多相电位增多,超过总动作电位数的10%;动作电位平均时程正常或延长超过 15 ms。

（4）最大收缩时，呈单纯相或混合相，动作电位平均振幅可以降低，正常或增高。

（四）前角性损害肌电图

（1）有部分失神经性损害肌电图表现。

（2）轻收缩时，出现巨大电位；电位同步率超过 30%。

（3）最大收缩时，动作电位平均振幅增高，超过 4 000 μV，多为高率单纯相。

（五）肌原性损害肌电图

（1）插入电位正常。

（2）肌松弛状态，多为电静息，偶见纤颤电位。

（3）轻收缩时，多相电位增多，常以短棘波多相电位为主。振幅低，时限短于 6 ms。

（4）最大收缩时，动作电位平均振幅低于 300 μV，呈干扰相。

（六）混合性损害肌电图

（1）同一患者检查不同肌肉呈现不同改变，有的呈前角性损害或部分失神经损害，有的呈肌原性损害。

（2）同一患者的同一块肌肉里，有前角性损害或失神经损害，同时也有肌原性损害特征。

二、下运动神经元疾患的肌电诊断

下运动神经元疾患的共同临床表现是：该单位支配的肌肉发生瘫痪，肌张力降低，腱反射减弱或消失，肌肉萎缩和无病理反射，由于病损部位不同，临床表现也各有其特征。因此，对患者进行细胞的肌电检查，是较易作出定位诊断的。

（一）脊髓前角细胞疾病的肌电图

（1）放松时：①纤颤电位和正相电位呈节段性分布，②束颤电位常见。

（2）随意收缩时：①运动单位电位时限显著增宽，常超过 12.0 ms；②运动单位电位电压显著增高，常出现巨大电位；③多相电位增加，且以群多相电位多见；④慢性病程可见巨大同步电位，同步实现阳性；⑤最大用力收缩时运动单位电位减少，呈单纯相或混合相。

（3）传导速度，运动传导速度正常或接近正常范围，感觉神经传导速度正常。

（4）反射肌电图，病变的脊髓分节范围内反射都减弱或消失，而在没有病变的脊髓分节的反射均正常。

（5）异常肌电位的分布特点：①脊髓灰质炎时多选择性损伤腰膨大，且不对称，多为单侧性；②进行性脊肌萎缩症时，多先选择损伤颈膨大，且多为对称性。

（二）神经根压迫症的肌电图

（1）放松时：病变神经根所支配的躯干、肢体、椎旁肌可出现纤颤电位、正相电位，这是因为受压神经发生变性，肌肉失神经引起的。束颤电位以颈椎病较多见，但比纤颤电位出现的机会要少。

（2）随意收缩时：①多相电位增加，运动单位电位电压降低、时限延长。神经根后支支配的椎旁肌和骶棘肌出现多相电位增加，对诊断根性病变具有重要诊断价值；②最大用力收缩时运动单位电位数量减少，但并不显著。

（3）传导速度：传导速度无显著改变，即使有明显的肌肉萎缩时也是如此。

（三）神经丛病变的肌电图

颈丛由 C1～C4 脊神经前支组成。颈丛病变在临床上少见，肌电的诊断意义也不大。臂丛由 C5～C8 和 T1～T2 的脊神经前支所组成，臂丛损伤较常见。腰丛由 L1～L4 和 T12 前支组成，它主要发出股神经及股外侧皮神经。骶丛由 L4～L5 及 S1～S2 的前支组成，主要分支为坐骨神经、臀上神经和臀下神经。肌电图表现为以下三个方面：

(1) 肌松弛状态。可有自发性及诱发性失神经电位，呈丛性分布。

(2) 肌收缩时。按丛性分布，多相电位增多、时限宽、波幅降低，还可出现初发再生电位和再生电位，最大收缩时放电频率减少，呈混合相或单纯相。严重者亦可无随意活动。

(3) 诱发肌电图和功能试验。传导速度均正常。肌内的反射活动常降低或消失。

（四）脊神经损伤肌电图表现

(1) 肌松弛状态。被损神经所支配的肌内出现自发性或诱发性失神经电位，如纤颤电位、正锐波等。

(2) 肌收缩时。多相电位增多，常为短棘波多相电位，动作电位平均时程延长，但亦可正常。有的可出现初发再生电位，最大收缩时动作电位减少，呈单纯相或混合相。动作电位平均振幅正常或降低，严重者无随意活动。

(3) 诱发肌电图。运动传导降度（MCV）与感觉神经传导速度（SCV）均减慢，M波阈值升高，潜伏期延长，呈多相或缓慢上升型波形，振幅降低，时程增宽。

(4) 异常肌电图按周围神经支配区分布、通过多块肌肉检查，可对周围神经损害的损伤范围和平面作出定位诊断，并可根据肌电图变化来判断周围神经损害后的恢复情况。

三、肌源性疾病的肌电诊断

肌源性疾病是由各种不同原因如肌纤维的变性、坏死、再生、间质的改变、肌纤维的萎缩与肥大或运动终板的改变，引起一组肌肉的疾患。它们共同表现多为近端肌肉对称性的萎缩、无力，且逐渐加重。肌电图上表现为运动单位电位时限、电压、位相、频率的改变。

（一）肌电图表现

1. 运动单位改变

(1) 运动单位电位平均时限缩短。多在 5 ms 以下，病损严重时可缩短到

3 ms 以下，似纤颤电位，是残留的少数肌纤维收缩时产生的电活动，与纤颤电位区别只是前者为自发电位。

(2) 运动单位电压下降。运动单位电位的电压，是由单位面积内肌纤维的数量和密度决定的，肌原性疾病时，肌纤维数量减少，密度下降，电激动时电压总和也就降低。

2. 多相电位增加

肌病时多相电位显著增加，可达正常的 3 倍以上，有时被检肌几乎全部出现多相电位。时限短、波幅低、波间连接疏松，有肌病的短棘波多相电位为特征。

3. 病理干扰相

肌原性疾病时，其波形为：①频率高可达 800 Hz/s（正常肌肉在 400 Hz/s 下）；②电压低，常低于 500 μV；③连续扫描记录时电位纤细，基线沉墨；④扬声器上出现琐碎爆裂声如炒豆声音。

4. 自发电位

肌原性损害时，一般不出现自发电位。但部分患肌可出现肌强直电位和肌强直样电位、纤颤电位、正相电位、少数出现束颤电位。

5. 运动单位范围缩小

肌原性疾患时，运动单位范围可缩小至正常的 40%，其原因是肌纤维数量减少，丧失了大的运动单位。如使用同心圆针电极检查时，在某一部位出现了密集的运动单位电位，针极稍移动时，则电位消失，由此可间接说明运动单位范围的缩小。

6. 神经传导速度

肌原性疾病时，病变不波及神经干，传导速度保持正常。但在肌纤维严重损害完全纤维化时，刺激神经不能引出肌肉的诱发电位，有些病例可见远端潜伏期延长。

第八节 ADL 能力评定

一、ADL 定义、范围及评定目的

（一）定义

日常生活活动能力测定（activities of daily living, ADL）是指人们在每日生活中，为了照料自己的衣、食、住、行，保持个人卫生整洁和进行独立的社区活动所必须的一系列的基本活动，是人们为了维持生存及适应环境而每天必须反复进行的、最基本的、最具有共性的活动。

（二）范围

日常生活活动包括运动、自理、交流及家务活动等。运动方面有床上运动、轮椅上运动和转移、室内或室外行走、公共或私人交通工具的使用。自理方面有更衣、进食、入厕、洗漱、修饰（梳头、刮脸、化妆）等。交流方面有打电话、阅读、书写、使用电脑、识别环境标志等。家务劳动方面有购物、备餐、洗衣、使用家具及环境控制器（电源开关、水龙头、钥匙等）。

（三）评定目的

ADL 的评定对确定患者能否独立及独力的程度、判定预后、制订和修订治疗计划、评定治疗效果、安排返家或就业都十分重要。

二、ADL 的分类

（一）基本或躯体的日常生活活动能力

基本或躯体 ADL（basic or physical ADL, BADL or PADL），是指每日生活中与穿衣、进食、保持个人卫生等自理活动和坐、站、行走等身体活动有关的基本活动。

(二) 工具性日常生活活动能力

工具性 ADL（instrumental ADL, LADL），是指人们在社区中独立生活所需的关键性的较高级的技能，如家务杂事、炊事、采购、骑车或驾车、处理个人事务等，大多需借助工具进行。

三、ADL 评定方法

ADL 提出至今已出现了大量的评定方法。常用的标准化的 PADL 评定方法有 Barthel 指数、Katz 指数、PULSES 评定（P：身体状况测试，U：上肢功能测试，L：下肢功能测试，S：感觉功能测试，E：排泄功能测试，S：社会心理状况测试）、修订的 Kenny 自理评定等。常用的 LADL 评定有功能活动问卷（the functional activities questionary, FAQ）、快速残疾评定量表（rapid disability rating scale, RDRS）等。

Barthel 指数评定（the Barthel Index of ADL）由美国 Florence Mahoney 和 Dorothy Barthel 设计并应用于临床，是国际康复医学界常用的方法。Barthel 指数评定简单，可信度高，灵敏度也高，使用广泛，而且可用于预测治疗效果、住院时间和预后。见表 3-3。

表 3-3 日常生活活动能力量表（Barthel Index）

项　　目	评　分　标　准	入院时	出院时
吃饭	0 依赖		
	5 需部分帮助		
	10 自理		
洗澡	0 依赖		
	5 自理		
修饰（洗脸、梳头、刷牙、剃须）	0 需帮助		
	5 自理		
穿衣（解系纽扣、拉链、穿鞋等）	0 依赖		
	5 需部分帮助		
	10 自理		

（续上表）

项　　目	评 分 标 准	入院时	出院时
大便	0　失禁或需灌肠		
	5　偶有失禁		
	10　能控制		
小便	0　失禁或插尿管和不能自理		
	5　偶有失禁		
	10　能控制		
用厕（包括拭净、整理衣裤、冲水）	0　依赖		
	5　需部分帮助		
	10　自理		
床←→椅转移	0　完全依赖，不能坐		
	5　需大量帮助（2人），能坐		
	10　需少量帮助（1人）或指导		
	15　自理		
平地移动	0　不能移动，或移动少于45米		
	5　独自操纵轮椅移动超过45米，包括转弯		
	10　需1人帮助步行超过45米（体力或言语指导）		
	15　独立步行超过45米（可用辅助器）		
上楼梯	0　不能		
	5　需帮助（体力、言语指导、辅助器）		
	10　自理		
合计总分			

Barthel指数评分结果：正常总分100分，60分以上者为良，生活基本自理；40～60分者为中度功能障碍，生活需要帮助；20～40分者为重度功能障碍，生活依赖明显；20分以下者为完全残疾，生活完全依赖。Barthel指数40分以上者康复治疗效益最大。

四、日常生活活动能力评定的实施及注意事项

（一）直接观察

ADL的评定可让患者在实际生活环境中进行，评定人员观察患者完成实际生活中的动作情况，以评定其能力。也可以在ADL专项评定中进行，评定活动地点在ADL功能评定训练室。在此环境中指令患者完成动作较其他环境更易取得准确结果，且评定后也可根据患者的功能障碍在此环境中进行训练。

（二）间接评定

有些不便完成或不易完成的动作，可以通过询问患者本人或家属的方式取得结果，如患者的大小便控制、个人卫生管理等。

（三）注意事项

评定前应与患者交谈，让患者明确评定的目的，以取得患者的理解与合作。评定前还必须对患者的基本情况，如肌力、关节活动范围、平衡能力等有所了解，还应考虑患者生活的社会环境、反应性、依赖性等。重复进行评定时应尽量在同一条件或环境下进行。在分析评定结果时应考虑有关的影响因素，如患者的生活习惯、文化素养、职业、社会环境、评定时的心理状态和合作程度等。

第九节 整体护理评定

一、整体护理

（一）整体护理原则

(1) 以患者为中心，从整体出发，按程序进行系统的全面护理。
(2) 以保证医疗质量为目标，进行生理、心理、社会、环境、适应性的护理。

(二) 整体护理要点

1. 心理护理

由于颈椎病与许多因素有关联,患者治疗过程复杂、时间长,症状反复,故易造成思想负担过重,精神过于紧张,对治疗效果失去信心,所以在全面启动康复治疗时,应先进行心理调护,密切了解患者的心理情况,针对疾病相关知识进行个体的心理指导,以消除对治疗的紧张情绪,增加对医疗护理工作的信任及治疗康复的信心。

2. 饮食护理

饮食宜清淡、易消化,鼓励患者进食高蛋白、高热量、高维生素的食物,多食粗纤维食物,避免大便秘结。

3. 生活护理

生活起居时间有规律,注意保暖;一般宜睡硬板床,注意个人卫生;注意纠正日常工作、学习、生活中不良的习惯与姿势。

4. 病情护理

掌握患者的病因、病情及主要症状、体征等,及时进行相应护理与解答有关医疗护理上的问题。

二、局部护理

(一) 颈椎性相关病症的共性护理要点

(1) 介绍颈椎病的相关知识,提高患者的防病意识,使其增强治疗信心,掌握康复护理方法。密切观察患者治疗过程中的心理情绪变化,使其调节心理情绪,保持心理健康。

(2) 注意纠正日常生活、工作中不正常的习惯,避免在单一姿势下持续时间过久。长时间低头伏案工作,长时间仰头工作或仰视,躺在床上看书,使颈部长时间屈曲等,都不利于颈椎病的康复,尽量保持颈部平直。

(3) 选择正确的睡眠体位和适当的枕头。睡眠时以保持颈胸、腰椎自然曲度,髋膝部略屈为佳。枕头以软硬适中,高低适宜,透气性好,能自然塑形者为原则,侧卧位时枕头的高度应相当于一边肩宽,使颈椎与脊柱保持一条直线。仰卧位时枕头不应超过 5 cm,以枕头枕于颈部,感觉舒适为度。

(4) 有牵引者保证正确、有效的颈椎牵引,解除机械性压迫。注意牵引时的姿势、位置及重量,并及时观察牵引过程中的反应,如是否有头晕、恶心、心悸等。

(5) 注意颈背部保暖,避免潮湿与寒冷。颈背部受寒,易引起颈背部肌肉痉挛,造成颈椎内外平衡的失调而诱发或加重症状。

(6) 正确指导应用理疗、按摩、药物等综合治疗,以解除病痛。

(7) 正确指导患者进行头颈功能锻炼,坚持颈部的活动锻炼。锻炼要遵循一个原则,即循序渐进、持之以恒。

三、颈椎性相关病症的护理

(一) 眩晕

1. 应急措施

患者急性眩晕发作时,立即平卧,避免头部活动及声光刺激,观察记录患者的生命体征,眩晕的持续时间及伴随症状,如恶心、呕吐、耳鸣、恐惧等。安慰患者,指导患者深呼吸,鼓励患者放松。平卧后症状改善不明显者,给予静脉推注 50% 葡萄糖针加维生素 B6、口服地西泮或地芬尼多等处理。

2. 加强情志护理

颈性眩晕的患者往往表现出情绪的不稳定、急躁、易怒、痛苦、紧张、忧心忡忡,思想包袱重。对此,应在做好基础护理和治疗工作的同时,加强情志护理。针对患者不同的性格特点,应采用不同的形式和方法给予帮助,用亲切的语言安慰他们,用和蔼的态度鼓励他们,尽最大的努力帮助他们消除烦恼,保持良好的心理状态。

3. 纠正不良姿势

(1) 颈性眩晕患者常因突然转头、坐下、站起发生眩晕,需指导患者建立良好的坐、站、睡眠及劳动姿势,嘱其改变体位要"三慢",即抬头转头慢、坐下慢、站起慢，避免剧烈的颈部旋转动作，以减少颈椎间盘的摩擦性拉伤。

(2) 嘱患者勿躺在沙发扶手上或过高枕头上看电视、看书；伏案工作者，适当调整椅桌高度，一般以桌高 80 cm、椅高 45 cm 为宜。

(3) 对于长时间阅读如审校工作者，宜运用阅读架，即在平桌上增放一块近低远高，成 30°～45°斜板，阅读时颈前倾 30°左右，使应力作用于小关节，缓解椎间盘压力。长时间低头工作者最好每小时做头后伸动作，双眼望远处，用手在颈后侧做上下来回按揉 5～10 分钟，减轻颈后侧的肌肉、韧带疲劳。

(二) 血压异常

1．加强情志护理

向患者及家属解释治疗和护理的目的、方法，以取得合作。颈性高血压一般治疗时间较长，患者容易产生焦虑、烦躁等情绪，可向患者介绍治疗成功的病例，帮助患者排除情绪因素干扰，减轻患者心理负担。

2．病情观察

(1) 注意观察治疗前后血压变化与颈部症状关系，对治疗和护理中每一个阶段性效果进行评价、总结。

(2) 血压过高或过低者应及时告知医生，并遵医嘱给予适量的降压药物或做相应处理，并随时观察、记录血压变化情况。

(3) 鼓励患者坚持颈椎病的治疗，密切监测血压，避免因血压增高所致的脑血管疾病。

(三) 睡眠障碍

1．体谅患者痛苦与烦恼的心情

对睡眠障碍患者，护士要体谅其因失眠而痛苦与焦躁不安的心情，容忍由此引起的情绪波动和激怒，耐心听取其所述并予以精神安慰，帮助其安定情绪，无效时按医嘱给药处理，帮助患者入眠。

2．创造良好的睡眠环境

病室内清洁整齐、无异味，空气流通，温度适宜，光线柔和（以暗蓝光为宜）、环境安静、无噪声，有利于患者安定情绪、容易入睡；就寝时，可让患者听轻柔的催眠乐曲，有利于安定情绪。

3. 安排合理的作息制度

指导患者养成按时作息的生活习惯，白天除了安排 1～2 小时午休外，要鼓励患者参加适宜的工、娱、体活动，有利夜间正常睡眠。

4. 促进患者养成有利睡眠的习惯

睡前忌服引起兴奋的药物或饮料；睡前避免参加引起激动、兴奋的娱乐活动和谈心活动，不看情节紧张的小说和影视片；晚餐后不过量饮茶水，临睡前要解尿，避免中途醒后难以入睡；睡前用暖水浸泡双脚或沐浴，以利减缓脑部血流量，促进睡眠；要取健康的睡眠姿势仰卧和侧卧，不蒙头盖面，不俯卧睡眠。

（四）咽部异物感

1. 心理护理

患者有咽部异物感后因咽部不适使患者不自觉地干咳，由于反复咳嗽，使咽部充血，逐渐加重，患者很痛苦，更有甚者怀疑自己得了绝症，出现抑郁心理，对治疗失去信心，还有患者出现恐惧等紧张心理，四处求医。可根据患者的种种心理和临床症状，配合医生对患者进行心理疏导护理，使其消除紧张、抑郁心理。

2. 饮食护理

饮食以清淡、少渣、软食为主。避免烟酒及辛辣食物刺激，以免刺激咽部的不适。

3. 日常生活护理

平时避免过度劳累，生活要有规律，以减少复发机会，鼓励患者积极参加体育锻炼，增强抵抗力，预防感冒，发作期间注意休息，定期检查，积极配合治疗。

（五）面瘫

1. 心理疏导

患者大多突然起病，不仅外观形象受损，同时造成饮食、语言障碍，导致患者心情紧张，担心不愈及留下后遗症，产生焦虑不安、恐惧等不良情绪。护士要有良好的医德医风,保持微笑,对面瘫患者认真负责,做到反复解释、反复疏导,主动帮助患者解决问题,耐心细致地给患者讲解发病原因、针灸治疗的原理及疗效,使患者清楚认识自己的病情。在医生进行针刺治疗后,可导入良性意念,如"比治疗前明显好多了"等,使患者消除疑虑和恐惧心理,积极主动配合治疗,从而加速疾病的康复。

2. 起居及饮食

嘱患者多休息、减少外出,注意保暖、避免受凉吹风及感冒,外出戴口罩,每天咀嚼口香糖3～5次,每次15～30分钟,避免咀嚼过度导致咀嚼肌疲劳。合理安排饮食结构,多食高蛋白、高热量,富含维生素,易消化饮食,禁烟酒,忌生冷及辛辣食物,嘱餐后用温开水漱口,注意口腔卫生。

3. 脸部护理

注意针刺的针眼清洁,严格消毒,避免感染,在每次针刺或电针结束后再次使用酒精棉球及生理盐水进行面部清洁消毒。在恢复期电针治疗结束后,配合使用大小鱼际按揉患侧面部3～5次;恢复期还应时时鼓励患者练习病侧的各种随意运动,如皱眉、闭眼、张口、鼓腮、吹气等锻炼。另外,不能闭眼的患者必须注意眼睛的清洁卫生,避免粉尘等入眼,不用脏手帕擦泪,擦拭眼泪时用干净毛巾。

(六) 精神忧郁

1. 心理疏导

耐心倾听患者的诉述,鼓励患者说出内心感受。关心他所关心的,接纳他所感受的,尊重他的个性。在表达不同意见时,采用婉转口气和话语。

2. 日常生活护理

鼓励患者做力所能及的事。患者能自己做的事情,要鼓励患者自己完成,锻炼其独立性,以免引起依赖。增加患者的自信心,以减轻焦虑、抑郁等。患者作息要有规律,劳逸适度。当病情稳定时,应有计划地进行适当的运动,如散步、慢跑、练气功等。保证充足的睡眠,最好保证每日睡眠6～8小时,宜早睡早起。彻底解决患者的心理问题,减轻抑郁。

（七）耳鸣耳聋

1．情志护理

根据患者心理状态做好疏导工作，让患者知晓情志与耳鸣耳聋息息相关，对治疗缺乏信心的患者，忌讲"没什么治疗办法"，而应该说"有很多治疗方法，但缺少特效的方法"。让患者努力消除耳鸣耳聋引起的心理反应，并积极控制情绪以免加重耳鸣耳聋，更要让患者树立耳鸣耳聋可以治愈的信心。

2．生活调护

劝诫患者应避免鞭炮、打枪、打炮等爆震，避免长期接触强噪声，避免使用氨基糖苷类抗生素以及水杨酸和奎宁等类药物等，以免加重病情。

3．治疗配合

在积极治疗颈椎病的同时，正确指导患者自我按摩、按压刺激耳穴，以达到疏通经脉、运行气血的目的。

（八）头痛

1．心理疏导

头痛是一种常见症状，可见于多种病理或生理变化的情况，时轻时重，颈椎病引起的头痛就治时也可误诊，经内科治疗后疗效不好才转诊，故患者易出现焦虑等不良情绪。医护人员应耐心倾听患者的诉说，给患者精神上的支持，进行适当的解释与诱导，消除患者不必要的顾虑，使患者保持情绪稳定，积极配合治疗以早日康复。

2．日常生活调护

指导患者注意休息，自我调节情绪并适当参加一些娱乐活动，坚持参加体育活动，做到劳逸结合，避免过度劳累，要求患者每天晚上用温水泡脚，以促进睡眠。

3．纠正不良姿势

注意预防和矫正各种不良姿势，避免引起头颈和肩背部肌肉的持续性收缩，如长期低头伏案书写、阅读与工作、电脑操作屏幕过近等，工作之余要进行放松锻炼。

（九）慢性咽炎

1．心理护理

慢性咽炎多反复发作，病程迁延日久，故患者心理负担较重，因多方求医而无效，故对一般治疗有不信任感。应耐心细致地解释治疗慢性咽炎的治疗效果及好转病例情况，帮助解除思想顾虑，使患者树立战胜疾病的信心，使其达到满意的疗效。

2．用药指导

患者每日可用温生理盐水含漱，用碘甘油涂擦咽部，也可用生地黄、麦冬、木蝴蝶、胖大海泡水代茶饮。适当补充维生素 B_2、维生素 A、维生素 E 等。咽部红肿、疼痛者可将冰硼散吹入患处或含服清凉喉片、西瓜霜片等。

3．日常生活调护

锻炼身体、增强体质。保持居室清洁、空气新鲜。避风寒、燥邪。

4．饮食护理

多吃新鲜蔬菜、水果，慎辛、辣、刺激饮食，禁烟酒以免刺激咽喉部而引起不适。

（十）过敏性鼻炎

1．疾病知识的护理

颈源性的过敏性鼻炎患者常于低头或仰头工作时出现流涕、打喷嚏症状，故此类患者在日常工作中要注意减少头颈部的摆动，选择适当的枕头；发作期间要注意保暖；可常做鼻部按摩，如长期用冷水洗脸者更佳。

2．日常生活调护

适当体育锻炼，选择适合自己的体育活动，如爬山、打太极拳、慢跑等，以增强抵抗力；保持良好的心态，不急、不躁，改变不良的生活习惯，不要过度劳累；注意不要骤然进出冷热悬殊的环境。

3．饮食护理

应避免进食可能引起过敏的食物，如鱼虾、辛辣、烹炸等食物，多食瓜果蔬菜为宜。

(十一) 健忘

1. 情志护理

紧张、焦虑的心情更易导致健忘,应正确指导患者保持乐观开朗的性格和广泛的情趣,多与家人、朋友聊天交往,使脑细胞时常处于活跃状态,从而减缓健忘的发生。

2. 纠正不良习惯

保证工作、生活及娱乐规律有度,保证充足的睡眠,避免熬夜工作,坚持锻炼。

3. 饮食调护

饮食要合理、多样,结构搭配适当,食量有节,切忌暴饮食。多补充蛋白质、微量元素等营养物质,如牛奶、大豆、核桃、芝麻、葵花子及沙丁鱼等,均有补脑健脑及增强记忆力的作用,戒烟酒。

(十二) 颈肩肘综合征

1. 心理护理

颈椎病引起的症状繁杂,病程长,治疗进展缓慢,患者容易出现急躁、焦虑等情绪不稳,一旦有以上情绪,则可使颈部肌肉更加紧张,血管收缩加剧,疼痛也会增剧,症状会加重,治疗效果越差,结果又加重患者的心理负担。故医护人员要对患者进行专业知识的普及教育,让患者了解其发病规律及治疗特点,消除紧张情绪,积极配合治疗。

2. 纠正不良姿势

本病往往多见于电脑操作者,这些人群要注意预防和矫正各种不良姿势,如尽量避免长时间操作电脑;掌握正确的坐姿和手部姿势;不要仰头注视电脑屏幕;电脑桌上键盘的高度,应当与你保持坐姿时肘部等高或稍低等。

3. 饮食调护

患病期间宜服温热食品,忌寒凉之物。宜长期服补益肝肾之食品,如核桃、芝麻、开心果、黑木耳、猪骨、鹿筋或羊筋等。

四、颈椎牵引的护理

1. 目的和作用

颈椎牵引治疗是最常用、有效的方法。可使椎间隙增大、解除压迫；使椎动脉伸展、通畅；缓解颈肌痉挛，减少颈椎应力；解除颈肌痉挛；改善颈椎曲度，解除后关节处滑膜嵌顿；改善局部血液循环，促进水肿吸收，使粘连松解等。

2. 颈椎牵引的适应证

颈椎牵引常作为首选疗法广泛应用于各种类型的颈椎病，神经根型颈椎病疗效最佳，脊髓型颈椎病脊髓受压较明显和有严重颈椎节段性不稳者不宜采用。

3. 颈椎牵引的方法

通常采用持续牵引法，也可用间歇牵引法。常用坐位颌枕吊带牵引，如坐位牵引疗效不显著，或患者症状较重、体弱不耐久坐时，可采用仰卧位牵引。牵引角度、牵引重量与持续时间是决定颈椎牵引效果的重要因素。

（1）牵引重量。常用的牵引重量个体差异很大，开始时用较小重量以利于患者适应，一般 $2\sim3$ kg 起，逐渐增加至每次牵引结束时患者应有明显的颈部受牵伸感觉，但无特殊不适。最高可达 $10\sim12$ kg，每日牵引 $1\sim2$ 次，$20\sim30$ 天为一个疗程。间歇 $1\sim2$ 周后，可重复进行。

（2）牵引角度。多采用颈椎前屈位或垂直位，不做后伸位牵引，以颈部从躯干纵轴前屈 $10°\sim30°$ 为合适角度。根据不同的病变类型及发病部位进行具体调整。

（3）牵引时间。根据应变实验表明，牵引持续时间太短，则不能发挥牵引的力学效应，时间太长也无必要，合适的牵引时间为 $10\sim30$ 分钟。一般持续牵引方式的时间为 $20\sim30$ 分钟；间歇牵引方式的时间是牵引 $7\sim60$ 秒钟，放松 $5\sim20$ 秒钟，共进行 25 分钟。每日 1 次，10 次为一个疗程。

（4）调整姿势。牵引时偶有颈痛加重、颞颌关节疼痛等，多为牵引姿势、牵引重量或枕颌带位置不当引起，适当调整后多可消除。若症状仍加重，应及时停止牵引。

4. 各型颈椎病的牵引治疗

（1）神经根型。患者取坐位，颈前屈 15°～30°，通常采用持续牵引法，也可用间歇牵引法。牵引重量可稍大些，最高可达 10～12 kg。间歇牵引法，牵引 40～60 秒钟，放松 10～20 秒钟。均持续 25 分钟，以上肢症状减轻或消失为佳。

（2）脊髓型。患者取坐位，颈垂直，以 3～5 kg 的牵引力持续牵引 25 分钟；也可取卧位，2～3 kg 牵引力持续牵引 1～2 小时。若症状无改善或加重，应及时终止活动。

（3）椎动脉型。患者颈曲微前屈位 10°～20°，以 2～5 kg 的牵引力持续牵引 25 分钟。可同时给予患者吸氧，对改善症状、缩短疗程有一定作用。

（4）交感神经型。颈椎多种病变均可刺激交感神经使其产生反射性症状，牵引重量宜轻，持续或间歇牵引治疗均可试用，但疗效不一。

第四章
颈项部常见疾病的鉴别与康复治疗

第一节　急性斜颈症（落枕）

第二节　寰枢关节错位症

第三节　钩椎关节紊乱症

第四节　急性颈椎间盘突出症

第五节　颈椎椎曲异常综合征

第六节　退变性颈椎管狭窄症

第七节　颈肩综合征

第八节　颈肘综合征

第九节　退变性颈腰椎间盘病

第十节　颈胸枢纽交锁症

颈椎病可以泛指发生于颈椎的病变。自20世纪70年代杨克勤教授提出因劳损引起的颈椎病变为颈椎病的概念之后，目前临床上对颈椎病有两种概念。广义来说，颈椎病是由于劳损引起维系颈椎平衡的肌力失衡，或椎间盘突出、退变导致颈椎骨关节结构紊乱，损害到从颈椎椎间孔发出的颈神经、臂丛神经、相邻的交感神经和穿越颈椎横突孔的椎动脉，甚至压迫椎管内的颈髓，引起的一系列综合征的统称。其中，包括急性斜颈症、寰枢关节错位症、颈椎钩椎关节紊乱症、急性颈椎间盘突出症、颈椎椎曲异常综合征、颈椎管狭窄症、颈肩综合征、颈肘综合征、颈腰椎间盘病、颈胸枢纽关节交锁症等。狭义来说，颈椎病指颈椎椎曲异常综合征。

第一节 急性斜颈症（落枕）

一、病名概念

因突发性颈部一侧肌肉疼痛而致头颈部被限制、屈曲位或后伸位向一侧倾斜，为急性斜颈症，俗称"落枕"。

二、功能解剖和损伤机制

（1）起于颅骨乳突止于锁骨，左右各一的胸锁乳突肌和起于颈椎所有横突后缘及项韧带，止于肩胛、肩峰及上部胸椎的斜方肌，是支撑头颅并支持旋转、侧屈运动的主要肌肉动力。这些肌肉因过度劳累或风寒湿邪侵犯，引起肌肉痉挛，可导致寰枕关节紊乱。

（2）头颅与颈椎由颅骨与寰椎组成寰枕关节。寰枕两个侧块呈卵圆形，每一个都有一个肾形的上关节面与枕髁组成寰枕关节。寰枕关节面凹向内侧、向前倾斜，因而人点头（屈）较后仰范围大。关节面与后弓之间有神经沟，是第1颈神经通路。头颅过度侧屈或前屈或寰枕关节不平衡，寰椎旋转或倾斜刺激颈神经，会导致所支配的肌肉痉挛、疼痛。

三、病因

(1) 因睡眠头枕不合宜,或高度屈头部,或一侧屈位,枕髁关节受累、充血,刺激颈神经导致所支配的寰枕韧带、胸锁乳突肌、枕后肌痉挛、疼痛,头部活动受限。

(2) 因睡眠时颈肌受凉,一侧斜方肌痉挛,导致寰枕关节失衡,刺激颈神经,致枕后肌疼痛,头部活动受限。

四、诊断

(一) 临床表现

颈背牵拉痛,头颈向一侧倾斜、扭转,稍活动头部即感颈背牵拉痛。一般无发冷发热、恶心呕吐,全身情况良好。

(二) 诊断依据

睡眠后,突发性头部活动受限,呈屈曲或后伸位向一侧倾斜,无明显外伤史,无发冷发热状,X线片可有颈椎侧弯、颈曲紊乱。

(三) 鉴别诊断

1. 急性咽喉炎

咽侧壁和(或)咽后部间隙感染,出现发热、后颈部疼痛、斜颈、咽喉痛、喘鸣、呼吸困难、吞咽痛等症状。颈痛可因吞咽或转动而加剧。邻近下颌角处可触及咽侧壁间隙脓肿。咽后间隙感染可在咽部直接观察并触及。颈侧位X线片可显示咽后部组织。CT扫描可区别两个部位脓肿。外科引流和静脉点滴抗生素可缓解病情。

2. 颈部淋巴结炎

颈前三角的淋巴结炎可引起颈痛,并有发热、寒战和斜颈,抗生素治疗有效。

3. 脑肿瘤

伴颈痛的急性斜颈,可由邻近脑干的小脑半球内的肿块(肿瘤或囊肿)所致的小脑扁桃体疝而引起。腰穿或特发性病变也可引起急性斜颈。

4. 颈椎脓肿

颈椎脓肿或结核性骨髓炎可引起严重的斜颈、颈痛并发热。颈椎X线平片、CT扫描或MRI检查可确诊,其敏感性取决于症状的持续时间。抗生素治疗可获良效。

5. 急性创伤

急性创伤所致的椎骨骨折、半脱位或韧带破裂均可导致后颈部疼痛的斜颈。

五、治疗

(一) 治疗方法

1. 针刺

风池、风府、对侧(痛侧的对侧)内关、颈痛穴、落枕穴。

2. 药熨

颈肌、胸锁乳突肌(痛侧)药熨。

3. 布兜牵引

急性期缓解后(一般3天后),可行仰卧位颈椎布兜牵引。

(二) 治疗注意事项

(1) 急性期不宜做牵引及颈部按摩推拿。

(2) 急性期手法应用应慎重,禁用颈部旋转法或斜扳法。

六、预后

急性斜颈经上述治疗,一般1周左右可恢复;如仍不恢复者,需做鉴别诊断。

第二节 寰枢关节错位症

一、病名概念

因枢椎旋转、倾斜,导致与寰椎组成的关节正常位置偏移而引起的症状体征,称为寰枢关节错位症。

二、功能解剖和损伤机制

(1) 寰枢关节由寰枕关节、寰枢外侧关节、寰枢中关节构成,寰枢关节的运动几乎是唯一的轴性旋转,因受翼状韧带的限制,范围是 $29°\sim54°$。

寰枢外侧关节,它常被分类为平面关节,但其关节面具有更复杂的形状,一般在冠状面上互相凹,而矢状面上内侧部又微凸,特别是枢椎。软骨性关节面通常稍微凹陷。纤维性关节囊附着于其边缘,薄而疏松,内被覆滑膜。后内侧有副韧带,向下附着于枢椎近齿突基底部椎体上,向上附着于近横韧带附着的寰椎侧块上。

前面有前纵韧带连接着椎体,坚固而厚的纤维束向上附着于寰椎前弓前结节下缘,向下附着于枢椎椎体前面。椎体的后面有黄韧带连接,上附着于寰椎弓下缘,并到枢椎椎弓板上缘。这些韧带在此水平为一层薄膜,外侧有第2颈神经穿过。

旋转寰枢关节的肌肉,这些是作用于颅骨、寰椎横突和枢椎棘突的肌肉。主要有头下斜肌、头后大直肌和一侧的头夹肌以及对侧的胸锁乳突肌。

(2) Schneider 等对横向韧带和翼状韧带的力学研究显示:翼状韧带由两部分构成,其中一部分使齿状部与枕骨的髁状突连接,另一部分在寰椎外侧块上插入,其功能是限制轴向旋转、侧弯和屈曲拉伸;横向韧带固定齿状部,向上延长到达枕部,向尾部延伸到达轴体的后表面,形成寰椎的"十"字韧带,其功能是限制头屈曲以及寰椎向前移位。

(3) 颈1、颈2、颈3神经与枕大小神经交汇支配头皮及皮下组织、肌肉、颅骨骨膜,同时与颈上交感神经节相交通。此交感神经节又与迷走神经耳支、舌咽神经、面神经交通。因此，颈神经损伤会导致耳大神经、面神经和舌咽神经所支配的组织产生病变。

（4）颈椎椎动脉经寰椎横突孔后组成基底动脉，营养小脑，并参与脑桥的血运。此外，动眼神经的血液营养源自基底动脉，椎动脉受损上述组织同时受到损害。

（5）腰骶角与寰颈角（侧位寰椎与颈椎构成的角度）按脊柱圆运动规律和脊椎轮廓平行四边形几何图形法则。此二角相对平衡，如腰骶角紊乱，可继发寰枢关节错位。

三、病因

（1）睡眠枕头位置不适，长期造成"十"字韧带、翼状韧带受伤，肌力不平衡，或颈曲紊乱，均可导致寰枢关节位移，损伤颈神经和椎动脉。

（2）颈椎曲度紊乱或侧弯，也可导致枢椎齿状突旋转、倾斜，导致寰枢关节位移，损伤颈神经和椎动脉。

四、诊断

（一）临床表现

本症多发生于中青年人，本院观察215例寰枢关节错位，19～35岁占46%，36～50岁占42%。以伏案工作者占多数。初起自觉颈项不舒，后枕酸胀、痛，自主按揉减轻；头晕，特别易发生晕车，稍休息后头晕缓解或消失。逐渐头痛、偏头痛。多数患者早期不知是本病，以为是感冒或劳累过度，或经服药好转，但不久又复发，病程超3个月者多伴头痛；超半年者往往有胸闷、恶心或呕逆、咽喉不适或耳鸣、睡眠不佳、精神抑郁等症状。

（二）诊断依据

（1）患者有头后枕胀痛不适感。

（2）头晕头痛、方位性眩晕，头晕、头痛可单一出现，也可同时存在；往往遇劳累加重，休息减轻。方位性眩晕可以出现在早上起床或转头时。眩晕严重时出现跌仆。头痛多为偏头痛或后枕痛,可以忍受,往往早晨较轻,下午加重;休息减轻,遇劳加重。

(3) 部分患者伴有胸闷、心悸、咽喉不适或呃逆,或睡眠不好,甚至失眠,或记忆力下降、健忘,或者血压波动,或者视力下降、耳鸣、听力下降,或轻度面瘫。

(4) 触诊可摸到侧偏之寰椎(即两风池穴不对称)局部有压痛。桡动脉试验阳性。

(5) X线片张口位齿状突偏歪或前倾,侧位颈2、颈3有成角旋转,颈曲有改变。

符合以上(1)、(2)、(4)、(5)项,即可确诊为本病。

(三) 诊断分型

1. 侧偏型

X线张口位之齿状突偏移,寰椎旋转;侧位片颈2、颈3后成角,颈曲改变不大,颈部活动正常。

2. 前倾型

X线片张口位之齿状突前倾,寰椎后倾,出现双边征;侧位颈曲增大,颈2、颈3呈阶梯状改变,颈部活动屈伸受限,旋转尚可。

3. 混合型

指前倾与侧偏同时存在。

(四) 鉴别诊断

1. 梅尼埃病

为内耳膜迷路积水,表现为发作性眩晕、波动性听力减退及耳鸣。其特点是耳鸣加重后眩晕发作,眩晕发作后耳鸣逐渐减轻或消失,耳鼻喉科协助诊断。

2. 三叉神经痛

三叉神经分布区内反复发作的阵发性短暂剧烈疼痛,而不伴三叉神经功能破坏的表现称为三叉神经痛。常于40岁后起病,女性较多。为骤然发生的剧烈疼痛,发作时患者常紧按病侧面部或用擦面部减轻疼痛,严重者可伴有同侧面部肌肉的反射性抽搐，所以又称痛性抽搐。每次发作仅数秒钟至 1～2 分钟即骤然停止。患者面部某个区域可能特别敏感，稍加触碰即引起疼痛发作，如上下唇、鼻翼外侧、舌侧缘等，这些区域称为触发点。此外，在三叉神经的皮下分布穿出骨孔处，常有压痛点。

3. 脑桥小脑角病变

表现为眩晕及一侧听力进行性减退，行走不稳。CT 或 MRI 检查可见病侧脑桥，小脑角处占位性病变，X 线片可显示病侧内听道扩大，张口位寰枢椎无错位。

4. 急性缺血性脑血管病（TIAS）

因血管血栓形成栓塞导致脑缺血，引起脑功能短暂丧失，严重者因缺血而发生坏死。临床上短暂脑缺血多见于中年以上的人，发作时 2 分钟即出现以下症状，但多在一刻钟内恢复，无后遗症。表现为对侧肢体或面部肌皮无力、瘫痪、麻刺感，或感觉消失，构音障碍；或者突然眩晕，或口周麻刺感，双侧肢体感觉异常，或出现共济失调。CT、MRI 检查可排除短暂脑梗阻或脑出血的可能性。

局限性脑梗阻是因脑动脉供血不足致脑急性缺血性坏死，俗称中风，多为中年以上的高血压、糖尿病、心脏病或高血脂患者，表现为一侧头痛、眩晕、呕吐，对侧身体感觉异常，偏瘫，言语不清，举拙手等中风症状。CT、MRI 检查可协助诊断。

五、治疗

（一）治疗原则

理筋、调曲、练功、辨证内外用药。

（二）治疗方法

1. 理筋

（1）药熨。颈部、胸背，特别是对寰枢部位进行药熨。

（2）骨空针调压法。针上风池、上风府、脑空等穴位。

（3）寰枢椎部位用轻揉手法按摩。

2. 调曲

辨证施法，用寰枢端转法。侧偏型：术者用左肘提患者下颌（轻提），右拇、示二指分别置于寰枢两侧（相当于风池穴），行欲合先离手法旋转（注意：头部旋转不宜超过10°），反复3～5次，则侧偏之寰枢复位，两侧平衡，再无压痛即可。前倾型：术式同上，但拇指按压第二颈椎棘突，反复2～3次。每天1次，3～5次后加用颈胸枢纽旋转法。

3. 练功

用以宗健脊强身十八式中第一式抱头侧颈式、第二式虎项擒拿式、第三式抱头屈伸式、第四式侧颈双肩松胛式、第五式左右开弓式、第六式双胛合拢式、第七式抱肩转胸式。

4. 辨证内外用药

外用韦骨膏等活血化瘀、舒筋活络膏药。根据辨证可选用天麻钩藤饮或疏风滋血汤，辨证加减。

(三) 疗效判断

1. 治愈

头晕、头痛症状消失，寰枢关节完全复位。

2. 好转

头晕、头痛减轻，寰枢关节基本复位（残留轻度侧偏或前倾）。

3. 无效

症状体征无改变，寰枢关节错位无改变。

(四) 治疗注意事项

(1) 寰枢关节错位不宜做布兜牵引，牵引一般易加剧头晕、恶心。

(2) 禁用寰枢椎的高度旋转和后伸手法，也不宜用侧扳法。

六、预后

(1) 年轻患者恢复快，侧偏型治疗一般2～4周可以康复，混合型和前倾型则需4～6周。

(2) 如合并神经功能症状，例如失眠、健忘或耳鸣，在寰枢椎复位后往往需较长时间症状才能消失，有必要配合骨空针法和中药辨证论治。

第三节 钩椎关节紊乱症

一、病名概念

因头颈姿势不正，颈肌肌力失衡，导致钩椎关节紊乱，引起颈项疼痛，活动障碍为钩椎关节紊乱症。

二、功能解剖和损伤机制

(1) 颈椎的后关节（Luschka 关节）包括钩椎关节和关节突关节，其中关节突关节是冠状结构，可以完成较大的旋转范围，但钩椎关节是 $100°$ 夹角的角状结构。因此，在旋转过程中产生角状运动，往往因左右肌力不平衡，在角状运动中产生关节囊滑膜嵌顿，关节结构紊乱而刺激神经背侧支。

(2) 颈椎钩椎关节靠颈项韧带中轴稳定，两侧肩胛提肌（上部）斜方肌和前缘的前中后斜角肌是旋转和侧屈的主要动力。如某一组肌力损伤，则导致关节不稳。

三、病因

(1) 多因睡枕不当或睡姿不正确，也有因长时间抬头、低头、侧头运动或风寒之邪侵犯颈项背肌导致肌肉韧带痉挛（急性）或劳损（慢性），关节不稳产生错位，刺激颈神经后支，引起其支配之颈项部肌肉韧带痉挛产生疼痛，颈部活动因之障碍。

(2) 外伤：因头颈冲撞伤或挥鞭式损伤，导致钩椎关节紊乱或半脱位。

四、诊断

（一）临床表现

本症多发于青壮年,以伏案工作或电脑操作者好患此症。初起觉颈项不舒,活动有疼痛;逐渐感稍低头工作即颈痛,活动障碍,病程久者可并有头晕、头痛或肩背一侧上肢麻痹,休息后或平躺减轻,或睡枕不适即感颈痛,一侧上肢麻痹等。

（二）诊断依据

（1）颈项疼痛或牵涉肩背痛。

（2）颈部活动障碍,特别是旋转功能障碍,稍加旋转即颈项痛。

（3）X线片正位可见钩椎关节不对称,椎体倾斜;侧位椎曲弧度减小,颈椎相互成角。

（4）或有明显颈椎外伤史。

（三）诊断分期

1. 急性期

突发头颈转动障碍,尤其不能向一侧旋转,转动头颈即产生牵涉颈肩背疼痛,触压颈部有压痛,多发生于颈胸部,或外伤引起。X线片可见钩椎关节不对称,颈曲稍有改变或正常。

2. 慢性期

曾有颈项转动障碍病史,未经治疗好转,但逐渐感到颈项活动不灵活,有牵拉颈肩酸痛,X线片有明显钩椎关节不对称,颈曲有改变,稍直,或有阶梯改变,或有双边征。

（四）鉴别诊断

1. 颈背筋膜炎

多见于项韧带和肩胛提肌、斜方肌,因慢性劳损或风寒湿邪侵犯,韧带肌肉受损,局部粘连或有条索状改变。如果是项韧带,还会与棘突剥离,甚至钙化。患者表现为局部酸痛、压痛或出现弹响，但一般颈曲无改变，治疗宜针灸、药熨、局部推拿按摩。

2．颈椎病

颈椎病指颈椎间盘退化、椎曲紊乱症，本症影像学显示有椎间盘突出、退化，椎曲紊乱。

3．颈椎间盘突出症

本症有急性颈痛、臂丛神经压迫的症状，影像学检查显示有椎间盘突出。

五、治疗

（一）急性期

1．理筋

（1）点穴转项法：点对侧内关、第二掌骨间，同时患者自行转动颈项。

（2）针刺通络法：针风池、颈夹脊穴、秉风、肩井、列缺。

2．布兜牵引

仰卧位颈椎布兜牵引 3～6 kg，每次 30 分钟。

（二）慢性期

1．理筋

（1）膏摩颈项肩背。

（2）骨空针法调压，选取颈华佗夹脊穴、肩井、秉风、天突、外关、列缺。

2．调椎复位

（1）布兜牵引。仰卧位颈椎布兜牵引 3～6 kg，30 分钟，颈曲减小者配合折顶手法。

（2）辨证施用。兜颌旋转法或颈胸枢纽旋转法。

3．以宗平衡牵引器自我康复法

选用以宗颈椎平衡牵引器装置（中华人民共和国国家专利号：ZL03261022.X），每天背戴 1 小时。

4. 练功法

选用"以宗健脊强身十八式"中第一式抱头侧颈式，第二式虎项擒拿式，第三式抱头屈伸式，第四式侧颈双肩松胛式，第五式左右开弓式，第六式双胛合拢式，第七式抱肩转胸式自我练功，或练第十八式之胸背拍墙式。青壮年可练习"少林腰胯功"。

（三）疗效判断

1. 痊愈

疼痛症状消失，颈部活动功能恢复正常，X线片椎曲恢复，钩椎关节恢复平衡，椎体无旋转。

2. 好转

疼痛症状消失，颈部活动基本正常，X线片椎曲改善，钩椎关节不对称改善。

3. 无效

症状体征均无改善。

（四）治疗注意事项

（1）颈肌在紧张疼痛状态下，不宜施行旋转复位手法。

（2）如颈曲变直者，先行牵引折顶1周后，待颈曲改善，再行旋转复位。

六、预后

钩椎关节紊乱症多发生于伏案工作人群，以青壮年为多见，也可出现在中老年，主要是早期治疗，恢复颈曲，并嘱患者做点头运动，自我推拿颈肌。如迁延日久，可继发椎间盘突出或退变，引起更严重的颈椎病。

附：以宗颈椎平衡牵引器作用原理

（1）颈椎病是颈椎"短了"还是"歪了"？颈椎外伤骨折脱位，由于骨折椎体压扁、移位或脱位，颈椎缩短了。所以，古人用悬吊或机械牵引头颅的方法，使颈椎移位的椎骨复位，恢复长度，因此是合理的、科学的。

然而，颈椎病多不是外伤，而是长期低头工作或长期单向运动，或睡枕不正确，造成颈项韧带及颈肌受慢性损伤，肌肉韧带粘连，肌张力和弹性下降，左右不平衡协调。结果把所附着的椎骨拉歪了，骨歪了，椎间孔不正了，神经根受刺激，穿过椎体横突孔的椎动脉也因椎体倾斜、旋转而扭曲，导致脑血管供血不足而出现了颈椎病症状。

因此，颈椎病不是颈椎"短了"，而是"歪了"，旋转、倾斜了。患颈椎病的朋友也清楚，自己患了颈椎病身高并没有矮了几厘米，只不过是头颈活动不灵活罢了。

（2）颈椎骨的排列力线，是维护和支撑头颅的正确位置。人类的颈椎向前弯曲度，是在出生站立行走后逐步形成的。此弯曲度和正中垂线在支撑头颅重力前提下，必须维护两眼平视的正常头颅位置。颈椎因病而改变了其中轴力线（左右侧弯）或曲线（前后弯凸），必须由肌肉的支撑力相互代偿来维护两眼平视的头颅位置。所以说，就算颈椎歪了，头颅也不能歪。这是所有颈椎病友都有体会的道理。因此，要纠正颈椎的力线，必须在维护头颅正常位置前提下，这就是"自动矫正、调整平衡的颈椎牵引器"的作用原理之一：首先固定头颅于正常位置，两眼平视正前方的位置。

（3）调整颈椎肌肉平衡力，从肩胸根基开始。颈椎骨"歪了"，是肌肉拉力不平衡引起的。维持颈椎平衡的肌肉韧带均起于肩胸（包括胸椎），而止于颈椎骨。所以，颈椎骨歪了，肩胸也不平衡。根据韦以宗教授的脊柱运动枢纽学说，颈椎一旦侧弯，由于颈胸枢纽的调控，其上部胸椎必向对侧侧弯，胸椎轻度侧弯就会带动所附的肋骨、锁骨隆起，出现肩膀升高，左右不平衡。这就是颈椎病患者颈椎向右歪，其肩必右低左高的道理所在。患者自己也感觉到两肩沉重，甚至酸痛。这是颈椎病患者都了解到的。因此，通过调整两肩的平衡，则可调整颈椎的平衡。这就像一棵树，树根歪，树干也歪；而调整树干的倾斜，如果仅仅拉树冠，是很难的；如果调正树根，则树干自然顺树根的调正而正回来。这就是"自动矫正、调整平衡的颈椎牵引器"通过压肩胸的方法达到调整颈椎侧弯、倾斜的主要原理。

第四节 急性颈椎间盘突出症

一、病名概念

由突出的颈椎间盘压迫或刺激神经根，而出现急性颈项痛、上肢麻痹痛，或因颈椎骨关节紊乱导致颈脊神经与原突出的椎间盘发生卡压，引起急性颈项痛、上肢麻痹痛，称为急性颈椎间盘突出症或急性颈椎间盘卡压症。

二、功能解剖和损伤机制

（1）颈椎有7个，但椎间盘有6个，因颈1～2间无椎间盘。大部分颈椎间盘突出症是在慢性劳损和椎间盘退变基础上发病，因颈椎间盘较腰椎间盘小而弱，但其承受应力及活动范围不亚于腰椎间盘，因此不管退变程度如何，当颈部突然过度屈、伸、扭转或头部受压力而导致椎间盘纤维环撕裂或原有膨出脱入椎管，造成神经或颈髓受刺激甚至压迫。

（2）在前章椎曲论已论述，人类颈曲的形成是站立行走后才逐步形成的。颈椎的椎间盘从胚胎形成至1岁站立后，其髓核的位置均处于椎间隙的中央。当椎曲逐渐形成，椎间隙出现前宽后窄，髓核也从椎间隙的中央位置向前位移，从而形成了髓核前后活动的空间。髓核在颈曲（颈4、颈5、颈6）的椎间隙内是随颈椎的屈、伸和左右侧屈、旋转而滚动。也就是说，髓核在椎间隙内从1周岁前的静态到1周岁至发育成熟成为动态。因此，临床上以颈4、颈5和颈5、颈6的椎间盘突出最为常见。

（3）因为颈髓在颈5～6处为颈膨大，相对来说，颈髓在椎管内与椎管壁空间较小，因此，无退让余地，轻度压迫即出现症状。

（4）青春期富有弹性的椎间盘，可以由于外伤而急性突出，中年人已退变的椎间盘，由于原有膨出甚至已压迫硬膜囊，但无任何症状，可是由于颈部的突发外伤，也可使退变的原有膨出，因外力作用而突入椎间孔或椎管，导致急性椎间盘突出。特别是退变的椎间盘已经纤维化或骨化，一旦突入椎管，对脊髓造成的损伤又比青春期原发的椎间盘突出对脊髓损伤更为严重。

三、病因

（1）头部冲撞伤或过度的强力屈颈或后伸，造成椎间隙内压增高，纤维环撕裂，椎间盘突出。

（2）因外力过度的旋转导致纤维环撕裂，椎间盘突出。

（3）颈部肌肉因受凉或受湿，疼痛、痉挛、肌力不平衡、椎体旋转、倾斜、椎间孔变窄，导致神经根与原有突出的椎间盘产生卡压。

四、诊断

（一）临床表现

急性期颈痛明显，常影响睡眠，一夜常痛醒多次，严重者不能平卧，只能取坐位睡眠。颈部不活动时疼痛可减轻，如将有症状的一侧上肢高举过头部，则患者感到较舒适。因此，患者卧床时喜欢保持这个特殊体位，睡觉时头枕在手上，或把头偏向患侧。头的位置影响症状，轻度后伸颈部即会引起较重的疼痛，夜间睡眠不自觉活动颈部会痛醒。急性期过后，症状稍减轻，患者能入睡。

（二）诊断依据

（1）突发的颈肩背痛并上肢麻痹、窜痛，颈项活动障碍。

（2）突发颈项剧痛并双上肢无力，步态发抖，感觉、运动甚至有膀胱、直肠功能障碍。

（3）影像学诊断：

1) X线检查。青春期原发型椎间盘突出，X线片不一定有侧弯及椎曲紊乱，可以看到病变的椎间隙变窄，轻度椎曲改变。中年人陈旧的椎间盘突出，可有椎曲紊乱，椎间隙变窄。

2) CT或MRI检查。可显示突出的椎间盘大小、形状以及对颈髓压迫的程度。

CT能对横轴位进行断层扫描，了解颈椎骨结构、软组织与脂肪的轮廓，对颈椎间盘突出的部位、程度及方向的诊断有重要意义。颈椎间盘突出在CT图像上常表现为突出椎间盘的密度比硬膜囊或脊髓的密度稍高，椎体后缘有向外凸的软组织影。

MRI 检查具有比 CT 检查更高的对比分辨率，可获得任意成角平面，可直接显示颈椎间盘突出的部位、类型及脊髓和神经根受损的程度，在 MRI 图像上可显示椎间隙变薄，梯形变，信号不均匀，裂隙点状变性，真空现象，椎间盘的外缘超出椎体外缘。

（三）诊断分型

颈椎间盘突出根据其向椎管内突出位置的不同，可分为以下三种类型。

1. 侧方神经根型

突出部位在后纵韧带的外侧、钩椎关节内侧。该处是颈脊神经根通过之处，突出的椎间盘压迫脊神经根而产生根性症状。主要症状有颈痛、颈僵直，疼痛放射至肩胛或枕部。有时感觉以颈痛为主，部分患者随神经根受压时间的延长而以麻木症状为主。疼痛和麻木可放射到一侧上肢至肘处、腕背部，再至某个手指，很少发生于两侧上肢。头颈往往处于僵直位，活动可受限于任何方向，但可有一个方向活动是自如的。颈椎棘突旁可有压痛；在头顶加压使颈椎伸直或向患侧屈曲常引起根性疼痛，向上拔伸头部可使疼痛缓解。痛觉和触觉减退或消失按神经节段分布而定。

（1）颈 4～5 椎间盘突出。颈 5 神经根受累，肩部疼痛和麻木，可放射到上臂的外侧，颈 5 神经支配三角肌，所以有的患者出现上肢抬举困难，两侧对比检查可见患侧三角肌肌力减弱，严重者三角肌瘫痪，患者不能梳头、穿衣和进食困难。

（2）颈 5～6 椎间盘突出。颈 6 神经根受累。这类颈椎间盘突出发病率最高，出现颈肩部疼痛和麻木，沿肱二头肌、前臂外侧至拇指与示指之间，最后止于拇指、示指尖。检查可见肱二头肌萎缩，肱二头肌肌力弱，肱二头肌腱反射减弱或消失，感觉障碍平面变化较大，但主要在肘部以下至拇指、示指间背侧。

（3）颈 6～7 椎间盘突出。颈 7 神经根受累。此部位发病率占第二位。疼痛和麻木由肩背部、上臂后面、前臂后外侧放射至中指。颈 6 神经根受累很少涉及中指，但颈 7 神经可同时涉及中指和颈 6 神经支配的范围，如拇指、示指、中指。检查见肱三头肌肌力减弱，少数病例胸大肌萎缩，肱三头肌反射早期即表现减弱或消失。

(4) 颈 7 胸 1 椎间盘突出。颈 8 神经根受累。疼痛和麻木由颈后肩背部、上肢后外侧放射到手的外侧、环指和小指。因为颈 8 神经大部分为运动神经纤维，因此颈 8 根受累后疼痛和麻木较其他神经根受累轻，而主要表现为手部功能障碍，患者握物、持筷子、捏针等动作困难。检查时小指和环指尺侧一半感觉减退，肱三头肌、尺侧伸腕肌和屈腕肌部分功能减退。

2. 旁中央脊髓型

突出部位偏于一侧而介于脊神经根与脊髓之间。可以压迫两者而产生单侧脊髓及神经根的压迫症状。中央型或较大的颈椎间盘突出，以脊髓受压症为主，一般可分为三类。

(1) 运动系统障碍。前角细胞皮质脊髓不受累，表现为痉挛性瘫痪，但相对较轻，没有感觉障碍。

(2) 脊髓中央综合征。表现为严重的运动和感觉障碍，主要在上肢。

(3) 上肢痛并脊髓受压。表现为下运动神经元受损症状上肢痛，上运动神经元损害症状下肢痛，根性痛是本型的特征。

根据脊髓受压的严重程度不同，神经症状可逐步出现，霍夫曼征呈阳性。开始时患者感到行动不灵，并逐渐加重，同时呈痉挛性轻瘫，之后出现上肢麻木，做精细运动障碍，可伴大小便功能障碍。下肢症状出现较早、较重，上肢症状出现较晚。

3. 中央脊髓横贯型

突出部位在椎管中央，脊髓的正前方，可以压迫脊髓双侧的腹面而产生脊髓双侧的压迫症状。大部分传导束受累，如皮质脊髓束、脊髓丘脑束以及后索其他部分出现严重的痉挛性瘫痪和括约肌功能障碍，1/3 患者表现有锥体束和锥体外系列症状和体征。

(四) 鉴别诊断

1. 急性脊髓炎

急性脊髓炎为多种原因所致脊髓炎症反应，表现病变节段以下的瘫痪、感觉减退和自主神经功能障碍。中下胸段脊髓最常受累。最初症状可为病变节段的脊柱痛、束带感。脊髓症状出现急剧，数小时至数天内发展为最重。于急性期，病损节段以下肢体弛缓性瘫痪，深浅感觉消失、大小便失禁，为脊髓休克期。经十数日至数月，腱反射出现，肌张力增高。继而反射亢进，肌力和感觉有不同程度恢复。颈段脊髓炎出现四肢瘫痪，累及颈3、颈4者常需行人工辅助呼吸。累及腰段者仅出现下肢感觉缺失。累及骶段者出现鞍区感觉缺失，无明显运动障碍但有严重而持久的膀胱、直肠括约肌功能障碍。病变从胸腰段起始逐步上升到颈段乃至延髓者，称为上升性脊髓炎。

2．颈椎病——颈椎椎曲异常综合征

颈椎间盘突出症与颈椎病有相似的病理改变，都是在颈椎间盘退变的基础上，椎间盘或髓核对神经根、脊髓的刺激，颈椎间盘突出刺激物只是突出的椎间盘或髓核，发病急，症状剧烈，颈椎病发病缓慢，突出物除椎间盘外还有骨赘等退变组织，受刺激部位除神经根及脊髓外，还有血管等周围组织，因此症状多样而稍缓和。颈椎间盘突出症反复发作，病情迁延，出现颈椎关节骨质增生，骨赘形成，与椎间盘组织一同压迫刺激神经根、脊髓、椎动脉等组织，则发展成颈椎病。一般来讲，颈椎病多有以下特点：

（1）发病年龄偏大，40～60岁多见。

（2）发展缓慢，反复发作，有缓解期。

（3）病变部位多达2～3个椎间隙。

（4）CT检查可见两侧椎间孔大小不等，钩椎关节骨赘形成。

3．颈椎管狭窄症

本症发病缓慢，以头晕、上肢无力发抖、下肢步态颤抖为主要症状，膝腱反射亢进，霍夫曼征阳性，影像学诊断X线片显示椎曲增大或变直、反弓、侧弯，多个椎间隙狭窄；CT和MRI检查显示多个椎间盘突出或有韧带钙化，骨质增生等。

（五）辨证诊断

1．血淤型

颈部有外伤史，颈项部疼痛剧烈，活动受限，可出现一侧或双侧肩、背、手的麻木疼痛，伴头痛、头晕、颈肌紧张，压痛明显，舌黯有瘀斑，脉弦涩。

2. 风寒型

颈项部疼痛剧烈，遇冷则发，颈部僵硬，活动不便，一侧或双侧上肢麻木，有放射痛，皮肤感觉异常，伴头晕、恶风寒。舌淡红，苔薄黄，脉浮紧。

3. 肝肾不足型

颈项部酸困疼痛，一侧或双侧肩、臂麻痛，项部压痛，伴放射痛，颈活动不利，伴眩晕耳鸣，失眠健忘，腰膝无力，易跌跤或出现下肢瘫痪。舌红少苔，脉细数。

五、治疗

（一）治疗方法

1. 整脊疗法

（1）急性期疗法。椎间盘急性突出，局部充血，炎症水肿。应用消炎止痛药物有很好疗效。20%甘露醇注射液125 mL，静滴，每日2次，3天为1个疗程。慢性患者可用改善微循环药物。0.9%氯化钠注射液250 mL，加盐酸川芎嗪注射液80～120 mg或天麻素注射液1 000～1 200 mg，静滴，每日1次，15天为1个疗程。维生素E 50～100 mg，口服，每日3次，30天为1个疗程，促进脊髓再生。

（2）慢性期疗法：

1）理筋。①药熨：颈背、胸背及疼痛的一侧上肢药熨。②骨空针法：针颈5～7夹脊穴，痛肢循经取穴。

颈椎间盘突出症压迫部位不同，临床症状各异，治疗时应重视经络辨证。侧方突出型症状表现多在手太阳经和手少阳三焦经循行部位，并与手三阴经有关；中央突出型表现为四肢瘫痪时与三阳经关系密切。旁中央型病变表现部位与前两型之经络分布均有关。选穴时，局部取穴与循经远端取穴并重。

取穴：①侧方突出型主穴取风池、天柱、颈夹脊、合谷、曲池、外关；配穴取风府、大椎、天井、后溪。②旁中央突出型取穴同中央突出型。③中央突出型上肢瘫痪主穴取风池、颈夹脊、天柱、手三里、合谷；配穴取肩髎、天井、曲池、外关、后溪。下肢瘫痪主穴取风池、颈夹脊、天柱、环跳、髀关、承扶、阳陵泉、足三里、委中、昆仑；配穴取秩边、殷门、伏兔、风市、悬钟、丘墟。

方法：每次选 3～5 穴，急性期每日 1 次，好转后隔日 1 次。

2）推拿按摩。行颈胸背分筋理筋法，配合上肢束挽法。

3）颈椎牵引。取仰卧位布兜牵引 3～5 kg（中央型椎间盘突出慎用牵引）。

4）调曲。施行牵引折顶法和颈胸枢纽旋转法。对侧方神经根型和旁脊髓型可施行牵引折顶法，1～2 周后椎曲恢复时，配合颈胸枢纽旋转法。

2. 辨证内外用药

外用韦骨膏等活血化瘀，舒筋活络膏药。

辨证内服药：

(1) 血瘀型。治则：活血化瘀，通络止痛。方药：桃红四物汤加减。

(2) 风寒型。治则：祛风散寒，通络止痛。方药：羌活胜湿汤加减。

(3) 肝肾不足型。治则：补益肝肾，强筋止痛。方药：天麻钩藤饮或疏风滋血汤，辨证加减。

3. 练功疗法

症状缓解后，可参照"以宗健脊强身十八式"中第二式虎项擒拿式，第五式左右开弓式，第六式双胛合拢式，第七式抱肩转胸式，第八式抱背转胸式，第九式摸膝转胸式，第十式挺胸后伸式，或第十八式之胸背拍墙式做功能锻炼，青壮年可练"少林腰胯功"。

4. 手术疗法

对经上述疗法治疗 2 周症状、体征无明显改善者，或陈旧性椎间盘突出、旁中央型或中央型经上述疗法观察 2 周无改善者可转手术疗法。

（二）疗效判断

1. 痊愈

症状、体征消失，颈椎和四肢的活动功能恢复；X 线检查青年患者颈椎椎曲恢复，无侧弯，中年患者颈椎椎曲基本恢复，无侧弯。

2. 好转

症状减轻，X 线检查椎曲和侧弯改善。

3. 无效

症状无减轻，X线检查无改变。

（三）治疗注意事项

（1）须明确诊断，手法只适用于侧方突出型或旁中央突出型。

（2）旋转复位法须严格按照适应证，对旁中央型和中央型突出已压迫硬脊膜囊1/2者，不宜运用此法。

（3）中央型应慎用牵引疗法和折顶法。

六、预后

（1）急性颈椎间盘突出症，一般用整脊疗法1～2周症状应显著减轻，4～6周可完全恢复。

（2）整脊疗法以恢复颈椎的力学为治疗目标。患者痊愈后，只要坚持功能锻炼，避免损伤，复发机会较少。

第五节 颈椎椎曲异常综合征

一、病名概念

颈椎间盘因损伤或年龄因素膨出后纤维化，甚至软骨化，或钩椎关节软骨退变、增生或韧带钙化，导致椎曲紊乱力学结构改变，神经和椎动脉受损，而产生一系列症状、体征，为颈椎椎曲异常综合征。

二、功能解剖和损伤机制

（1）颈椎间盘是维系颈椎椎曲的主要组织，也就是说，颈曲依赖前宽后窄的椎间隙维持它正常的结构力学和运动力学，而椎间隙内含椎间盘髓核。当其中一个或两三个椎间盘膨出或退变，椎间隙距离必然改变，出现椎体下沉、倾斜、旋转，从而导致整体椎曲紊乱。

（2）钩椎关节及其组成的椎间孔，是依赖正常的椎体之间的距离——也就是正常椎曲决定它的方位和大小。椎曲一旦紊乱，椎间孔也会同时出现位移或狭窄，从而刺激到神经。如果关节软骨增生则加重其椎间孔的狭窄性，导致神经受到刺激，甚至压迫。

（3）椎动脉是从第6颈椎横突孔起，穿越5、4、3、2、1的颈椎横突孔，而汇合成基底动脉。椎体旋转，椎曲紊乱，椎动脉会产生扭曲、狭窄，而导致基底动脉供血不足。

（4）根据脊柱轮廓平行四维平衡理论和椎曲论，人类颈曲是在腰曲出现后，脊柱按照圆运动规律和平行四边形数学法则而逐渐形成的。因此，在圆运动力学和脊柱轮廓平行四边形数学法则影响下，腰曲的序列影响颈曲的序列。这种脊柱力学改变与年龄、性别及病程有关。

（5）椎间盘退变如果是因年龄因素导致的整体的椎间盘退变，而不影响椎曲，则不出现症状、体征。已有报道椎间盘膨出、退变、压迫硬脊膜囊，也无症状体征。这是因为有正常的椎曲存在，颈椎没有发生结构力学的改变，所以没有症状。

三、病因

1. 慢性劳损上部胸椎侧凸

据笔者调查448例颈曲紊乱的颈椎病患者，发现占87%有上段胸椎超5°侧凸。其原因是长期伏案、俯首工作的人，习惯用右手工作（书写、鼠标操作或握方向盘），长期一侧上肢运动，肩胛带内大小菱形肌、斜方肌慢性劳损，在早期由于肌肉紧张痉挛，可导致胸椎向右侧弯；如长期充血、粘连，可导致肌肉萎缩、肌力下降，对上段胸椎的牵拉作用力减弱，使上段胸椎容易向左产生侧弯。侧弯的上段胸椎通过棘上韧带、头颈夹肌、颈胸棘肌和胸长肌力的传导，继发颈椎侧弯、旋转。而且，维系颈椎的肌肉韧带几乎都是起止于胸廓的胸椎、肩胛骨、锁骨、肋骨，胸廓紊乱，均可导致颈肌肌力不平衡而出现钩椎关节紊乱。颈椎椎体的旋转、倾斜，逐渐导致椎间盘损伤——膨出或退变而致椎间孔受压，出现肩背痛或上肢麻痹，椎动脉供血不足等颈椎病症状体征。

肩背肌受凉、粘连，也同样可导致胸椎关节紊乱、胸椎侧弯，除诱发颈椎紊乱之外，还因刺激胸神经，引起胸闷、心跳加快或胃肠功能紊乱等。

2. 外伤

外伤后钩椎关节早期创伤性反应，肿胀、充血及渗出可直接或通过椎动脉周壁的交感神经纤维而引起椎动脉痉挛与狭窄；后期结缔组织增生、钙化形成骨赘压迫椎动脉；或因钩椎关节松动与移位的动力性因素刺激椎动脉，而引起椎-基底动脉供血不足的症状。此型又称为外伤性钩椎关节病。

3. 椎间盘膨出和退变

由于慢性劳损、肌力不平衡，导致某一椎体旋转，继发椎间盘膨出，椎曲改变。由于长期椎曲紊乱，结构上失去了正常的力学关系，压应力作用加速椎间盘的退变，以及相邻的钩椎关节退变。

四、诊断

（一）临床表现

1. 眩晕

为本病的主要症状、眩晕可为旋转性、浮动性、摇晃性的或下肢发软站立不稳，有地面倾斜或地面移动等感觉，并有头晕眼花感觉；头颈部伸屈或左右侧弯及旋转，或患者变换体位，均可诱发眩晕或使其加重。

2. 头痛

由于椎-基底动脉供血不足而侧支循环血管扩张引起头痛。头痛部位主要是一侧枕部及顶枕部，其性质多为发作性胀痛或跳痛。

3. 发音障碍

发音不清、嘶哑；严重者发音困难，并伴有口唇麻木感。

4. 精神症状

以神经衰弱为多见，另有失眠、多梦、精神抑郁等。

5. 颈脊神经受累表现

受累神经分布区的疼痛，如肩膀痛、上肢麻痹、感觉障碍以及腱反射改变。如颈丛神经受累，可出现颈项痛、不全性面瘫或面表情肌紧张、眼花、耳鸣。

6. 交感神经症状

心慌、胸闷、心律不齐或失眠、健忘或血压波动，偏高或偏低等。

7. 消化道症状

呃逆、胃脘胀闷不舒、食欲缺乏或腹胀。

8. 肌肉萎缩

颈部、肩背部肌肉萎缩或一侧萎缩，肌张力下降或有条索状改变。

（二）诊断依据

(1) 颈肩背痛或麻痹，颈部活动受限。

(2) 头晕、头痛，遇劳加重，休息减轻。

(3) 一侧上肢麻痹或窜痛或沉重无力。

(4) 血压波动，时而升高，休息后恢复正常。

(5) 部分患者有吞咽不适、呃逆、胸闷、心慌或健忘、失眠或胃肠功能紊乱。

(6) 影像学检查：X线片颈椎有侧弯，钩椎关节不对称，椎曲增大或变直或反弓，或有阶梯状改变，或有双边双突征；部分患者椎体或钩椎关节有增生，或者有韧带钙化；CT、MRI检查显示有椎间盘退变、膨出或压迫硬脊膜。椎动脉多普勒彩超检查，可观察血管走行和受压后的形态，如扭曲、狭窄等。

符合上述 (1)、(2)、(3)、(6) 者，可诊断为本病。

（三）诊断分型

1. 受损组织分型法

以受损伤组织分型，分为椎动脉型、神经根型、脊髓型、交感神经型和混合型。由于临床上神经根型和脊髓型一般从症状、体征可以鉴别诊断，其他各型由于症状、体征相似，需做影像学检查才能确诊。而脊髓型多为椎间盘突出症或椎管狭窄症，于相关病中论述，在此不重复。以整脊疗法治疗颈椎病，所以多运用以下的分型法。

(1) 神经根型。以臂丛神经受刺激或压迫为主要损伤，症状：颈肩痛并一侧上肢麻痹痛或沉重无力，病程长者有轻度肌萎缩，上肢受累部位与受压神经根相一致。X线检查：颈曲紊乱的分型中多为上曲下直型或上直下弓型。

（2）椎动脉型。以椎动脉受损，供血不足为主要损伤。症状：头晕、头痛，休息减轻，血压波动，健忘失眠。X线检查：颈曲紊乱的分型中多为全曲型，颈后弓Ⅰ型、Ⅱ型、Ⅲ型、Ⅳ型、Ⅴ型、Ⅵ型。

（3）椎动脉-神经根型。以椎动脉型症状为主，伴有颈脊神经受刺激或压迫的症状，上肢有节段性感觉障碍及腱反射改变。X线检查：颈曲紊乱的分型中，多为上正下曲型、上曲下正型和上弓下直型或上曲下弓型。

2．部位分型法

部位分型法指按颈椎骨关节损伤在颈部的部位分型。对诊断有一定参考价值。

3．颈曲及骨关节变化分型法

颈曲及骨关节变化分型法指按颈椎生理曲度改变以及骨关节改变分型，此是笔者提出的分型法，对诊断预后，特别运用旋转整脊手法有指导意义。

（四）辨证诊断

参照颈椎间盘突出症的辨证诊断法。

（五）鉴别诊断

1．脊髓空洞症

脊髓空洞症为慢性进行性脊髓的变性性疾病，其病理特征为髓内空洞形成有胶质细胞增生，临床特征为受累节段的分离性感觉障碍、节段性肌肉萎缩和传导束性运动、感觉障碍及局部营养障碍等。脊髓空洞症的形成，即第四脑室出口受阻与第四脑室脑脊液搏动的反复冲击，使与中央管相通的血管周围间隙、中央管本身逐步扩大，脑脊液淤积而形成空洞。但多数学者仍认为空洞症是多种因素所致的综合征。

空洞症以颈段脊髓最为多见，向下延伸累及胸段脊髓，向上延伸累及延髓而称为延髓空洞症。空洞大小、长短不一。

常见于20～40岁，男性多于女性。起病隐匿、进展缓慢。临床表现之特点依受累部位而异，但共有特点为：

（1）感觉障碍：最明显。不少患者主诉割破手指不痛，浸在热水中不知道烫而偶然发现有病。但触觉通常存在。空洞扩大累及后束时出现病侧深感觉障碍，空洞压迫脊丘束时出现对侧传导束型感觉障碍。

（2）运动障碍：下运动神经元性肌萎缩是空洞症最常见的体征。以爪形手最多见，空洞扩大压迫锥体束时出现痉挛性两下肢运动障碍，病理束征阳性。

（3）神经营养障碍及其他症状：病变区皮肤出汗异常、皮肤发绀，溃破后发生溃疡且不易愈合。

（4）颈脊髓 CT 和 MRI 检查可明确空洞的部位和范围，尤以 MRI 检查所见更为清晰。

凡脊髓空洞症诊断明确，空洞长度在 4 cm 以上者可考虑手术切开引流治疗之。

2．运动神经元疾病

运动神经元疾病为一组选择性地累及脊髓前角、脑干、脑神经、运动神经细胞以及大脑运动皮质锥体细胞的进行性、变性疾病。

（1）肌萎缩侧束硬化：最多见。常在 40～50 岁发病，男性多于女性。多数患者起病缓慢，常从手部开始，无力和动作不灵活、手小肌萎缩。然后向前臂、上臂和肩胛带发展，由一侧上肢发展到另一侧。萎缩肌肉有明显的肌束颤动。下肢为锥体束受损症状，即肌张力增高、腱反射亢进、**Babinski** 征阳性。

（2）进行性脊肌萎缩症：病变仅限于脊髓前角细胞，而不影响上运动神经元。按其发病年龄，病变部位又可分为：

1）成年型（远端型）进行性脊肌萎缩。多数起病于中年男性，从上肢远端开始，为一只手或两手无力、肌萎缩，渐向前臂、上臂、肩带肌发展；受累肌有明显的肌束颤动、肌张力减低、腱反射减退或消失。

2）少年型（近端型）进行性脊肌萎缩。可有家族史，症状为骨盆带与下肢近端肌无力与肌萎缩，行走时步态摇摆不稳，站立时腹部前凸，继而出现肩胛带与上肢近端的无力与肌萎缩，有肌束颤动，仰卧时不易爬起。以上表现颇似肢带型肌营养不良症。肌电图有助于两者的鉴别诊断。

（3）原发性侧索硬化：病变仅限于大脑运动皮质 **Betz** 细胞和锥体束，不累及下运动神经元。男性居多，临床表现为缓慢进展的双下肢或四肢无力、剪刀样步态，受累肢体肌张力增高、腱反射亢进、Babinski 征阳性。

肌电图检查常具特征诊断价值。被检病损肌肉可见明显纤颤电位；肌肉收缩时运动单位减少，波幅增大。受累肌肉出现广泛的正尖波，纤颤波和巨大电位。运动和感觉传导速度正常。磁刺激运动诱发电位有特征诊断价值。脑脊液正常或轻度蛋白增高，1/3 患者可有抗 CMI 抗体升高。

3．颈椎先天性结构异常

X 线片可显示是否有先天性椎体融合等异常。

4．颈椎管狭窄症

可出现双上肢麻痹、无力、发抖，步态颤抖，霍夫曼征阳性。X 线检查：椎曲增大或反弓或侧弯；CT、MRI 检查显示多个椎间盘突出，压迫硬脊膜，椎管狭窄。

5．寰枢关节错位

X 线张口位可见寰枢关节错位。

6．颈髓肿瘤

颈髓占位性病变，椎管内、脊髓外者可出现脊髓压迫症状，如上肢麻痹、瘫痪，下肢步态不稳。如在脊髓内者，压迫椎体处可出现病理反射。CT、MRI 检查明确诊断。

7．脑外伤后遗症

外伤性钩椎关节病常有头部外伤史，应与脑外伤后遗症进行鉴别，一般无颈部症状，头痛常为弥漫性，颈椎 X 线检查和椎动脉造影无阳性所见。

8．梅尼埃病

参考寰枢关节错位症的鉴别诊断。

9．眼源性眩晕

多因眼肌麻痹、屈光不正所致。其与颈性眩晕的鉴别主要依据：

（1）闭目时眩晕消失。

（2）眼源性眼震试验多呈异常反应。

（3）眼科检查有屈光不正，以散光为多见。

（4）闭目转颈试验阴性。

10. 颅内肿瘤

除由于肿瘤组织直接对前庭神经或其中枢侵犯外,多因肿瘤继发颅内压升高所致。因此,在伴有眩晕症状之同时,常出现颅内压升高的其他症状,临床上不难以与颈源性相鉴别。CT、MRI检查可明确诊断。

11. 动脉硬化症

主要由于椎动脉本身亦出现硬化之故,其病理改变除管壁增厚、硬化及弹性减弱或消失外,可出现结节样变。因其所产生之症状常与颈源性椎动脉供血不足者完全相似,因此多需依据椎动脉造影确诊。长期有高血压病史者可作为参考依据之一。

五、治疗

(一) 治疗原则

理筋、调曲、练功。

(二) 治疗方法

1. 理筋

(1) 膏摩、药熨法:对颈肌、胸背肌进行膏摩或药熨,每次30分钟。

(2) 骨空针调压:按部位分型法辨证用穴。

1) 颈枕型:上三风(即上风池、上风府穴)、翳风、外关、列缺。

2) 颈中型:天柱、大杼、肩井、曲池等。

3) 颈下型:大杼、肩井、秉风、曲池、手三里、后溪、外关。

随症取穴,如合并口眼喎斜,加听宫、四白、颊车、地仓等穴;合并视力下降,加翳明、攒竹、睛明;合并呃逆或心悸,加膻中、内关;或有合并血压紊乱,加内关、太冲、光明。

2. 调曲

(1) 牵引。用平衡牵引法或卧位牵引法。牵引重量以3 kg为宜。切忌超重牵引,时间每次30分钟左右,如患者有眩晕者,立即解除。

(2) 调椎整曲。根据椎曲及骨关节变化分型辨证施法。经理筋牵引后施行。

1）理筋折顶法：患者取坐位或仰卧位，医者先行对颈部理筋松筋，同时用拇指逐个棘突向前按压，松解骨节，适用于成角类颈椎病。

2）兜颌旋转法：患者取坐位，头颈向患侧旋转，医者一手把兜颌，一拇指按压病椎，当患者不能再旋转时，轻轻兜颌旋转向上，即可听到颈部"咯"声，适用于颈枕型旋转类颈椎病。

3）颈胸枢纽旋转法：患者取坐位，医者一手越过患者颌部抱对侧头部，另一手按压病椎，使患者头屈曲适宜与病椎对应之弧度，然后抱头旋转，轻提颌部，即可听到颈部"咯"声响，适用于颈中型、颈下型旋转类颈椎病。

4）挺胸端提法（正脊骨法）

5）上病下调法：如腰曲紊乱，先调腰曲，可用四维牵引整脊法，然后配合调颈曲。

3. 辨证内外用药

外用韦骨膏等活血化瘀、舒筋活络膏药。辨证选用颈病灵、天麻钩藤饮或疏风滋血汤、当归拈痛丸。

4. 练功疗法

选用"以宗健脊强身十八式"第一式抱头侧颈式，第二式虎项擒拿式，第三式抱头屈伸式，第四式侧颈双肩松胛式，第五式左右开弓式，第六式双胛合拢式，第七式抱肩转胸式，第八式抱背转胸式，第九式摸膝转胸式，第十式挺胸后伸式，第十八式胸背拍墙式，青壮年可练"少林腰胯功"。

（三）疗效判断

1. 痊愈

症状、体征消失，颈曲基本恢复，随访 1 年无复发。

2. 临床治愈

症状、体征消失，颈曲基本恢复，但遇劳有轻度症状。

3. 好转

症状、体征减轻，颈曲改善。

4. 无效

症状、体征和颈曲均无改变。

六、预后

(1) 本病视年龄大小和颈曲改变程度决定疗程和疗效,一般青壮年患者(35岁以下)颈曲常无严重反弓者,用整脊法治疗 2~4 周可望治愈。如中老年患者或颈曲增大或反弓,则用整脊疗法需 6~8 周。

(2) 本病治疗以调曲为主要治疗目标。如症状消失或减轻,椎曲均无改变者,多容易复发。

(3) 对颈曲严重紊乱的患者,如不恢复颈曲,迁延日久,容易继发颈椎管狭窄症。

第六节 退变性颈椎管狭窄症

一、病名概念

由于外伤、劳损等因素,椎曲紊乱,导致椎管旁组织突入或增生,椎管管腔序列位移,空间变窄,颈髓受压而引起的综合征。

二、功能解剖和损伤机制

(1) 颈椎管呈椭圆形或三角形,正中矢状径男性为 16.5 mm,女性为 15.5 mm,若低于 11~13 mm,则为骨性椎管狭窄。但是,颈椎管是由 7 个椎体的椎孔叠加而成,其整个管腔的宽度是在发育过程中按照正常的颈曲组合的椎孔构成的。如其中一个椎体旋转、倾斜,椎曲必定紊乱,椎间突与突出的椎间盘随旋转、倾斜的椎体突入椎管,造成管腔变窄而压迫脊髓。

(2) 后纵韧带和椎管后缘的黄韧带的张力和长短,是按正常的椎曲排列的。椎曲如果增大或变直或者反弓,后纵韧带发生折叠而增厚,甚至变性钙化,黄韧带也因张力而增厚,椎管受前后增厚的组织占位而变窄,脊髓受压。

(3) 颈脊髓为扁圆柱状,中下段粗大称为颈膨大。颈髓内部病变时,首先引起上肢功能障碍,继续发展才出现下肢功能障碍;若颈脊髓外部受压,则先有下肢的感觉麻痹,步态不稳,运动障碍,病变继续发展才出现上肢功能障碍。当髓外病变偏于一侧时，对侧下肢出现感觉障碍，同侧半身出现运动障碍，Babinski 征阳性，临床称为牛切（Brown-Sequard）综合征。

三、病因

（1）颈椎间盘突出症或颈椎病治疗不当，迁延日久，椎间盘突出后逐步纤维软骨化，由于颈曲的改变或侧弯，而压迫脊髓。

（2）颈椎钩椎关节紊乱，椎曲变直，长期得不到正确治疗，导致多个椎间盘突出，并继发黄韧带肥厚，导致椎管狭窄。

（3）头颈部外伤。除造成骨折脱位的严重外伤以外，头颈部外伤还可造成急性髓核突出、韧带及关节囊损伤，创伤性水肿、渗出，局部出血，血肿机化后，造成椎管内容积变小，压迫脊髓。

（4）慢性劳损导致颈椎退行性变：慢性劳损所导致的颈椎间盘、钩椎关节、韧带的退行性变，在椎体的后缘形成骨刺，钩椎关节增生肥大，黄韧带松弛、增厚而突入椎管，后纵韧带纤维增生及硬化，造成颈椎管矢状径的变小，对脊髓产生机械性压迫。

（5）外伤和劳损可造成颈椎关节不稳与松动，可因颈椎的活动或体位而影响椎管的容积。

（6）先天发育性椎管狭窄。先天发育性椎管狭窄是由于胎生性椎管发育不全，椎管矢状径绝对值小于 12 mm，椎管狭小，椎管内有效间隙缩小，脊髓组织处于临界饱和状态。如遇上述外伤、劳损、退行性变等因素，极易刺激、压迫脊髓而引起症状。这种情况下，不但发病早、病情重，且治疗困难、预后差。

（7）脊髓神经营养因素。造成椎管狭窄的这些因素不但直接压迫脊髓，还可导致脑脊液梗阻，同时，刺激、压迫脊髓血管，可出现某组脊髓血管的痉挛、狭窄甚至血栓形成。减少或中断脊髓的血供，而引起相应供血区表现出各种脊髓缺血和神经营养障碍的症状。

四、诊断

（一）临床表现

好发于中老年人和长期伏案工作者。多有慢性颈椎病史，自觉头晕、头重脚轻、步态不稳，或上肢发抖、胸闷有紧束感；或伴心悸、头痛、睡眠欠佳、颈部活动障碍，严重者有痉挛性不全瘫痪或一侧上肢无力，甚则小便障碍。

（二）诊断依据

(1) 发病年龄多在40岁以上，常有慢性劳损的因素，或有外伤史。

(2) 下肢感觉、运动障碍为其首发症状，单侧或双侧下肢麻木、沉重感，行走困难，步态不稳，双脚有踩棉花的"踏空感"；下肢多有感觉障碍，浅感觉减退或消失，深感觉存在；或下肢肌张力增高，呈不完全性痉挛性瘫痪；膝、跟腱反射亢进，踝、髌阵挛阳性，肌痉挛侧的Babinski征阳性。

(3) 颈部僵硬，后伸或侧弯活动受限，棘突或棘突旁有压痛。

(4) 上肢可出现一侧或两侧的麻木、疼痛，手无力，持物不稳，精细动作困难。肱二、三头肌腱反射亢进，Hoffmann征阳性。

(5) 感觉障碍平面不规则，躯干部常从第2或第4肋以下感觉障碍，胸或腹部发紧有"束带感"，部分患者有大小便功能障碍。若出现痛觉、温觉与触觉分离现象，多为脊髓半侧受压所致——半切综合征。

(6) 交感神经刺激症状，如头晕、头痛、半身出汗、胸闷、心悸、失眠等。

(7) 影像学诊断：

1) X线检查。颈椎平片上可见颈椎椎曲变直或向后成角，或阶梯状改变，椎间隙狭窄，椎体后缘骨刺形成，斜位片可见椎间孔变小、关节突关节重叠、韧带钙化等。

2) CT扫描。应作为颈椎管狭窄症的常规检查，显示椎体后缘骨刺、椎管容积、黄韧带和后纵韧带的增厚及钙化情况。

3) MRI检查。清楚地分辨骨、椎间盘、脊髓、神经根及其他软组织的形态，判断脊髓受压的情况和脊髓的变性情况。可了解压迫源是骨刺、椎间盘，还是增厚的黄韧带。

根据上述（2）、（3）、（4）、（7）项，并做鉴别诊断后，可予确诊。

（三）诊断分型

颈椎管狭窄症根据临床观察，常见有4种类型。

1．椎间盘型

多发于中老年人，由于多个椎间盘突出、退化，椎曲变直或反弓，椎间突（即上下椎体软骨环增生和退化的椎间盘组成的突起）突入椎管，压迫脊髓。因为多节段病变，而又无神经根型痛苦，故早期很少就诊。常见侵犯锥体束，患者诉手足无力，下肢发紧，行走不稳，不能快步，手握力差，持物易坠落，有时感四肢麻木，脚落地似踩棉感；有的胸或腰部有束带感或负重感。重症者可出现行走困难，二便失禁或尿潴留，甚至四肢瘫痪卧床不起。一般不一定有颈肩痛，自觉颈部无不适，但手动作笨拙，细小动作失灵，如不能穿针、写小字。步态不稳、易跌倒，不能跨越障碍，检查时可发现上下肢肌腱反射亢进，Hoffmann症阳性，髌阵挛、踝阵挛可以阳性，肌张力高。重症时，Babinski症可以阳性。早期不会有感觉障碍，重症时可出现痛觉减退，但不规则。影像学支持诊断。这种类型占颈椎管狭窄症的多数。

2．椎管型

由于颈4、颈5、颈6某一椎间盘突出、退化，椎体旋转并颈椎侧弯，导致局部椎管管腔狭窄；或后纵韧带钙化，黄韧带肥厚——即椎管内容物增生，导致椎管管腔狭窄。影像学检查支持诊断。

3．颈腰混合型

即颈椎管狭窄和腰椎管狭窄同时存在，除有颈椎管狭窄症症状、体征外，合并有下肢间歇性跛行，马尾神经压迫症状，如尿频、大便无力或二便失禁。检查：鞍区麻痹，腱反射减弱。X线片腰椎椎曲变直或反弓或腰椎滑脱，CT、MRI检查可见腰椎多个椎间盘突出，压迫硬脊膜或明显腰椎滑脱。

4．脊髓半切综合征（brown sequard syndrome）

多发生于老年人。常见于颈5、颈6，陈旧性椎间盘突出纤维软骨化突入椎管，呈横贯状压迫脊髓，将脊髓向对侧挤压，导致对侧脊髓和神经根受骨性压迫。临床表现为对侧的上肢萎软无力，不能抬举，但肌肉萎缩不明显，脊髓节段支配区痛感和温度降低，少汗或无汗。影像学检查支持诊断。

脊髓半切综合征所出现的脊髓损伤，是由于浅感觉传导径路进入脊髓后先交叉再上行，而深感觉传导径路则先上行后交叉。半横切后，在切断水平以下，同侧出现：

（1）由于切断了皮质脊髓束，上运动神经元瘫痪；因锥体系的抑制作用被阻断，肌张力增强，深反射亢进，出现病理反射。

（2）皮肤血管运动麻痹。

（3）由于切断后索，触觉和本体感觉障碍，包括关节位置觉和振动觉丧失，两点辨别觉也消失。

（4）皮肤感觉过敏，于对侧则出现痛觉和温觉的丧失和钝麻。

（5）由于损伤脊髓前角，与切断节段相当，有节段性下运动神经元瘫痪和感觉障碍。

（四）辨证诊断

按中医学的辨证法则，颈椎管狭窄可分为肝阴不足型和督脉阳虚型。

1. 肝阴不足型

肝阴不足，血不养精，肝风内动，证见头目眩晕，胸闷心悸，睡眠不宁，四肢麻痹、颤抖、无力，面色苍白，舌质淡红，舌苔白，脉弦细、无力。

2. 督脉阳虚型

证见四肢无力，四肢发冷，疲倦，盗汗或自汗，便溏，尿频，舌质淡红，舌苔白滑，脉虚无力。

（五）鉴别诊断

凡有脊髓受刺激或损害者，有些颈椎的外伤和疾病能够容易地从X线平片上排除，如颈椎骨折脱位、寰枢椎半脱位、颈椎先天性畸形、颈椎骨结核、颈椎骨肿瘤等。有些疾病需仔细进行鉴别：特别是与颈髓肿瘤、脊髓空洞症和运动神经元疾病相鉴别（参考颈椎病鉴别诊断）。

五、治疗

(一) 治疗原则

理筋、调曲、练功。

(二) 治疗方法

1. 理筋

(1) 膏摩药熨。对颈胸背部进行膏摩药熨,缓解肌肉紧张粘连。

(2) 骨空针调压法。选用颈胸椎的夹脊穴、肩井、肩中俞、肩外俞、曲垣等穴针刺调压;四肢穴位按循经取穴。

2. 调曲

(1) 牵引。以仰卧位牵引 3～5 kg,牵 30～40 分钟,每天 1 次。不宜超重牵引,安装牵引后随时了解患者的自我感觉,如有脊髓刺激症状,应停止使用。

(2) 调椎整曲法。颈椎管狭窄症应用调椎整曲法需有丰富的临床经验,手法需十分轻巧,用轻揉的牵引折顶法。施行本法时以患者颈部后伸的自如活动度为标准,如在折顶过程中,患者有四肢麻痹感,则停止应用,改用其他方法。如颈腰混合型,配合腰椎的调椎整曲。

3. 辨证方药疗法

辨证选用方药,肝阴不足型选用劳伤丸或滋风活血汤或天麻丸。督脉阳虚型辨证选用金匮肾气丸、补肾熟干地黄丸或还少丹、右归饮、舒筋保安汤等,加减化裁。

4. 练功疗法

选用"以宗健脊强身十八式"中第五式左右开弓式,第六式双胛合拢式,第七式抱肩转胸式,第八式抱背转胸式,第九式摸膝转胸式,第十式挺胸后伸式或第十八式胸背拍墙式。

5. 手术治疗

手术可以扩大局部椎管,解除局部的脊髓压迫,但手术后的复发率和后遗症也不容忽视,因此,如经整脊疗法一疗程无效者,可考虑手术治疗。但必须掌握好适应证,严格、精细的手术技术,才能得到满意的治疗效果。

(三) 疗效判断

1. 疗效评定标准

颈椎管狭窄症相关的疗效性评价指标尚乏,对脊柱伤病,国外有改良的 Macnab 疗效评定标准、北美脊柱外科学会 Oswestry 疗效评分和日本 JOA 评分标准。国内中华骨科学会脊柱学组在 1994 年制定有"腰背痛手术评分标准",但这些标准局限于症状、体征,无影像学的量化指标。

2. 疗效判断

1) 痊愈：主要症状、体征消失,颈曲明显改善,能正常生活和工作。随访 2 年无复发。

2) 临床治愈：主要症状、体征消失,四肢肌力恢复达 4 级,无脊髓刺激体征,颈曲明显改善。

3) 好转：上肢运动肌力恢复达 3 级,下肢步态改善,霍夫曼征弱阳性。颈曲有改善。

4) 无效：症状体征和颈曲均无改善。

(四) 治疗注意事项

(1) 本病诊断应以临床症状、体征为主,CT、MIR 检查供参考,由于临床上 CT、MRI 检查未报告椎管狭窄,但患者出现症状、体征,而报告有椎管狭窄,但患者无症状、体征。而 X 线片观察椎曲,参考价值较之 CT、MRI 检查还重要。

(2) 临床检查颈椎管狭窄症患者,不宜做颈椎的被动活动。例如,臂丛牵拉试验、桡动脉试验、椎间孔压迫试验,以及颈部的被动过伸、侧屈,均不宜应用,以免加重脊髓损伤。

(3) 应用调椎整曲时,对折顶法和牵引法需十分小心,注意操作技巧。半切综合征慎用牵引法。

(4) 整脊疗法应用一疗程为 4 周。一般临床治愈为 6～8 周。如一个疗程不见效或有加重者，可改手术治疗。

(5) 整脊疗法禁用颈椎的斜扳法，对椎曲反弓、腱反射亢进以及60岁以上老人椎间盘严重退化、骨质疏松者禁用旋转法。

六、预后

本病如为椎间盘型，整脊疗法治愈率较高，一般6～8周可恢复。对椎管型和脊髓半切综合征，经整脊治疗2周，疗效不显著者，可改手术疗法。

第七节 颈肩综合征

一、病名概念

颈肩综合征是由于颈椎骨关节紊乱、颈脊神经受到刺激或卡压导致所支配的肩胛部肌肉麻痹疼痛，或颈部、肩部、臂肘的肌筋发生酸软、痹痛、乏力感，甚至出现肩关节活动障碍等表现。

二、沿革

本病属于中医"痹症"范畴。早在两千多年前，《黄帝内经》中就有记载："风寒湿三气杂至，合而为痹也。其风气胜者为行痹，寒气胜者为痛痹，湿气胜者为著痹也。"

《诸病源候论》认为，颈肩痛是由于"肾经虚，风冷乘之"，"劳损于肾，动伤经络，又为风冷所侵，血气搏击，故腰痛也"。

三、功能解剖和损伤机制

(1) 颈肩综合征主要涉及肩胛提肌、斜方肌、冈上肌3块肌肉以及下颈椎的颈神经分支，其解剖结构如下：

1) 肩胛提肌。呈扁带状，其腱束起于寰椎和枢椎的横突及第3、第4颈椎横突后结节，斜向下方，止于肩胛骨内侧缘的上角和肩胛冈内侧端之间的骨面。肩胛提肌由第3、第4颈神经的直接分支及第5颈神经通过肩胛背神经支配协助其他肩胛肌控制肩胛骨的位置和运动。肩胛提肌损伤，易致颈2、颈3、颈4钩椎关节紊乱，椎曲紊乱，或寰枢关节错位，且肩胛部酸痛，局部粘连压痛。

2）斜方肌。即是覆盖在颈和胸上部背面的三角形扁肌。两块斜方肌构成菱形，并由此而得名。外侧角在肩峰，上角在枕外隆凸和上项线，下角在第12胸椎的棘突。每块肌都附于上项线的内1/3，枕外隆凸，项韧带，从第7颈椎向下到第12胸椎的全部棘突和棘上韧带。上部肌纤维向下，下部肌纤维向上，中部肌纤维水平，然后向外汇合止于肩部。上部的肌纤维止于锁骨的外侧1/3后缘；中部肌纤维止于肩峰内侧缘和肩胛冈嵴的上唇；下部肌纤维在肩胛冈内侧端光滑的三角形平面上形成滑动的腱膜，附于肩胛冈外侧端的结节上。枕骨上的起点为纤维板状，该板也连于皮肤；从第6颈椎到第3胸椎骨处，形成三角形的腱膜附着于椎骨棘突。第3胸椎以下是以较短的腱性纤维附着。副神经是斜方肌主要的运动神经，其中也含有来自第3、第4颈神经前支的本体感觉纤维，其他肌协同起稳定肩胛骨的作用，在臂的运动中控制肩胛骨并维持肩的高度和平衡，斜方肌损伤，轻者肩背痛，甚者导致颈椎关节紊乱、颈肩综合征、胸椎侧凸。

3）冈上肌。冈上肌起始于肩胛骨的冈上窝，肌腱在喙突肩峰韧带及肩峰下滑囊下面、肩关节囊上面的狭小间隙通过，止于肱骨大结节上部。该肌受肩胛上神经支配，其作用是上臂外展时的起动。冈上肌被斜方肌和三角肌覆盖，其肌腱与冈下肌、肩胛下肌、小圆肌共同组成肩袖。冈上肌起于肩胛骨冈上窝，肌腱在喙肩韧带及肩峰下滑液囊下，肩关节囊之上通过，止于肱骨大结节。其形状如马蹄形，其作用为固定肱骨于肩胛盂中，并与三角肌协同动作使上肢外展，由于活动频繁，又是肩部肌肉收缩力量的交汇点，故易损伤。

(2) 颈部三角与骶部三角的平衡失调。颈肩综合征的发生，与经筋的生理结构特点及肩颈的活动关系密切。肩颈的经筋，皆由起自上肢指爪，循行而上的经线所组成。其中，手三阴经筋循至腋下后，呈向胸性分布于胸廓及缺盆（锁骨）；手三阳经跨越肩颈，向头部上行，终止于头面，而手阳明自肩部分出向背胸支筋终止于上胸脊椎。上述的经筋走向及分布特性，说明肩颈的经筋具有下列特点：

1）颈至掌指的线力群结构，经筋自指爪远端呈向心性行走，表明自掌、腕、肘、肩达颈，在机体动态活动时，具有向心性的线力群引力作用。这同上肢的活动实际功能吻合。例如，指掌的握力，表面的动作在指掌，但实际的最终应力点在颈椎与胸椎。这一连线中的任何环节切断，指掌的功能便完全丧失。因此，颈肩综合征是颈至掌指动力连线的病变，但病情轻重，具有节段性的区别。

2）颈三角与骶三角的力学关系：脊柱轮廓冠状面观察，从两肩峰（左右 F1）与两股骨大转子作一横线左右 F2 和 F1、F2 中轴垂直线组成一个平行四边形。再将左右 F1、F2 连线，则组成平行四边形两个相等的三角形。正常躯体两个三角形的质量、质心等相对平衡。骶部三角失衡则会导致颈部三角失衡，坐姿不正确会导致骶部三角平衡失调，进而导致颈三角的力学平衡失调，这是颈肩部综合征发生的诱因。

四、病因

长期坐位工作，尤其是电脑操作，一侧肩胛提肌、斜方肌、斜角肌、冈上肌因劳累从充血—淤血—失血而肌张力下降，或者感受风寒湿邪而诱发症状。长期坐姿不正确，即倾向右侧，导致下腰骶三角失衡，也可因为早期诊断不明，误以为肩周炎，治疗不当，反复发作而致肩关节不能上举等症状加重。

五、诊断

（一）病史

患者多有颈肩部长期不良姿势习惯，颈肩部反复慢性疼痛病史。

（二）临床表现

1. 症状

（1）肩背部疼痛麻痹，功能下降，肩关节外展无力，严重者肩关节不能上举。

（2）颈部活动障碍，可因过伸、侧屈、旋转颈椎而加重肩背部疼痛症状。

（3）患者只能患侧在上侧身睡卧，如平卧则肩臂疼痛加重。

（4）部分患者上臂、肘、前臂等部位出现放射性麻痹、酸痛，握力下降。

2. 体征

(1) 颈椎5、6、7椎旁有压痛，并向肩背部放射。

(2) 患者侧肩背部肌萎缩，肌张力下降。

(3) 肩关节自主活动障碍，被动活动疼痛，早期可达正常范围，晚期活动障碍。

(4) 肩胛提肌止点之肩胛角、斜角肌腱、锁骨、二肋骨附着点，冈上肌肩胛附着点可触及条索状改变及压痛。

(5) 臂丛牵拉试验阳性。

3. 影像学检查

X线照片颈椎正位片可见颈5、6、7钩椎关节不对称，侧位片可见椎曲变小，椎体可出现阶梯状改变或双边双突征，胸椎X线片见胸椎上段侧弯，肩关节可出现关节腔增宽。CT、MRI检查可见椎间盘突出，肩关节一般正常，如活动障碍长时间可有关节腔变窄。

（三）诊断依据

(1) 肩背、肩臂疼痛，肩关节自主活动因无力而障碍。

(2) 颈部活动障碍，过伸、侧屈、旋转可致肩部症状加重。

(3) 影像学检查：X检查可见下段颈椎椎曲消失、椎体旋转；CT或MRI检查可见椎间盘突出。

（四）诊断分型

1. 颈脊神经刺激型

多为劳累后发病，以肩臂、肩背麻痹酸痛为主诉，自觉工作忙碌时感觉不明显，安静时症状出现，肩背、肩臂疼痛时自主捶拍可减轻，颈部活动向患侧旋转受限，臂丛牵拉试验阳性。X线片可见椎曲变小，下段颈椎钩椎关节不对称，椎间孔有狭窄。

2. 颈脊神经卡压型

以肩关节不能上举的运动障碍为主，疼痛症状为3个月以上，肩臂、肩背疼痛无力，颈部活动受限明显，过伸、旋转、侧屈均可诱发肩臂、肩背部疼痛加剧。严重者肩关节不能上举，睡觉不能平卧，臂丛牵拉试验阳性。X 线片可见椎曲消失，甚至颈椎反弓，椎间孔狭窄、增生；CT、MRI 检查可见颈5、颈6或颈6、颈7椎间盘突出。

3. 混合型

即颈椎神经根压迫合并肩凝症。由于病程迁延，反复发作，肩关节粘连，疼痛；肩关节外展功能丧失。

（五）辨证分型

1. 风寒湿痹型

肩臂、肩背麻痹疼痛，肩背肌肉板硬，得热稍舒，遇寒及劳累加重，颈部酸胀不适，活动受限，麻痹疼痛有向臂、肘、前臂放射感。

2. 经脉淤血型

肩臂、肩背疼痛，肩部不能上举，颈活动障碍，舌质黯红，舌苔白，脉弦或细涩。

3. 筋脉失养型

肩臂、肩背麻痹无力，颈、肩背肌肉萎缩，肌张力下降，可有上臂、肘、前臂、末指麻木，上肢无力，肌萎缩。面色苍白，舌质淡红，苔薄白，脉细。

（六）鉴别诊断

1. 肩周炎

好发于50岁左右的中老年人，又称"五十肩"，以肩关节活动障碍为主诉，一般不疼痛，但活动则痛，无放射前臂症状，可见颈椎 X 线片椎曲基本正常，臂丛牵拉试验阴性。肩周炎发展到肩凝症状时，被动活动也因疼痛不能加大活动范围，而颈肩综合征被动活动虽疼痛，但可加大一定程度的活动范围。

2. 神经根型颈曲紊乱综合征

神经根型颈曲紊乱综合征又称为神经根型颈椎病，以上肢放射性麻痹为主，严重者上肢无力抬高，但不局限于肩臂、肩背。

3. 并发肩背痛的一些疾病

并发肩背痛的一些疾病，如胆囊炎、冠心病、肺癌、妇女乳腺炎亦应鉴别诊断。

六、治疗

(一) 治疗原则

理筋、调曲、练功。

(二) 治疗方法

1. 理筋法

(1) 膏摩药熨：颈部、肩背、肩臂部膏摩药熨，每天1次。

(2) 刺血拔罐：肩背部肌肉硬结、板硬，用刺血拔罐法，一般只做1次，如有必要，1周后再行第2次。

(3) 推拿理筋：用推拿手法分筋、理筋，每天1次，每次10～20分钟。

(4) 骨空针调压法：选用大杼、肩井、曲垣、秉风、肩髃等穴，加电针，每天1次。

(5) 铍针（针刀）松解：适用于混合型，如肌肉、肌筋膜附着点粘连，经骨空针治疗后不能松解者，则选用此疗法。

2. 正脊调曲

颈肩综合征最主要的治疗方法是调整颈椎骨关节紊乱，调整颈脊神经卡压。因此，正脊调曲是本病的主要疗法。

(1) 正脊骨法。选用牵颈折顶法、旋转解锁法。颈椎存在者，或原来颈椎椎曲Ⅳ、Ⅴ级经治疗两周后恢复到Ⅲ级者可用颈椎旋提法。

(2) 牵引法。可行颈椎仰卧牵引，最大重量为6 kg，每天1～2次，每次30～40分钟。

3. 辨证方药疗法

风寒湿痹型选用羌活胜湿汤或痹痛方，经脉淤血型可选用当归拈痛汤，筋脉失养型可用疏风养血汤。

4. 练功

选用"以宗健脊强身十八式"第一式抱头侧颈式，第三式抱头屈伸式，第四式侧颈双肩松胛式，第六式双胛合拢式，第七式抱肩转胸式，第八式抱背转胸式、第十式挺胸后伸式和第十八式胸背拍墙式。

七、疗效判断

1. 痊愈

症状体征消失，颈曲恢复Ⅰ、Ⅱ级，如原来Ⅴ级恢复到Ⅲ级，肩关节活动自如，随访1年无复发。

2. 好转

肩关节活动大部分正常，但还有肩背或肩臂麻痹，颈曲改变Ⅰ级者或临床治愈后半年内复发。

3. 无效

经正脊治疗4周后效果不明显者。

八、预后

(1) 本病关键是早期诊断，早期治疗，一般都能治愈。临床上往往误诊为肩周炎而拖延时间，导致症状加重。因此，早期的正确诊断是本病恢复的关键。

(2) 患者的自主练功，特别是扩胸运动和避免久坐，能有效预防复发。

第八节 颈肘综合征

一、病名概念

颈椎骨关节紊乱，刺激颈脊神经导致所支配的肘部肌肉发生麻痹、疼痛、无力等症状，称为颈肘综合征。

二、沿革

本病属于中医"痹症"范畴，此病名为作者首次应用。

三、功能解剖和损伤机制

1. 肱桡肌

肱桡肌位于前臂肌的最外侧皮下，呈长扁形。起止点：起于肱骨外上髁上缘的近端 1/3，外侧肌间隔，止于桡骨茎突的底部外侧。支配神经：桡神经。作用：使前臂屈，使上臂向前靠拢。

2. 肘肌

肘肌在形态学上可视为肱三头肌内侧头独立出来的部分，两者之间仍有若干肌纤维相连而不能完全分开。肘肌起于肱骨外上髁和桡侧副韧带，肌纤维呈扇形向内，止于鹰嘴外侧面、尺骨上端后缘及肘关节囊，呈三角形，覆盖肱桡关节的后面。肘肌受桡神经支配，作用能伸肘。

3. 桡神经

桡神经绕肱骨桡神经沟后，在肱骨外上髁近侧约 10 cm 处穿外侧肌间隔至肘窝前下缘，与肱深动脉的前降支（即桡侧副动脉）伴行，为肱肌突出的外缘所覆盖，以后沿肱肌及肱桡肌之间下行，再至肱肌与桡侧腕长伸肌之间即在桡管内下行。在桡神经未分出深浅支以前，一般发出二肌支，分别支配肱桡肌及桡侧腕长伸肌。桡神经在此部位有时尚发出小支，支配肱肌的下外侧。而桡神经是由颈丛神经的 C5、C6、C7、C8 及 T1 脊神经根的分支汇合延伸而出，故颈椎骨关节紊乱，刺激 C5、C6、C7、C8 及 T1 脊神经根则会导致颈肘综合征的发生。

四、病因

长期久坐并腕掌操作，如鼠标操作；或感受风寒湿邪导致颈肌失衡，肘部肌肉劳损而诱发本病。

五、诊断

病史：多有长期颈部、肘部劳损病史，或外伤史，好发于长期久坐工作的中青年人。

（一）临床表现

1. 症状

（1）以肘部的酸痛无力为主诉，肘部有肌肉麻痹、疼痛、无力等症状。

（2）患者可有颈部活动障碍或酸痹感。

2. 体征

（1）肱桡肌压痛，肘外侧疼痛，疼痛点可在肱骨髁上嵴，外上髁的上面、前面。

（2）颈椎椎旁压痛，病程有3个月者可有前臂肌萎缩。

（3）臂丛牵拉试验可出现阳性或弱阳性。

3. 影像学检查

X线片提示：颈椎生理曲度变小或Ⅳ、Ⅴ级改变，椎体旋转或呈上曲下直、上直下弓状；肘关节骨质未见明显异常。颈椎CT、MRI检查提示C4/5、C5/6、C6/7椎间盘不同程度突出。

（二）诊断依据

（1）肘部肌肉麻痹、疼痛、无力，疼痛与活动关系不明显。

（2）颈部活动障碍，有椎旁压痛。

（3）肘关节活动正常。

（4）影像学检查：X线片颈椎正位片可见颈5、颈6、颈7钩椎关节不对称，侧位片可见椎曲变小。CT、MRI检查可见C5、C6、C7椎间盘突出，肘关节关系正常。

（三）诊断分型

1. 脊神经刺激型

肘部疼痛麻痹无力，颈部活动受限，椎旁压痛。

2. 混合型

颈椎骨关节紊乱刺激脊神经致肘痛日久，肱桡肌起点及前臂伸肌起点之外上髁局部粘连性炎症改变，即颈椎病变与肱骨外髁炎同时出现。

(四) 辨证分型

1. 风寒湿痹型

肘部肌肉麻痹疼痛，得热稍舒，遇寒及劳累加重，或颈部稍有酸胀不适，活动受限，麻痹疼痛有向臂、肘、前臂放射感。

2. 经脉淤滞型

肘部肌肉疼痛明显，伸肘及握力下降，痛点固定，自觉有颈活动障碍，舌质淤红，舌苔白，脉弦或细涩。

(五) 鉴别诊断

1. 肱骨外上髁炎

肱骨外上髁炎又称为"网球肘"，疼痛在前臂旋前时加剧，多由于前臂伸肌腱反复损伤（打网球）、撕裂所致；多发生于中年人。临床表现为：肱外髁部压痛，腕背伸时给予抗阻引起不适，肘外侧疼痛，桡侧伸腕时加剧，疼痛点可在肱骨髁上嵴，外上髁的上面、前面，肱桡关节或远侧伸肌上。颈椎椎曲正常，活动正常。

2. 前臂背侧骨间神经卡压症

其症状主要为周外侧及前臂近段伸肌群疼痛，甚至夜间休息时也痛。在旋后肌附近沿骨间背侧神经走行初压痛最明显，前臂旋后抗阻时出现疼痛。

3. 肱桡滑膜囊炎

本病除局部压痛外，肘部旋前、旋后受限。前臂旋前引起剧烈疼痛，其疼痛点的位置比颈肘综合征略高，压痛比颈肘综合征略轻。局部可有肿胀和触痛，穿刺针吸可见有积液。

六、治疗

(一) 治疗原则

理筋、调曲、练功。

（二）治疗方法

1．理筋

（1）颈背、肩肘及前臂药熨或膏摩，每天1～2次。

（2）骨空针：针大杼、肩井、曲池、手三里、外关，加电针，每天1次，每次20分钟。

（3）芒针或银针疗法：沿肱桡肌用针。

（4）推拿理筋：颈背、肩肘及前臂行推拿分筋、理筋治疗。

（5）针刀松解：如久痛混合型患者，痛肘外髁部粘连硬结，可用针刀松解粘连。

2．正脊调曲

（1）颈椎牵引，牵引重量为3～6 kg，每天1次。

（2）行牵颈折顶法、颈椎旋提法及提胸过伸法正脊调曲，每天1次。

3．辨证内服中药

风寒湿痹型选用羌活胜湿汤，经脉瘀滞型选用当归拈痛汤。

4．练功

选用韦以宗整脊治疗十八式第一至十式。

七、疗效判断

1．痊愈

症状、体征消失，颈曲恢复为Ⅰ级、Ⅱ级者。

2．好转

症状减轻，颈曲较原来改善Ⅰ级者。

3．无效

经4周治疗后症状、体征无改善者。

八、预后

本症主要是早期诊断，一般疗程内可治愈，但是临床常常因误诊为"网球肘"而拖延误治。

第九节 退变性颈腰椎间盘病

一、病名概念

由于外伤或慢性劳损引起腰椎骨关节错位，椎曲紊乱，继发颈椎骨关节位移，椎曲紊乱而导致腰椎间盘和颈椎间盘均突出或退变，刺激压迫颈椎和腰椎的脊神经或脊髓而产生系列症状、体征，称为退变性颈腰椎间盘病。

二、沿革

有文献称"颈腰综合征"，属中国传统医学"痹证"或"痿证"范畴。

三、功能解剖和损伤机制

根据脊柱四维弯曲体圆运动规律以及脊柱轮廓动力四维平行平衡理论，腰椎力学改变与颈椎呈正相关。因此，因力学改变出现椎间盘病变，二者也有相关性。

四、诊断

病史：有风寒湿刺激、慢性劳损、颈腰部外伤等病史。

（一）临床表现

该病可分为四型：①颈腰椎管狭窄病，②颈椎管狭窄腰椎间盘突出症病，③颈椎间盘突出腰椎管狭窄病，④颈腰椎间盘突出病。

1. 症状

（1）颈腰椎管狭窄病：临床表现有颈项僵硬，一侧或双上肢麻痹无力、发抖、拾物困难、肌力下降；间歇性跛行，严重者双下肢肌力下降至Ⅲ级以下，出现大小便障碍等。

（2）颈椎管狭窄、腰椎间盘突出症病：临床主要表现为头晕，颈项僵硬，双上肢麻痹无力、发抖、拾物困难、肌力下降；腰痛合并下肢放射性疼痛。

（3）颈椎间盘突出、腰椎管狭窄病：临床主要表现为上肢放射性麻木、疼痛，可伴有头晕、头痛等症状；持续性腰腿痛，间歇性跛行，严重者双下肢肌力下降至Ⅲ级以下，出现大小便障碍等。

(4) 颈腰椎间盘突出病：临床主要表现为颈项僵硬，上肢放射性麻木、疼痛，可伴有头晕、头痛等症状；腰痛伴有下肢放射性疼痛。

2. 体征

颈腰椎管狭窄症者神经系统检查可有四肢及躯干感觉减退或消失，肌力减弱，肌张力增高，腱反射亢进，严重者可出现踝、髌阵挛，Hoffman征及Babinski征阳性。

椎间盘突出症者神经未受压迫时，多无明显体征。腰部多无压痛，而后伸或侧屈时可诱发症状，前屈时症状消失，直腿抬高试验阴性。发生持续压迫时，可出现受压的马尾神经或相应神经根支配区的感觉及肌力减退，腱反射减弱或消失，直腿抬高试验可为阳性。

3. 影像学检查

(1) X线检查。颈部X线片检查可见颈椎生理曲度减小或消失，椎间隙变窄，椎体后缘骨质增生，椎弓根短而厚及内聚。腰椎正位X线平片可测量双侧椎椎弓根之间距离，当间距小于18 mm时考虑为椎管狭窄；利用侧位片测量矢状径大小即椎体后缘至椎板与棘突交界处的距离，应在间距小于13 mm时考虑椎管狭窄。

(2) CT检查。诊断价值较大，可清楚显示椎管狭窄的部位，而且可以看到椎间盘、黄韧带等软组织情况，并能对椎管、侧隐窝等进行精确测量。

(3) MRI检查。诊断价值没有CT扫描大，但在鉴别诊断方面有一定意义。

(4) 椎管造影。它是确定椎管狭窄最有价值的方法。当造影显示前后径小于10 mm，则一定出现椎管狭窄症状。

(二) 诊断要点

1. 颈腰椎管狭窄病

(1) 有颈腰部外伤或慢性劳损病史。

(2) 有上述颈腰椎管狭窄病临床症状和体征。

（3）有上述相应影像学改变，并可排除颈腰椎的骨折、脱位、结核、肿瘤等病变。

2. 颈椎管狭窄腰椎间盘突出症病

（1）有颈腰部外伤或慢性劳损病史。

（2）有上述颈椎管狭窄腰椎间盘突出症病临床症状和体征。

（3）有上述相应影像学改变，并可排除颈腰椎的骨折、脱位、结核、肿瘤等病变。

3. 颈椎间盘突出腰椎管狭窄病

（1）有颈腰部外伤或慢性劳损病史。

（2）有上述颈椎间盘突出症，并有腰椎管狭窄症临床症状和体征。

（3）有上述相应影像学改变，并可排除颈腰椎的骨折、脱位、结核、肿瘤等病变。

4. 颈腰椎间盘突出病

（1）有颈腰部外伤或慢性劳损病史。

（2）有上述颈腰椎间盘突出病临床症状和体征。

（3）有上述相应影像学改变，并可排除颈腰椎的骨折、脱位、结核、肿瘤等病变。

（三）鉴别诊断

1. 颈椎椎曲异常综合征

因慢性劳损颈部肌力失衡，导致颈椎椎体应力失衡，椎曲变直或反弓。在X线片上的主要表现为颈椎曲度的异常。

2. 腰椎间盘突出症

主要表现为腰部的疼痛和双下肢或一侧下肢神经支配区的麻木，发凉等感觉异常，以及严重时期的肌力减弱等。在影像学CT、MRI显示主要有椎间盘髓核的退行性改变。

3. 脊髓侧索硬化症

本病较为常见，退变性颈腰椎间盘病因同时引起上、下肢肌力减弱或瘫痪而易与本病相混淆。但本病的全过程中不伴有感觉障碍，患者发病年龄较小，肌力减弱及肌萎缩较明显，颈椎与腰椎的椎管多无狭窄，且亦无腰椎椎管狭窄症所特有的三大临床症状。

4. 脊髓空洞症

由于感觉症状较多,亦易与退变性颈腰椎间盘病混淆。但脊髓空洞症患者多伴有感觉分离及营养性障碍,无腰椎椎管狭窄症的三大临床症状,易于区别。MRI检查有利于鉴别。

5. 周围神经炎

大多为各种原因所致的中毒与各种感染后所引起的末梢神经炎性改变,患者主要表现为双侧对称性感觉、运动及自主神经功能障碍,且无脊髓受压及腰部三大症状,一般容易鉴别。

6. 继发性粘连性蛛网膜炎

本病可继发于各种因素,包括医源性因素,长时间的椎管狭窄亦易继发本病。前者可根据原发伤患加以鉴别,后者则较难以区别,尤其是后期病例,常需依据MRS(脊髓磁共振)或脊髓造影等影像学检查加以判定。

(四)诊断分型

1. 早期

(1) 太阳经腧不利:头项强痛,恶风或恶寒,或兼身痛,四肢或关节屈伸不利。若汗出恶风、肌肤麻木不仁、脉浮缓者,为风邪侵袭太阳经脉;若无汗恶寒,肢体疼痛较重,脉浮紧者,为寒邪郁于太阳经脉。

(2) 督脉经腧不利:督主一身之阳,督脉因肾气虚损,失于温煦,则经气不利,颈项腰背强直疼痛,酸软无力,头晕,舌淡,脉沉迟或沉迟无力。

2. 中期

(1) 外邪侵袭。颈项腰背和四肢疼痛,痛有定处,喜热恶寒,颈项僵硬,活动受限,项部可触及条索状物或压痛点,四肢沉重无力,伴有头沉、胸闷、食欲缺乏等症状,舌质正常或发黯,舌体肥胖或有齿痕,脉沉迟或弦滑。

(2) 气滞血瘀。颈项腰背和四肢疼痛、麻木,多为刺痛或触电样或放射性样疼痛,痛有定处,夜间加重,痛处拒按,或见指端麻木发绀,指甲凹陷少华,皮肤枯燥发痒,甚或肌肤甲错,或见胸部胀痛,情志抑郁,舌青紫,或有瘀斑、瘀点,脉弦细或弦细涩。

(3) 痰湿困阻。头重如裹。身重乏力,四肢沉重疼痛,或肿胀、麻木、萎软无力、眩晕、胸闷、心悸，或有束胸感，或有咳嗽，脘腹满闷，食少纳呆，恶心呕吐，便溏或大便不爽，舌苔白腻，脉濡缓或濡细滑。

3. 晚期

（1）肾阳亏虚。头痛为空痛或胀痛，眩晕，颈项腰背疼痛隐隐，腰膝酸软，四肢乏力，甚则痿废不用，面色㿠白，手足不温，少腹拘急，尿有余沥，舌淡苔薄白，脉沉细。

（2）肾阴亏虚。头痛为空痛或胀痛，眩晕，颈项腰背疼痛隐隐，腰膝酸软，四肢乏力，甚则痿废不用，心烦失眠，口燥咽干，手足心热，面色潮红，小便黄赤，舌红少津。

（3）气血亏虚。头、颈项腰背四肢酸痛，喜温恶寒，头晕如飘，目视昏花，头疼眩晕动则加重，甚则四肢痿废不用，面色苍白无华，心悸失眠，怔忡健忘，少气懒言，食少便溏，舌淡，脉细无力。

五、治疗

（一）治疗原则

以理筋、调曲、练功为三大治疗原则。

（二）治疗方法

1. 理筋疗法

（1）药熨法。药熨颈背、胸背、腰背肌肉，以改善肌肉功能，每次30分钟左右。

（2）拔罐疗法。取颈椎、腰椎相关穴位、华佗夹脊穴等进行拔罐治疗。

（3）针刺法。取C4 C5，T12-L5夹脊穴，每次30分钟左右。

（4）推拿疗法。对症状较轻者可行拿捏法、按揉法等手法放松颈腰部肌群。

2. 正脊调曲疗法

正脊骨法：四维调曲法治疗前，先行"腰骶侧扳法"、"胸腰旋转法"、"过伸提胸法"、"腰椎旋转法"等正脊骨手法治疗。

3. 牵引调曲疗法

选用"四维整脊治疗仪"行四维调曲法牵引治疗以调腰曲,仰卧位颈椎布兜牵引以调颈曲。

上述理筋调曲疗法每天1次,10次1个疗程,休息10天再行第2个疗程。

4. 中药辨证论治法

(1) 早期:

1) 太阳经腧不利。治宜祛风和血,调和营卫;方用桂枝加葛根汤合四物汤加减。

2) 督脉经腧不利。治宜温经通脉,生精养髓;方用通督活血汤加减。

(2) 中期:

1) 外邪侵袭。治宜散寒祛湿,补益肝肾;方用独活寄生汤(《备急千金要方》)加减。

2) 气滞血瘀。治宜理气活血,化瘀通络;方用身痛逐瘀汤(《医林改错》)加减。

3) 痰湿困阻。治宜燥湿化痰,祛痰通络;方用导痰汤(《济生方》)加减。

(3) 晚期:

1) 肾阳亏虚。治宜温补肾阳,温阳通痹;方用右归丸(《景岳全书》)加减。

2) 肾阴亏虚。治宜滋养肾阴,强筋壮骨;方用左归丸(《景岳全书》)加减。

3) 气血亏虚。治宜补气养血;方用归脾汤(《济生方》)加减。

5. 练功疗法

选用"健脊强身十八式"之一至十五式锻炼,配合治疗。

(三) 治疗注意事项

(1) 观察疗程。一般治疗2个疗程,复查X线片,观察椎曲改善程度。临床疗效观察为4～10个疗程,肌肉神经功能恢复靠自主练功。

(2) 手法治疗宜柔和,切忌暴力。

(3) 对未排除椎管内肿瘤、脊髓受压较重、椎体及附件有骨性破坏者,不宜使用旋转、斜扳等正骨手法。

(4) 对颈椎间盘突出症应酌情应用颈椎旋提法。

(5) 颈椎管狭窄者有病理体征时禁用牵引疗法。

六、预后

1. 未病先防

(1) 生活要有规律，坚持从事体育锻炼，增强体质。

(2) 要有良好的饮食习惯，注意营养之调摄。

(3) 要有良好的睡眠，枕头高低适度。

(4) 坚持颈及腰背部的适当锻炼和按摩，如仰卧起坐运动等。

2. 既病防变

(1) 早期诊断。定期复查身体，明确疾病发展节段，采取相应措施及时治疗，杜绝误诊。

(2) 早期治疗。本病除发育性颈腰椎管狭窄外，多以椎间盘的退行性变为诱因，因此若疾病处于此节段，可通过整脊疗法，恢复或改善颈腰椎曲。

3. 已病防深

对于本病的可能并发症如肌肉萎缩、截瘫等，应针对性地预防。

4. 愈后防复

继续服用补肝肾、强筋骨药物增强机体免疫力；坚持"健脊强身十八式"之一至十五式锻炼，有效预防复发。

第十节 颈胸枢纽交锁症

一、病名概念

因颈胸枢纽部位之颈椎与胸椎相互反向旋转，导致关节突关节交锁，椎间孔变窄，刺激臂丛神经背支，引起其所支配的肌肉痉挛疼痛而名。

二、功能解剖和损伤机制

（1）前章圆筒枢纽学说，已讨论颈胸枢纽关节结构的特殊性，以及其相互制约作用，当上段胸椎侧凸时，颈6、颈7开始向反方向倾斜，甚至旋转，导致关节交锁，关节囊嵌顿，从椎间孔外发出的神经背侧支，紧贴关节后缘行走支配颈后肌肉及大小菱形肌、冈上肌、冈下肌，而背侧支神经因关节交锁受到刺激或压迫，引起疼痛。

（2）颈胸枢纽的主要椎体第7颈椎，带动头颈运动和胸廓运动的斜方肌、头棘肌、胸半棘肌、多裂肌和棘间肌，均附着于颈7棘突结节，并和起于此结节的项韧带相连接。肋提肌是肋间运动的主要肌肉，起自胸1～11的横突，也起自第7颈椎横突；另起于项韧带的上后锯肌，止于颈7，胸1、2棘突。因此，颈7对颈胸运动有重要关系，可带动和制约其运动。因外伤或劳损，肌力不平衡均可导致第7椎旋转，而导致关节交锁，所附着的肌肉、韧带痉挛、粘连而产生症状。

三、病因

（1）长期伏案工作，颈背肌肉劳损，胸椎侧凸，继发颈胸枢纽关节交锁。

（2）风寒湿邪侵犯颈背肌肉，引起肌肉痉挛，肌力不平衡。

（3）先天性结构异常，如第7椎颈肋或半融椎，导致关节应力不对称。

四、诊断

（一）临床表现

此症多发于青壮年，为长期伏案工作人群，初起感到下颈背部不适，有时牵涉胸背，转动头颈则舒服，逐步感到颈肩背部疼痛，有时放射到肩胛、胸背，遇劳加重，一般疼痛可忍受，但反复发作，遇俯首工作加重，有时剧烈疼痛，需服止痛药才能缓解，或病程日久，颈背一侧肌肉萎缩。颈部活动基本正常。

（二）诊断依据

（1）下颈背部疼痛，反复发作，遇劳加重。

(2) 检查局部有压痛,从第6颈椎或第7颈椎棘突旁关节突关节外侧可触到条索状压痛点,并向肩部或胸背放射。

(3) X线片可见上段胸椎侧凸,颈6、颈7旋转,反向倾斜,椎曲变小或变直。

(三) 鉴别诊断

(1) 此症既往归类为颈椎病,但从其解剖特点,发病机制与颈椎病有区别。颈椎病主要是椎间盘退化,椎曲紊乱损伤椎动脉或臂丛神经根。而本病主要是关节交锁,刺激臂丛神经的后支引起。

(2) 颈胸部内为胸廓上部及肺尖。此部位的疼痛,注意排除胸、肺肿瘤、炎症等病患。

五、治疗

(一) 治疗方法

1. 理筋

(1) 膏摩药熨。颈肩背部膏摩药熨,以松解肌肉痉挛粘连。

(2) 骨空针调压法。局部压痛点和颈胸枢纽夹脊穴,骨空针刺并沿放射部位针曲垣、肩外俞、肩中俞。加电针或激光照射。

(3) 推拿按摩。用分筋理筋手法,对粘连之肌肉韧带进行推拿按摩,使之恢复肌张力和弹性。

2. 整脊

松解关节交锁,可用颈胸端提法,如颈曲存在者,可用颈胸枢纽旋转法。

3. 练功疗法

选用"以宗健脊强身十八式",第一式抱头侧颈式,第二式虎项擒拿式,第三式抱头屈伸式,第四式侧颈双肩松胛式,第五式左右开弓式,第六式双胛合拢式,第七式抱肩转胸式,第八式抱背转胸式,第九式摸膝转胸式,第十式挺胸后伸式。

（二）疗效判断

1. 痊愈

疼痛消失，X线片：胸椎侧凸，颈6、颈7椎旋转、倾斜恢复。

2. 好转

疼痛减轻，X线片：颈6、颈7椎旋转、倾斜改善。

3. 无效

疼痛和X线片均无改善。

（三）治疗注意事项

（1）慎用封闭疗法和针刀松解疗法，已有因封闭和针刀导致脊髓损伤高位截瘫的报道。

（2）先天结构畸形，不宜应用颈胸枢纽旋转法。

六、预后

本症经上述用整脊法治疗青年患者，一般1～2周可治愈；并调理肌肉粘连，使之恢复肌力，中老年需稍长时间调整。主要是恢复颈椎和胸椎的中轴关系，纠正颈椎的旋转、倾斜，并调理肌肉粘连，使之恢复肌力，如达到此目的并坚持练功，一般不会复发。

第五章
椎动脉型颈椎病的中药治疗与证候研究

第一节　中医对椎动脉型颈椎病认识

第二节　椎动脉型颈椎病中医临床证型

第三节　椎动脉型颈椎病的中药治疗规律研究

第四节　中医临床证型与中药治疗规律

第一节 中医对椎动脉型颈椎病认识

椎动脉型颈椎病（cervical spondylosis of vertebral artery type, CSA）是临床常见病、多发病，是颈椎病临床分型中的一种类型。好发于45～60岁中老年人，属退行性病变。但随着社会发展，工作、生活中离不开电脑、手机等科技产品的应用，长期不良姿势导致该疾病发患者群有低龄化倾向。有资料显示：国内颈椎病的发病率为3.8%～17.6%，其中约70%伴有椎动脉受累。祖国医学中无"椎动脉型颈椎病"之名，但结合该疾病的临床症状和疾病特点，祖国医学对椎动脉型颈椎病的认识当从"眩晕"、"头痛"、"痹证（项痹）"、"颈肩痛"、"项强"等范畴。

一、发病机制

（一）外邪立论

1. 风

（1）外风致病。风为阳邪，其性开泄，善行数变，其性轻扬，易袭上位而致病，即"伤于风者，上先受之"。隋代巢元方在《诸病源候论·风痹候》中指出，"痹者，风寒湿三气杂至，合而成痹，其状肌肉顽厚，或疼痛，由人体虚，腠理开，故受风邪也"，亦是对外风致病的经典论述。清代柯韵伯亦云："头项强痛，下连于背，牵引不宁，是筋伤于风也。"宋代严用和著《济生方》中谓："皆因体虚、腠理空，受风寒湿气而成痹也。"因此，"风为百病之长"、六淫之首，常挟寒、热、湿邪上袭，无出风寒、风热、风湿，卫阳不固，风邪外倾，上犯头目，而致眩晕；亦或外感风寒，经脉拘急，气血阻滞，脑窍失养，而见眩晕；其兼症当可见头痛、形寒肢冷、项背强几几等。

（2）内风致病。内风主要见于热极生风、肝阳化风和血虚生风。《临证指南医案·眩晕门》云："诸风掉眩，皆属于肝。头为诸阳之首，耳目口鼻皆系清空之窍，所患眩晕者，非外来之邪，乃肝胆之风阳上冒耳，甚则有昏厥跌仆之虞。"《素问玄机原病式·诸风掉眩皆属肝》："风气甚而头目眩晕者，由风木旺，必是金衰不能制木……则为之旋转。"《灵枢·大惑论》说："因逢其身之虚……入于脑则脑转。脑转则引目系急，目系急则目眩以转矣。"因此，外风可以引动内风，内风也可兼挟外风，因此施治时也须内外兼顾，外风宜散，内风宜熄。

2. 火

火邪为阳邪，易伤津耗气，其性炎上，易生风动血、扰心神。《素问玄机原病式·诸风掉眩皆属肝木》："……而木复生火，风火皆属阳，多为兼化，阳主乎动，两动相搏，则为之旋转。"而《丹溪心法·头眩》也云："头眩，痰夹气虚并火，无痰则不作眩，痰因火动。"火邪致病多伴随其他致病因素。

3. 痰

痰即是病理产物，又是致病因素。痰的产生主要责之于脾和肺，脾为生痰之源，肺为储痰之器。明代龚廷贤曰，"大凡头眩者，痰也"，表明"痰"是引起眩晕的重要因素。朱丹溪《丹溪心法·头眩》有"无痰则不作眩，痰因火动，又有湿痰者，有火痰者"提倡痰火、痰湿致眩之。正如其所说"痰之为物，随气升降，无处不到"。中医将痰分为寒痰、风痰、热痰、湿痰及燥痰，辨证治疗时当加以区别。

4. 湿

湿属阴邪，性质重浊而粘腻，湿性趋下，易袭阴位。《素问·至真要大论》："诸痉项强，皆属于湿"，"湿淫所胜……病冲头痛，目脱，项似拔"。湿邪犯于机体，则令人头重身困，四肢酸楚，身不扬；若湿滞经络，流注关节，则关节酸痛、沉重、活动不利，痛处不移；等等。

5. 瘀

宋代杨士瀛《仁斋直指方》说："瘀滞不行，皆能眩晕"。明代医家虞抟也提出"血瘀致眩"理论。隋代巢元方等撰《诸病源候论·风痹论》曰，"痹者，风寒湿三气杂至，合而成痹，其状肌肉顽厚，或疼痛"，并提出瘀血致痹证的病机、症状；明代龚信纂辑、龚廷贤续编、王肯堂订补《古今医鉴》说："病臂痛为风寒湿所搏……有血虚作臂痛，盖血不荣筋故也；因湿臂痛，因痰饮流入四肢，令人肩背酸痛，两手软痹。"阐述了造成臂痛的三种原因，即风寒、血虚和湿。清代林佩琴《类证治裁·痹证》云："诸痹……良有营卫先虚，腠理不密，风寒湿乘虚内袭，正气为邪所阻，不能宣行，因而留滞，气血凝滞久而成痹。"

6. 虚

张景岳在《内经》"上虚则眩"理论基础上，阐述"下虚则眩"理论，《景岳全书·眩晕》有眩晕"虚者居其八九，而兼火兼痰者，不过十中一二耳"，强调了"无虚不做眩"。《灵枢·海论》曰："脑为髓之海，髓海有余，则轻劲多力，自过其度；髓海不足，则脑转耳鸣，胫酸眩冒，目无所见，懈怠安卧。"故而"肾精亏耗，不能生髓"。明代王绍隆传、清代潘楫增注《医灯续焰》中有："眩晕有因于死血者，血死则脉凝泣，脉凝泣则上注之力薄矣，薄则上虚而眩晕生矣。"亦说："清阳出上窍，而目在其中，清阳者，气也，气不足则不能上达，以致头目空虚，而眩晕时作矣。"清代王清任《医林改错》谓"元气既虚，必不能达于血管，血管无气，必停留而瘀"。《灵枢·口问》有"上气不足，脑为之不满，耳为之苦鸣，头为之苦倾，目为之眩"的记载。清代李用粹《证治汇补·眩晕》有云："血为气配，气之所丽，以血为荣……眩晕生于血虚也。"

清代陈修园《医学从众录·眩晕》更是明确指出，"盖风非外来风，指厥阴风木而言，与少阳相火同居，厥阳气逆，则风生而火发，故河间以风火立论也。风生必挟木势而克上，上病则聚液而成痰，故仲景以痰饮立论，丹溪以痰火立论也。究之肾为肝母，肾主藏精，精虚则脑海空而头重，故《内经》以肾虚及髓海不足立论也。其言虚者，言其病根。其言实者，言其病象，理本一贯"，更是切中了该病本虚之关键。

（二）五脏理论

1. 肝

肝为风木之脏，体阴而用阳，其性刚劲，主动主升，肝郁化火伤阴或肾水素亏，致水不涵木，木少滋荣，阴不维阳，肝阳上亢，肝风内动而发眩晕。由于肝藏血，其华在爪，其充在筋，开窍于目，所以大怒伤肝，则会引起吐血，血少则爪甲枯脆不华，目无所见，筋络屈伸不利，甚至动风挛急。《素问·至真要大论》有"诸风掉眩，皆属于肝"，以肝立论。清代李用粹《证治汇补·上窍门·眩晕》："肝家不能收摄荣气……此眩晕生于血虚也。"《内经》有"六八肝气衰"的提法。

2. 心

心主血脉，血液在脉道中运行亦依赖于心气的推动，心气虚衰则无力鼓动血脉，心血不能上承，则颈项失荣而痛，清窍失养而晕，故《内经》云："脉弗荣则筋急。"清代沈金鳌撰《杂病源流犀烛》云："筋急之原由血脉不荣于筋之故也"，血脉者，心所主之。

3. 脾

脾主升，清阳之气有赖中焦阳气之升发滋养。《素问·生气通天论》曰："阳气者，精则养神，柔则养筋。"脾阳虚，则水谷不化，气血生化乏源，清阳之气无以上升充髓柔筋，上濡空窍，而致眩晕。《素问·经脉别论》："饮入于胃，游溢精气，上输于脾，脾气散精，上归于肺。"《素问·至真要大论》："诸湿肿满，皆属于脾。"从脾虚论治眩晕是由脾胃所处的特殊地位及功能所决定的脾胃为后天之本、气血生化之源。如因忧思劳倦，损伤脾胃，或嗜酒肥甘，饥饱劳倦，伤于脾胃，最终出现脾胃虚弱，运化失常。在此基础上，可见两种情况：一为脾胃虚弱，不能健运水谷以生化气血，致气血两虚；二为气虚清阳不展，不能上达清窍，血虚不能上荣于脑，则脑失所养，发为眩晕。明代周之干《慎斋遗书》中说："有脾虚生痰者，有寒凉伤其中气，不能升发，故上焦元气虚而晕者。"

4. 肺

《素问·灵兰秘典论》中说："肺者，相傅之官，治节出焉。"肺主气司呼吸，调气机，气机调畅，百脉调达，气机不畅，易生瘀滞，碍于经络，不能上荣，失养而眩。肺储痰湿，瘀闭气机，易可见眩。

5. 肾

《内经》"五八肾气衰"。清代张璐撰《张氏医通》云："有肾气不循故道，气逆夹脊而上，至头肩痛。或观书对奕久坐而致脊背痛。"明代王肯堂撰《证治准绳》云："颈痛头晕非是风邪，即是气挫，亦有落枕而成痛者……由挫闪及久坐而致颈项不可转移者，皆由肾气不能生肝，肝虚无以养筋，故机关不利。"亦说："有风、有寒、有湿、有闪挫、有瘀血气滞，有痰积皆标也，肾虚其本也。"

五脏既相互资生，又相互制约，既相互独立，又相互影响，在相生相克关系和理论中维持正常的平衡状态。

（三）现代理论

椎动脉型颈椎病的致病机理目前尚无统一说法，研究主要集中在椎动脉解剖结构、颈椎机械压迫学说（颈椎骨质增生、颈椎退变、颈椎失稳、运动感受器传导紊乱、颈椎周围韧带病变等）、椎动脉血管病变及血流动力异常（颈部血管病变、血液粘度变化、血管栓塞或闭塞等）、神经（交感神经）刺激学说、体液因子学说、颈部肌肉本体感受器及局部生物力学失衡等方面，发病是多种致病因素相互影响形成恶性循环综合致病，从而导致椎－基底动脉缺血及本体感觉功能紊乱逐渐加重，引起以眩晕为主要临床症状的一系列病理改变。

亦有学者综合古代医家认识，从病因方面，有医家责之于"虚、痰、瘀"，肝脾肾亏虚，气血不足，湿痰内生，运化无力，阻遏脑窍脉络，血液凝滞不畅，经络不通，无以上荣，清窍失养，髓海失聪，而致本病。有医家责之于"风、火、痰、虚、瘀"，肝肾阴虚，肝风内动上扰清窍；脾虚生痰，痰湿中阻，气机不畅；心脾亏虚，生化乏力，血虚不能上荣；肾精不足，脑髓失充，统摄无权；血脉瘀滞，经络不畅等均可导致本病。

（四）其他病因机制

1. 饮食肥甘厚腻

肥甘厚味或郁怒过劳，饮食不节，致伤脾胃，中气反虚，脾为湿困，聚湿成痰，蒙蔽清窍而发。

2. 饥饱劳倦

李东垣在《兰室秘藏》中论："恶心呕吐，不食……眼黑头眩，目不能开，如在风云中。"

3. 慢性劳损

久坐、久伏案、外伤等，导致颈项部筋骨失合，气血瘀滞，阻闭不通，气机不利，关节不舒。如《证治准绳》云："颈痛头晕非是风邪，即是气挫，亦有落枕而成痛者……由挫闪及久坐而致颈项不可转移者，皆由肾气不能生肝，肝虚无以养筋，故机关不利。"《张氏医通》云："有肾气不循故道，气逆夹脊而上，至头肩痛。或观书对弈久坐而致脊背痛。"

（五）病因病机特点

该病多为本虚表实，虚实夹杂之证。辨虚实，虚者，肝脾肾，实者，风火痰湿瘀。病变脏腑主要责之于肝脾肾。

二、临床表现与诊断

《医学心悟》："眩，谓眼黑，晕者，头旋也，古称头旋眼花是也。"椎动脉型颈椎病的临床表现症状在临床上较为复杂，除表现较为突出的眩晕症状外，CSA患者出现频率较高的症状分别是神疲乏力、腰膝酸软、嗜睡、健忘、口干、怕冷、舌质偏暗、失眠、自汗、畏风。

（一）一般症状

如颈痛、后枕部痛、颈部活动受限等。如果波及脊髓或脊神经根，则出现相应的症状。

（二）主要症状

主要症状突出表现在以椎-基底动脉供血不全症状为主，主要表现在：①眩晕。主要为前庭症状。②猝倒。即当患者在某一体位头颈转动时，突感头昏、头痛，患者立即抱头，双下肢似失控状发软无力，随即跌（坐）倒在地，跌（坐）倒后随即立刻清醒，醒后如常。③记忆力减退或健忘。④视力障碍。出现视力减退、视物模糊、复视、幻视、眼部干涩及短暂的失明等。⑤偏头痛。以颞部为剧，多呈跳痛或刺痛。⑥迷路症状。主要为耳鸣、听力减退及耳聋等症状。⑦精神症状。以神经衰弱为主要表现，多伴有近事健忘、失眠及多梦现象。⑧

发音障碍。主要表现为发音不清、嘶哑及口唇麻木感等，严重者可出现发音困难，甚至影响吞咽。另外，亦可出现自主神经症状。临床上以胃肠、心血管及呼吸系统症状为多见。个别病例可出现瞳孔缩小、眼睑下垂及眼球内陷等。

(三) 影像学检查

1．X 线片

平片 X 线检查（主要是颈椎功能位的检查，判定有无椎体节段不稳）可见颈椎生理曲度改变（曲度减小、曲度变直、曲度反张）、椎间隙变窄、椎体前后缘骨赘（骨质增生）、项韧带钙化、椎体移位。

2．MRI 成像技术

对判定脊髓状态以及两侧横突孔有无变异、是否对称、内径有无差异等具有重要意义，尤其是无损伤的椎动脉 MR 成像技术（MRA），对椎动脉的判定既安全又具有诊断价值。

3．数字减影血管造影 DSA 技术

数字减影血管造影 DSA 技术（digital subtraction angiography，DSA）根据将对比剂注入动脉或静脉而分为动脉 DSA(IADSA)和静脉 DSA(IVDSA)。由于 IADSA 血管成像清楚，对比剂用量少，所以现在都用 IADSA。通过股动脉穿刺与插入导管，注入少量造影剂，以数字减影成像技术获得的清晰椎动脉图像。通过 DSA 处理的图像，使血管的影像更为清晰。

4．经颅超声多普勒（TCD）

用频谱多普勒对颅底动脉血流动力学进行评价的一种无创性检查方法，对诊断椎动脉型颈椎病具有辅助作用。

5．其他

包括传统的椎动脉造影、CT 检查等均可酌情选用。

三、诊断标准

中医辨证标准参考国家中药管理局发布的中药新药临床研究指导原则中医病证诊断疗效标准·中医骨伤科病证诊断疗效标准（ZY/T001-1994）。西医诊断标准参考 1993 年全国第二届颈椎病专题座谈会颈椎病（椎动脉型）的

诊断标准。

（一）主要诊断依据要点

（1）有椎-基底动脉缺血征（以眩晕为主）和（或）曾有猝倒病史。

（2）旋颈试验诱发试验阳性。

（3）X线片显示椎体间关节失稳、颈椎曲度异常或钩椎关节骨质增生。

（4）一般均伴随有较明显的交感神经症状。

（5）除外眼源性、耳源性、心源性、脑源性、血管抑制性、药物中毒性、精神性眩晕等。

（6）除外椎动脉第一段（进入第6颈椎横突孔以前的椎动脉）受压所引起的基底动脉供血不全。

（7）除外神经官能症与颅内肿瘤等。

（8）本病的确诊，尤其是手术前定位，应根据颈椎功能位X线片、MRA、DSA或椎动脉造影检查结果。另外，可通过严格规范地佩戴颈托（在发作频繁时佩戴颈托2～4周，观察症状发作次数和症状是否减轻）进行诊断性治疗（这种诊断性治疗主要是针对动力性因素原因所致的椎动脉性颈椎病）。

（二）症状体征及眩晕积分量表（积分越高，病情越重）

总体症状、体征积分量表（积分越高，病情越重），参考《颈椎病功能评定量表》，总分24分。眩晕评估积分量表，参考《椎动脉型颈椎病功能评定量表初步建立》，总分22分。疼痛的测定，采用美国国立卫生研究所制定的视觉模拟测试表（visual analogue scale, VAS）。

（三）辅助检查

（1）血液流变学测定。

（2）心率变异性（heart rate variability, HRV）测定。

（3）经颅多普勒（TCD）测定。

四、鉴别诊断

(一) 眼源性眩晕

非运动错觉性眩晕，主要表现为不稳感，用眼过度时加重，闭眼休息后减轻。眩晕持续时间较短，睁眼看外界运动的物体时加重，闭眼后缓解或消失。常伴有视力模糊、视力减退或复视。视力、眼底、眼肌功能检查常有异常，神经系统无异常表现。常见病有先(后)天性眼外肌麻痹、成人视网膜黄斑病变及与眼部有关的综合征：Cogan综合征(眩晕、耳聋、角膜炎综合征)、帕里诺氏综合征(核上性垂直运动麻痹综合征)、小柳－原田综合征(脑炎、眼病、白斑综合征)等。

(二) 耳源性眩晕

耳源性眩晕是指前庭迷路感受异常引起的眩晕。当发生迷路积水(梅尼埃综合征)、晕动病(晕舟车病)、迷路炎、迷路出血或中毒、前庭神经炎或损害、中耳感染等都可引起体位平衡障碍，发生眩晕。由于前庭核通过内侧束与动眼神经核之间有密切联系，因此，当前庭器受到病理性刺激时，常发生眼球震颤。常见疾病有老年眩晕、位置性眩晕、植物神经功能紊乱、慢性化脓性中耳炎、中毒性眩晕、耳聋、突发性耳聋等。

(三) 心源性眩晕

可见于急性心原性脑供血不足综合征，这是心脏停搏、阵发性心动过速、阵发性心房纤颤、心室纤颤导致的急性脑缺血，可表现头晕、眼花、胃部不适、晕厥等。

(四) 脑源性眩晕

脑源性眩晕见于脑动脉硬化(如基底动脉硬化)或颈椎骨关节病引起的脑部血液循环障碍，或由此导致的一过性脑供血不足。其临床特点是头晕、睡眠障碍、记忆力减退三大症状，还有顶枕部头痛、轻瘫、言语障碍情绪易激动等表现，一般病情缓慢发展。此类头晕的特点是在体位转变时容易出现或加重。

(五) 血管抑制性眩晕

常因情绪紧张、疼痛、恐惧、出血、天气闷热、疲劳、空腔、失眠等而促发。患者常有头晕、眩晕、恶心、上腹部不适、面色苍白、出冷汗等植物神经功能紊乱。其时血压下降,脉搏微弱。血管抑制性头晕多见于体弱的年轻妇女。直立性低血压指站立时出现头晕、眼花、腿软、眩晕甚至晕厥等,常伴有无汗、大小便障碍。

(六) 药物中毒性眩晕

以链霉素、新霉素、卡那霉素、庆大霉素等的中毒为多见。患者除头晕外,还有眩晕和耳蜗神经损害所致的感音性耳聋。慢性铅中毒多表现为神经衰弱综合征(以头晕、头痛、失眠、健忘、乏力、多梦为主要症状),又有体温减低、食欲减退等。

(七) 精神性眩晕

精神性眩晕指与情绪有关的头晕病症,因心理压力与精神上的障碍,而导致反复性或长期性的平衡失调感。精神性眩晕的发作与紧张、恐慌、恐高、焦虑和抑郁等精神性因素有关。有人格疾病的人也容易出现眩晕症状。

此外,功能性低血糖亦可引起头晕、心慌、虚弱感,在空腹或用力时可有震颤,有时出现抽搐、意识丧失等。情绪紧张或过度换气时,由于二氧化碳排出量增加,可出现呼吸性碱中毒,脑细胞缺氧,引起头晕、乏力,患者并感到面部和手足麻凉,间或有恍惚感。

五、中药治疗

中药防治椎动脉型颈椎病疗效肯定,主要体现在改善微循环、调节神经兴奋性、改善体液因子致病等方面,是目前治疗该病具有较大优势的一种方法。尤其是随着中药剂型的发展、中药治疗范围扩展和中药给药途径多样化,中药在解决这些病理变化问题中效果显著,并且体现出了独特的优势。

随着中药剂型和制备工艺的改进,中药给药途径丰富多样。中药的治疗途径主要体现在药物内治法和外治法方面。在药物内治法中，主要有汤剂或成药内服、静脉用药、穴位注射等给药途径。药物外治法中，主要有膏药或药膏外敷，中药热敷（煎敷、蜡疗等）、中药塌渍、中药熏蒸、汽化热疗、中药透药、中药离子导入、灸疗（艾灸）等。中药的内治与外治，多样的给药途径，为治疗疾病提供了多元化的治疗手段。

在临床治疗中，较多的是应用传统经方进行加减用药治疗。从针对致病因素的治疗中，最多用的就是半夏白术天麻汤、天麻钩藤饮、补阳还五汤等。亦有应用中成药治疗该病，如颈眩康冲剂、颈复康颗粒等。也有学者研究自拟中药组方治疗该病，如活血定眩丸、眩晕方等，对改善炎性反应、疼痛、眩晕等症状效果明显。另外，中药提取物注射液的治疗应用也较为普遍，有单一中药提取物注射液的治疗，多种中药提取物注射液联合治疗。另外，根据年龄差别，中青年眩晕，重在痰浊，老年眩晕，重在肾虚施以不同的治疗方法，亦突出了辨证治疗、因人制宜的治疗的特点。

六、疗效评价

中药干预治疗评价指标研究内容主要集中在中药治疗后的疗效评价，较多体现在对TCD变化、药物起效时间、椎动脉血流速度、血液粘稠度改变、血浆内皮素（ET）、降钙素基因相关肽（CGRP）、神经肽Y（NPY）等方面的临床观察及干预。研究表明，缩血管的ET和舒张血管的CGRP是引起该病的核心因素。神经肽Y（NPY）是一种高效的缩血管因子，NPY可能是引起该病的长期致病血管活性因子之一，可以作为一项预测预后及排除其他疾患的新指标。而相关研究表明，中药对以上指标的干预有一定的积极影响作用。

疗效评价标准也可参照《中新药治疗椎动脉型颈椎病的临床指导原则（试行）》进行。疗效指数=（治疗前积分－治疗后积分）/治疗前积分×100%，临床控制：症状体征消失或基本消失，疗效指数≥95%。显效：症状体征明显改善，70%≤疗效指数<95%；有效：症状体征均有好转，30%≤疗效指数达<70%；无效：症状体征无明显改善，疗效指数在30%以下。

第二节 椎动脉型颈椎病中医临床证型

一、研究目的、方法和统计学依据

(一) 研究目的

分析研究椎动脉型颈椎病中医证候临床特点,并针对现在中医学证候术语使用不规范等问题,依据国家相关标准,统一并规范化和标准化中医证候名称,为临床诊疗,尤其是中药治疗提供参考。

(二) 研究方法和统计学依据

统计并分类检索到的文献,两位录检员交互核对,将符合标准的文献中医证候分型录入 Excel 工作表中,依据中医证候分型统计中,根据发病机制和致病因素,结合中药新药临床研究指导原则、中医病证诊断疗效标准·中医骨伤科病证诊断疗效标准(ZY/T001—1994)、中医临床诊疗术语国家标准(证候部分)统一相近的证型名称,以利于统计分析。

依据中医临床诊疗术语国家标准,对统计文献中中医证候名称标准化,以利于标准化统计分析。将统计文献中"气血不足"、"气血亏虚"、"气血双虚"、"气虚血亏"名称统一为"气血两虚";"中气内陷"、"中气虚弱"、"中气不足"、"气虚下陷"名称统一为"中气下陷";"血虚眩晕"名称统一为"血虚动(生)风";"气虚瘀滞"、"气虚血滞"名称统一为"气虚血瘀";"肝肾不足"、"肝肾亏虚"、"肾虚肝旺"名称统一为"肝肾阴虚(虚火)";"肾精亏乏"、"肾精不足"、"精髓不足"名称统一为"肾精(气)亏虚";"肾阴不足"、"肾虚阳越"名称统一为"肾阴虚(热)"。

将统计文献中"肝阳上扰"、"肝风上扰"、"化热生风"名称统一为"肝阳上亢(上扰)(亢盛)";"风阳上扰"、"风阳上亢"、"燥热上扰"名称统一为"风(肝)阳上扰";"邪郁少阳"、"少阳郁热"、"少阳枢机不利"名称统一为"邪入少阳";"瘀血阻闭"名称统一为"瘀血阻络";"痛痹血瘀"名称统一为"瘀血犯头";"痰浊壅盛"、"痰浊中阻"名称统一为"痰浊（阻滞）（凝聚）";"痰瘀阻络"、"痰瘀内阻"、"痰瘀交阻"、"瘀痰交阻"、"痰瘀互阻"名称统一为"痰瘀互结（搏）";"痰湿阻滞"、"痰湿内阻"、"痰湿交阻"名称统一为"痰湿阻络（痹）";"痰浊上蒙"名称统一为"痰蒙清窍"。

将统计文献中"风邪上扰"、"风邪痹阻"名称统一为"风中经络";"寒凝项背"、"寒凝经脉"、"寒凝督脉"名称统一为"寒滞经脉";"风寒阻络"、"风寒束络"、"风寒痹痛"、"风寒痹证"、"风寒痹阻"、"外感风寒"名称统一为"风寒犯头";"湿热内扰"名称统一为"湿热阻痹";"寒湿痹阻"名称统一为"寒湿阻（凝）滞";"风寒湿型"名称统一为"风寒湿凝滞筋骨证";"经腧不利"、"太阳经腧不利"名称统一为"经气不利证"。

本次统计文献中中医证候分型202种（次），名称共计63种，依据证候标准统一相近证候名称后有29种中医证候名称，将这29种中医证候名称进行降序排列，再以阿拉伯数字1、2、3等编录原始代码，每一个代码对应一个中医证候分型，在Excel工作表中形成原始数据库。应用SPSS 13.0软件包对数据进行频数和频率分析，分析对比不同分型频数和累积频率变化。

二、研究对象和范围

（一）研究对象

本次研究文献数据来源于1993—2013年中国期刊全文数据库（CNKI）和1993—2013年万方医学期刊全文数据库资料。以关键词"颈性眩晕"、"椎动脉型颈椎病"、"中医分型"、"中医证候"等检索文献，共得文献6 507篇（其中颈性眩晕2 334篇，椎动脉型颈椎病4 173篇），根据纳入和排除标准，逐一筛选，纳入文献50篇，其中最多证候分型9型，最少2型，平均分型种类（$\bar{x}\pm s$）4.06±1.33。

（二）纳入标准

（1）符合中医临床诊疗术语国家标准（证候部分）规定的或与之相近的中

医证候名称。符合中药新药临床研究指导原则和中医病证诊断疗效标准·中医骨伤科病证诊断疗效标准中提到的或与之相近的中医证候名称。

(2) 所选文献符合椎动脉型颈椎病（含颈性眩晕）诊断标准。

(3) 所选文献有完整的中医证候分型。

（三）排除标准

(1) 仅有一种中医证候的文献。

(2) 重复收集的文献。

三、中医证候分型规律研究

表 5-1 中医证候频数、频率及累积频率统计表（n%）

证候分型排序	证候分型名称	频次（数）	百分比	有效百分比	累积百分比
1	气血两虚	30	14.9	14.9	14.9
2	肝肾阴虚（虚火）	23	11.4	11.4	26.3
3	肝阳上亢（上扰）（亢盛）	19	9.4	9.4	35.7
4	痰瘀互结（搏）	14	6.9	6.9	42.6
5	痰浊（阻滞）（凝聚）	12	5.9	5.9	48.5
6	气滞血瘀	11	5.4	5.4	53.9
7	痰湿阻络	10	5.0	5.0	58.9
8	气虚血瘀	9	4.5	4.5	63.4
9	痰湿中阻	9	4.5	4.5	67.9
10	肾精（气）亏虚	8	4.0	4.0	71.9
11	风（肝）阳上扰	7	3.5	3.5	75.4
12	风寒犯头	7	3.5	3.5	78.9
13	中气下陷	5	2.5	2.5	81.4
14	痰浊上蒙	5	2.5	2.5	83.9
15	寒滞经脉	5	2.5	2.5	86.4

（续上表）

证候分型排序	证候分型名称	频次（数）	百分比	有效百分比	累积百分比
16	瘀血阻络	4	2.0	2.0	88.4
17	肾阴虚（热）	3	1.5	1.5	89.9
18	邪入少阳	3	1.5	1.5	91.4
19	风中经络	3	1.5	1.5	92.9
20	风寒湿凝滞筋骨证	3	1.5	1.5	94.4
21	经气不利	3	1.5	1.5	95.9
22	湿热阻痹	2	1.0	1.0	96.9
23	血虚动（生）风	1	0.5	0.5	97.4
24	心脾两虚	1	0.5	0.5	97.9
25	肝胆郁热	1	0.5	0.5	98.4
26	瘀血犯头	1	0.4	0.4	98.8
27	肾虚血瘀	1	0.4	0.4	99.2
28	风痰上扰	1	0.4	0.4	99.6
29	寒湿阻（凝）滞	1	0.4	0.4	100.0
合　计		202	100.0	100.0	

表 5-1 显示，从"虚"、"实"分型来看，属"虚"证候 7 个，累积频率为 35.3%，属"实"证候 20 个，累积频率为 59.8%。属"虚"证候，频数在 20 次以上的有两个证型，总频数 53，累积频率 26.3%："气血两虚"频数 30，频率 14.9%，"肝肾阴虚（虚火）"频数 23，频率 11.4%。属"实"证候频数在 20 次以上的证候没有，频数在 15～20 之间的有 1 个："肝阳上亢（上扰）（亢盛）"频数 19，频率 9.4%；频数在 10～15 之间的有 4 个："痰瘀互结（搏）"频数 14，频率 6.9%；"气滞血瘀"频数 11，频率 5.4%；"痰浊（阻滞）（凝聚）"频数 12，频率 5.9%；"痰湿阻络（痹）"频数 10，频率 5.0%。这 4 个"实"证证候合计频数 47，累积频率 23.2%，这与"虚"

证证候的两个中医证候的频数和累积频率基本相同。

以上数据说明，首先"虚"证证候分型比较集中，而"实"证证候分型比较分散。其次，属"虚"证候中的"气血两虚"和"肝肾阴虚（虚火）"在临床中较为常见。因此，从"虚"论治椎动脉型颈椎病占据着比较重要的地位。

从"痰"、"瘀"分型来看，属"痰"的证候6个，频数51，累积频率为25.3%，属"瘀"的证候6个，频数40，累积频率为19.8%。"痰"和"瘀"相互结合的证候有1个，频数14，频率为6.9%。

以上数据说明，从"痰"分型多于"瘀"分型，"痰"在临床上作为病理产物和致病因素，在临床是导致椎动脉型颈椎病发病的主导致病因素，也表明古今医家"从痰论治"的准确性和必要性。

从脏腑来看，从"肝（胆）"、"心"、"脾"、"肾"分型来看，属"肝（胆）"的证候5个，频数53，累积频率为26.3%；属"心"的证候1个，频数1，累积频率为0.5%；属"脾"的证候2个，频数6，累积频率为3.0%；属"肾"证候3个，频数12，累积频率为6.0%。

以上数据说明，从"肝（胆）"分证型的频数远高于其他脏腑，在临床上较为常见。这从一个侧面印证了诸多医家"从肝论治"的临床意义。

在频数在10以上的有7种证型，前三位是气血两虚、肝肾阴虚（虚火）、肝阳上亢（上扰）（亢盛），而在后四种证型中，从"痰"分型占了3种，分别是痰瘀互结（搏）、痰浊（阻滞）（凝聚）、痰湿阻络（痹），三者合计频数36，高于排在第一位的气血两虚型（30）。进一步说明，痰证在椎动脉型颈椎病中是一类重要证型。

四、不同分型的临床症状

依据中医临床诊疗术语国家标准（证候部分）列出中医临床主要症状和表现（表5-2）。

表 5-2　不同中医证候分型临床主要症状

证候分型代码	证候分型名称	临床主要症状
1	气血两虚	气血亏虚，形体失养，以神疲乏力，气短懒言，面色淡白或萎黄，头晕目眩，唇甲色淡，心悸失眠，舌淡脉弱等为常见症的证候
2	中气下陷	脾气虚弱，中气下陷，以脘腹重坠作胀，食后益甚，或便意频数，肛门重坠，或脱肛、阴挺，或小便混浊，或久泄不止，或崩漏、胎漏，神疲乏力，食少，腹胀，便溏，眩晕，舌淡，脉弱等为常见症的证候
3	血虚动（生）风	血液亏虚，形体失养，虚风内动，以面白无华，爪甲不荣，夜寐多梦，视物模糊，头晕眼花，肢体麻木，皮肤瘙痒等为常见症的证候
4	气虚血瘀	气虚运血无力，血行瘀滞，以面淡而晦暗，身倦乏力，少气懒言，疼痛如刺，痛处不移，舌紫或有斑点，脉沉涩等为常见症的证候
5	肝肾阴虚（虚火）	肝肾阴液亏虚，虚热内扰，以眩晕耳鸣，五心烦热，低热颧红，胁痛，腰膝酸软，舌红少苔，脉细数等为常见症的证候
6	肾精（气）亏虚	肾精亏损，以小儿生长发育迟缓，成人生殖机能减退，早衰，耳鸣，发脱，牙齿松动，健忘等为常见症的证候
7	肾阴虚（热）	肾阴亏损，虚热内扰，以腰膝酸软而痛，男子遗精，女子经少或经闭，齿松发脱，眩晕耳鸣，五心烦热，潮热颧红，舌红少苔，脉细数等为常见症的证候
8	心脾两虚	泛指心脾阳气、阴血亏虚，以心悸，神疲，食少，腹胀，便溏，舌淡脉弱等为常见症的证候
9	肝阳上亢（上扰）（亢盛）	肝阳亢扰于上，以眩晕耳鸣，头目胀痛，头重脚轻，面红目赤，急躁易怒，失眠多梦，腰膝酸软，口苦，舌红脉弦等为常见症的证候
10	风（肝）阳上扰	肝阳有余，扰头面清窍，以头目胀痛，头晕耳鸣，急躁多怒，面红口苦，失眠多梦，舌红脉弦等为常见症的证候
11	邪入少阳	外邪侵袭，由表入里的过渡阶段，郁阻少阳胆腑，以寒热往来，胸胁胀满，口苦咽干，目眩等为常见症的证候
12	肝胆郁热	火热炽盛，内扰肝胆，以胁肋灼热、胀痛，急躁多怒，口干口苦，头目胀痛，失眠多梦，耳暴鸣暴聋，舌红苔黄，脉弦数等为常见症的证候

（续上表）

证候分型代码	证候分型名称	临床主要症状
13	瘀血阻络	瘀血阻于经络以患处固定刺痛，或见紫斑、肿块，或见出血色暗，舌紫或有斑点，脉涩等为常见症的证候
14	瘀血犯头	因外伤等，瘀血阻于头部脉络，以头痛经久不愈、固定不移、痛如锥刺，头晕健忘，面色暗，舌紫或有斑点，脉弦涩等为常见症的证候
15	气滞血瘀	气机阻滞，血行不畅，以胸胁脘腹胀闷窜痛，偶有刺痛，或有痞块、时散时聚，舌紫或有斑点，脉弦涩等为常见症的证候
16	肾虚血瘀	肾虚而瘀血阻滞于肾，以腰膝酸软，腰脊刺痛、拒按，耳鸣，舌淡紫，脉细涩等为常见症的证候
17	痰浊（阻滞）（凝聚）	痰浊内阻，以咳嗽气喘，咯痰量多，呕恶眩晕，或局部有圆滑肿块，苔腻脉弦滑等为常见症的证候
18	痰蒙清窍	痰浊蒙遮清窍，以头胀昏痛、头重如蒙，五官感觉不灵，嗜睡困乏，苔腻脉滑等为常见症的证候
19	痰瘀互结（搏）	痰浊瘀血相互搏结，以局部肿块刺痛，或肢体麻木、痿废，胸闷痰多，或痰中带紫暗血块，舌紫暗或有斑点，苔腻，脉弦涩等为常见症的证候
20	痰湿阻络（痹）	痰浊湿邪阻痹经络，以肢体或关节等处顽麻、肿胀，或皮肤肿硬、麻木、瘙痒，苔白腻等为常见症的证候
21	痰湿中阻	痰湿内蕴，阻滞胃肠，以口腻纳呆，恶心欲呕，脘腹痞胀，胃肠水声沥沥，大便清稀，舌淡胖，苔白腻，脉濡缓等为常见症的证候
22	风中经络	风邪侵袭经络筋脉，以肌肤麻木、瘙痒，或突起口眼歪斜等为常见症的证候
23	寒滞经脉	寒邪凝滞经脉，血行不畅，以恶寒，肢体冷痛、拘急或麻木，肤色紫暗或苍白，苔白，脉弦紧等为常见证的证候
24	风寒犯头	风寒之邪侵犯头部，以头痛连及项背，恶寒遇风则痛增，苔薄白，脉浮紧等为常见症的证候
25	湿热阻痹	湿热蕴阻于筋骨关节，以身热，肢体关节肿胀沉重，灼热疼痛，舌红苔黄腻，脉滑数等为常见症的证候

（续上表）

证候分型代码	证候分型名称	临床主要症状
26	风痰上扰	肝风挟痰上扰于头，以头部胀痛，或阵发剧痛，头晕目眩，面赤口苦，舌红苔黄腻，脉弦滑等为常见症的证候
27	寒湿阻（凝）滞	寒湿之邪侵袭，阻滞气机，以头身困重，关节疼痛，屈伸不利，无汗，或面浮肢肿，大便稀溏，小便不利，舌苔白润，脉濡或滑等为常见症的证候
28	风寒湿凝滞筋骨证	风寒湿邪阻滞筋骨关节，以肢体关节游走性疼痛，或沉重疼痛等为常见症的证候
29	经气不利	泛指风寒湿热、瘀血等邪阻滞，使经气不利，或正虚经络失养而经气不利，以肢体麻木，活动不利，感觉异常等为常见症的证候

第三节 椎动脉型颈椎病的中药治疗规律研究

一、研究目的、方法和统计学依据

（一）研究目的

通过对既往文献的分析，统计分析所应用的单味中药、中药归类、中药归经、四气五味等内容的频数、频率，以及统计分析文献中所有方剂的频数（率），概括出中药治疗椎动脉型颈椎病的用药特点和规律，同时，概括出经典方剂的应用趋向，为临床规范用药提供指导，进一步提高临床疗效。

（二）研究方法和统计学依据

统计并分类检索到的文献，两位录检员交互核对，将符合标准的文献中的中药名称录入 Excel 工作表中，依据中药学统一中药名称，以利于统计分析。将"山萸肉"统一为"山茱萸"，将"仙灵脾"统一为"淫羊藿"，将"元胡"

统一为"延胡索"等。首先应用 Excel 进行筛选排序，然后对纳入的 185 味中药进行编码，以阿拉伯数字 1、2、3 等编录原始代码，每一个代码对应一味中药，然后替换 3 251 味次中药，形成中药数据库。同时，对中药归类、归经、四气五味以及文献中出现的所有方剂（有明确提出经方加减的录入经方名称，否则录入"自拟方"名称）如上法进行编录形成数据库。应用 SPSS 13.0 软件包对数据进行频数和频率进行描述性分析，归类中药用药特点。

二、研究对象和范围

（一）研究对象

本次研究文献数据来源于 1993—2013 年中国期刊全文数据库（CNKI）和 1993—2014 年万方医学期刊全文数据库资料。以"椎动脉型颈椎病"、"颈性眩晕"、"中药治疗"等为主题词，共得文献 6 507 篇（其中颈性眩晕 2 334 篇，椎动脉型颈椎病 4 173 篇），根据纳入和排除标准，逐一筛选，纳入文献 213 篇，中药处方 306 首，包含中药 3 251 味次，涉及中药 185。单首方剂用平均用药药味数 11.14 ± 3.05，其中一首方剂中最多药味 23 味，最少 1 味。

（二）文献纳入标准

（1）所选文献符合椎动脉型颈椎病（含颈性眩晕）诊断标准。

（2）所选文献有完整的诊疗过程、症状及药物组成。

（3）所选文献均单纯应用中药内服治疗，且疗效确切。

（三）文献排除标准

（1）误诊、误治的文献。

（2）中药提取物（有效成分）治疗的文献。

（3）中药联合其他治疗手段综合治疗，如联合西药、推拿、针灸、外敷等治疗的文献。

（4）重复收集的文献。

三、用药规律研究

（一）中药频数、频率统计与分析

频数也称"次数"，对总数据按某种标准进行分组，统计出各个组内含个体的个数。而频率则为每个小组的频数与数据总数的比值。在变量分配数列中，频数（频率）表明对应组标志值的作用程度。频数（频率）数值越大表明该组标志值对于总体水平所起的作用也越大。反之，频数（频率）数值越小，表明该组标志值对于总体水平所起的作用越小。见表5-3、图5-1。

表5-3 药物频数、百分比、累积频率统计表（n%）

序号	药物名称	频 数	百分比	有效百分比	累积频率
1	川芎	187	5.8	5.8	5.8
2	葛根	179	5.5	5.5	11.3
3	天麻	157	4.8	4.8	16.1
4	当归	140	4.3	4.3	20.4
5	甘草	131	4	4	24.4
6	半夏	114	3.5	3.5	27.9
7	白芍	107	3.3	3.3	31.2
8	茯苓	106	3.3	3.3	34.5
9	丹参	103	3.2	3.2	37.7
10	白术	98	3	3	40.7
11	黄芪	90	2.8	2.8	43.5
12	陈皮	66	2	2	45.5
13	钩藤	66	2	2	47.5
14	红花	62	1.9	1.9	49.4
15	赤芍	59	1.8	1.8	51.2
16	牛膝	58	1.8	1.8	53.0
17	熟地	57	1.8	1.8	54.8

(续上表)

序号	药物名称	频 数	百分比	有效百分比	累积频率
18	地龙	47	1.4	1.4	56.2
19	泽泻	46	1.4	1.4	57.6
20	桃仁	45	1.4	1.4	59.0
21	桂枝	43	1.3	1.3	60.3
22	党参	42	1.3	1.3	61.6
23	全蝎	37	1.1	1.1	62.7
24	威灵仙	32	1	1	63.7
25	僵蚕	31	1	1	64.7
26	石决明	31	1	1	65.7
27	桑寄生	31	1	1	66.7
28	枸杞	31	1	1	67.7
29	生姜	30	0.9	0.9	68.6
30	羌活	29	0.9	0.9	69.5
31	石菖蒲	29	0.9	0.9	70.4
32	杜仲	28	0.9	0.9	71.3
33	竹茹	27	0.8	0.8	72.1
34	大枣	26	0.8	0.8	72.9
35	菊花	25	0.8	0.8	73.7
36	黄芩	25	0.8	0.8	74.5
37	夜交藤	24	0.7	0.7	75.2
38	山茱萸	24	0.8	0.8	76.0
39	柴胡	23	0.7	0.7	76.7
40	鸡血藤	23	0.7	0.7	77.4
41	山药	21	0.6	0.6	78.0
42	胆南星	21	0.6	0.6	78.6

（续上表）

序号	药物名称	频 数	百分比	有效百分比	累积频率
43	牡蛎	21	0.6	0.6	79.2
44	白蒺藜	20	0.6	0.6	79.8
45	生地	18	0.6	0.6	80.4
46	升麻	17	0.5	0.5	80.9
47	龙骨	17	0.5	0.5	81.4
48	栀子	17	0.5	0.5	81.9
49	何首乌	16	0.5	0.5	82.4
50	益母草	15	0.5	0.5	82.9
51	淫羊藿	15	0.5	0.5	83.4
52	枳壳	14	0.4	0.4	83.8
53	木瓜	14	0.4	0.4	84.2
54	枳实	13	0.4	0.4	84.6
55	骨碎补	13	0.4	0.4	85.0
56	细辛	13	0.4	0.4	85.4
57	酸枣仁	13	0.4	0.4	85.8
58	菟丝子	12	0.4	0.4	86.2
59	防风	12	0.4	0.4	86.6
60	远志	12	0.4	0.4	87.0
61	蜈蚣	11	0.3	0.3	87.3
62	白芷	11	0.3	0.3	87.6
63	蔓荆子	11	0.3	0.3	87.9
64	茯神	11	0.3	0.3	88.2
65	鹿角胶	10	0.3	0.3	88.5
66	穿山甲	9	0.3	0.3	88.8

（续上表）

序号	药物名称	频 数	百分比	有效百分比	累积频率
67	代赭石	8	0.2	0.2	89.0
68	郁金	8	0.2	0.2	89.2
69	土鳖虫	8	0.2	0.2	89.4
70	川乌	8	0.2	0.2	89.6
71	麻黄	8	0.2	0.2	89.8
72	龟板	8	0.2	0.2	90.0
73	秦艽	8	0.2	0.2	90.2
74	香附	8	0.2	0.2	90.4
75	黄柏	8	0.2	0.2	90.6
76	补骨脂	7	0.2	0.2	90.8
77	太子参	7	0.2	0.2	91.0
78	姜黄	7	0.2	0.2	91.2
79	桔梗	7	0.2	0.2	91.4
80	水蛭	7	0.2	0.2	91.6
81	珍珠母	7	0.2	0.2	91.8
82	延胡索	7	0.3	0.3	92.1
83	独活	6	0.2	0.2	92.3
84	人参	6	0.2	0.2	92.5
85	丹皮	6	0.2	0.2	92.7
86	没药	6	0.2	0.2	92.9
87	三七	6	0.2	0.2	93.1
88	肉苁蓉	6	0.2	0.2	93.3
89	夏枯草	6	0.2	0.2	93.5
90	狗脊	5	0.2	0.2	93.7

（续上表）

序号	药物名称	频 数	百分比	有效百分比	累积频率
91	乳香	5	0.2	0.2	93.9
92	苍术	5	0.2	0.2	94.1
93	防己	5	0.2	0.2	94.3
94	五味子	5	0.2	0.2	94.5
95	木香	5	0.2	0.2	94.7
96	续断	5	0.2	0.2	94.9
97	独一味	5	0.2	0.2	95.1
98	鳖甲	5	0.2	0.2	95.3
99	女贞子	4	0.1	0.1	95.4
100	大黄	4	0.1	0.1	95.5
101	桑枝	4	0.1	0.1	95.6
102	山楂	4	0.1	0.1	95.7
103	橘红	4	0.1	0.1	95.8
104	砂仁	4	0.1	0.1	95.9
105	龙眼肉	4	0.1	0.1	96.0
106	黄连	4	0.1	0.1	96.1
107	三棱	3	0.1	0.1	96.2
108	路路通	3	0.1	0.1	96.3
109	仙鹤草	3	0.1	0.1	96.4
110	泽兰	3	0.1	0.1	96.5
111	白芥子	3	0.1	0.1	96.6
112	磁石	3	0.1	0.1	96.7
113	柏子仁	3	0.1	0.1	96.8
114	红参	3	0.1	0.1	96.9

（续上表）

序号	药物名称	频 数	百分比	有效百分比	累积频率
115	藁本	3	0.1	0.1	97.0
116	羚羊角	3	0.1	0.1	97.1
117	鹿衔草	3	0.1	0.1	97.2
118	肉桂	2	0.1	0.1	97.3
119	旋覆花	2	0.1	0.1	97.4
120	莪术	2	0.1	0.1	97.5
121	伸筋草	2	0.1	0.1	97.6
122	天花粉	2	0.1	0.1	97.7
123	瓜蒌	2	0.1	0.1	97.8
124	白附子	2	0.1	0.1	97.9
125	白花蛇	2	0.1	0.1	98.0
126	牛蒡子	2	0.1	0.1	98.1
127	薏苡仁	2	0.1	0.1	98.2
128	蝉蜕	2	0.1	0.1	98.3
129	王不留行	2	0.1	0.1	98.4
130	桑叶	2	0.1	0.1	98.5
131	草豆蔻	2	0.1	0.1	98.6
132	木通	2	0.1	0.1	98.7
133	决明子	2	0.1	0.1	98.8
134	藿香	2	0.1	0.1	98.9
135	附子	2	0.1	0.1	99.0
136	老葱	2	0.1	0.1	99.1
137	黄酒	2	0.1	0.1	99.2
138	吴茱萸	2	0.1	0.1	99.3

(续上表)

序号	药物名称	频 数	百分比	有效百分比	累积频率
139	紫河车	2	0.1	0.1	99.4
140	天门冬	2	0.1	0.1	99.5
141	蜂房	2	0.1	0.1	99.6
142	降香	1	0	0	99.6
143	麦冬	1	0	0	99.6
144	豨莶草	1	0	0	99.6
145	蚂蚁	1	0	0	99.6
146	水牛角	1	0	0	99.6
147	桑椹	1	0	0	99.6
148	徐长卿	1	0	0	99.6
149	青风藤	1	0	0	99.6
150	神曲	1	0	0	99.6
151	厚朴	1	0	0	99.6
152	茵陈	1	0	0	99.7
153	半枫荷	1	0	0	99.7
154	合欢皮	1	0	0	99.7
155	玫瑰	1	0	0	99.7
156	天竺黄	1	0	0	99.7
157	麦芽	1	0	0	99.7
158	乌梅	1	0	0	99.7
159	猫爪草	1	0	0	99.7
160	乌梢蛇	1	0	0	99.7
161	冰片	1	0	0	99.7
162	白果	1	0	0	99.8

（续上表）

序号	药物名称	频 数	百分比	有效百分比	累积频率
163	黄精	1	0	0	99.8
164	淡竹叶	1	0	0	99.8
165	绿豆衣	1	0	0	99.8
166	玉竹	1	0	0	99.8
167	石斛	1	0	0	99.8
168	花蕊石	1	0	0	99.8
169	鹿骨	1	0	0	99.8
170	莱菔子	1	0	0	99.8
171	苍耳子	1	0	0	99.8
172	车前草	1	0	0	99.9
173	覆盆子	1	0	0	99.9
174	连翘	1	0	0	99.9
175	薄荷	1	0	0	99.9
176	青蒿	1	0	0	99.9
177	知母	1	0	0	99.9
178	五灵脂	1	0	0	99.9
179	青葙子	1	0	0	99.9
180	龙胆草	1	0	0	99.9
181	干姜	1	0	0	99.9
182	沙参	1	0	0	100.0
183	佩兰	1	0	0	100.0
184	贝母	1	0	0	100.0
185	佛手	1	0	0	100.0
合 计		3 251	100	100	

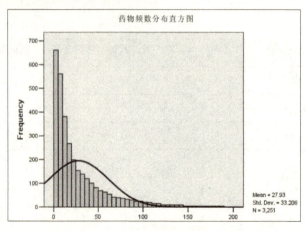

图 5-1 药物频数分布直方图

从表 5-3、图 5-1 中可以看出,在所选药物频数在 100 以上的药物有 9 味,分别为川芎、葛根、天麻、当归、甘草、半夏、白芍、茯苓、丹参,其累频率 37.7%。其中,补虚药 3 味(当归、甘草、白芍)、活血化瘀药 2 味(川芎、丹参)、解表药 1 味(葛根)、平肝息风药 1 味(天麻)、化痰止咳平喘药 1 味(半夏)、利水渗湿药 1 味(茯苓)。频数在 50 以上的药物有 17 味,其累计频率 54.8%。

(二)中药归类统计与分析

表 5-4 药物归类频数、百分比、累积频率统计表(n%)

序号	分类名称	频 数	百分比	有效百分比	累积频率
1	补虚药	33	17.8	17.8	17.8
2	活血化瘀药	24	13.0	13.0	30.8
3	解表药	20	10.8	10.8	41.6
4	清热药	20	10.8	10.8	52.4
5	祛风湿药	18	9.7	9.7	62.1
6	平肝息风药	12	6.5	6.5	68.6
7	化痰止咳平喘	11	5.9	5.9	74.5
8	理气药	8	4.3	4.3	78.8
9	安神药	7	3.8	3.8	82.6

（续上表）

序号	分类名称	频数	百分比	有效百分比	累积频率
10	化湿药	6	3.2	3.2	85.8
11	温里药	5	2.7	2.7	88.5
12	利水渗湿药	5	2.7	2.7	91.2
13	收涩药	5	2.7	2.7	93.9
14	消食药	4	2.2	2.2	96.1
15	止血药	3	1.6	1.6	97.7
16	开窍药	2	1.1	1.1	98.8
17	泻下药	1	0.5	0.6	99.4
18	攻毒杀虫止痒药	1	0.5	0.6	100.0
合计		185	100.0	100.0	

从表 5-4 可以看出，所有中药的应用，排在前 3 位的主要是补虚药、活血化瘀药和解表药，累计频数 41.6%。表明治疗选药方面，医家还是遵从于从虚、从瘀用药论治。

（三）中药归经统计与分析

从表 5-5 可以看出，归肝经的药物排在第一，累积频率 24.4%。药物归经主要指药物对于机体某部分的选择性作用，即治疗部位的靶向作用。掌握药物归经便于临床辨证用药，即根据疾病的临床表现，通过辨证审因，诊断出病变所在脏腑经络部位，按照归经来选择适当药物进行治疗，这既表明临床实践中理论与实践的统一，也充分体现了从肝论治的理论指导的具体应用。

表 5-5 药物归经频数、百分比、累积频率统计表 (n%)

序号	归经名称	频次（数）	百分比	有效百分比	累积频率
1	肝经	109	24.4	24.4	24.4
2	脾经	63	14.1	14.1	38.5

（续上表）

序号	归经名称	频次（数）	百分比	有效百分比	累积频率
3	肺经	57	12.8	12.8	51.3
4	胃经	55	12.3	12.3	63.6
5	心经	50	11.2	11.2	74.8
6	肾经	53	11.9	11.9	86.7
7	大肠经	17	3.8	3.8	90.5
8	膀胱经	15	3.4	3.4	93.9
9	胆经	14	3.1	3.1	97.0
10	小肠经	6	1.3	1.3	98.3
11	心包经	4	0.9	0.9	99.2
12	三焦经	3	0.8	0.8	100.0
合计		446	100.0	100.0	

（四）中药四气五味统计与分析

详见表5-6、表5-7。

表5-6 药物四气频数、百分比、累积频率统计表（n%）

序号	四气名称	频次（数）	百分比	有效百分	累积频率
1	温	66	37.3	37.3	37.3
2	寒	60	33.9	33.9	71.2
3	（平）	39	22.0	22.0	93.2
4	热	6	3.4	3.4	96.6
5	凉	6	3.4	3.4	100.0
合计		177	100.0	100.0	

表 5-7 药物五味频数、百分比、累积频率统计表 (n%)

序号	四气名称	频次（数）	百分比	有效百分比	累积频率
1	苦	96	31.7	31.7	31.7
2	甘	84	27.7	27.7	59.4
3	辛	82	27.1	27.1	86.5
4	咸	18	5.9	5.9	92.4
5	酸	13	4.3	4.3	96.7
6	（涩）	7	2.3	2.3	99.0
7	（淡）	3	1.0	1.0	100.0
合计		303	100.0	100.0	

四气即寒热温凉四种药性。它反映药物在影响人体阴阳盛衰，寒热变化方面的作用倾向，是说明药物作用性质的重要概念，也是中药治疗要掌握的关键要素。温热属阳，寒凉属阴。温次于热，凉次于寒。寒性药物与温性药物的累积频率占了71.2%，寒性药多苦，温性药多辛甘，其治疗用药与五味用药相一致。

苦、甘、辛味药物累积频率86.5%，苦：能泻、能燥，泻者通泻、降泻、清泻、降泻肺胃之逆气，清热泻火，用于火热上炎，神燥心烦，目赤口苦，眩晕耳鸣等。甘：能补、能缓、能和，即有补益、缓急止痛、调和药性、和中的作用；辛：能散，能行，有发散、行气、活血、行血之功效。集中于苦、甘、辛味药物，亦切合对椎动脉型颈椎病的以虚、痰、瘀等为主治疗用药。

（五）中药组方（方剂）使用统计与分析

表 5-8 方剂频数、百分比、累积频率统计表 (n%)

序号	方剂名称	频次（数）	百分比	有效百分比	累积频率
1	自拟	171	55.9	55.9	55.9
2	半夏白术天麻汤	21	6.9	6.9	62.8
3	天麻钩藤饮	19	6.2	6.2	69.0
4	补阳还五汤	12	3.9	3.9	72.9

（续上表）

序号	方剂名称	频次（数）	百分比	有效百分比	累积频率
5	温胆汤	8	2.6	2.6	75.5
6	葛根汤	6	2.0	2.0	77.5
7	归脾汤	6	2.0	2.0	79.5
8	四物汤	5	1.6	1.6	81.1
9	桃红四物汤	4	1.3	1.3	82.4
10	益气聪明汤	4	1.3	1.3	83.7
11	泽泻汤	4	1.3	1.3	85.0
12	左归丸	4	1.3	1.3	86.3
13	八珍汤	3	1.0	1.0	87.3
14	黄芪桂枝五物汤	3	1.0	1.0	88.3
15	杞菊地黄汤	3	1.0	1.0	89.3
16	通窍活血汤	3	1.0	1.0	90.3
17	补中益气汤	2	0.7	0.7	91.0
18	独活寄生汤	2	0.7	0.7	91.7
19	桂枝汤	2	0.7	0.7	92.4
20	苓桂术甘汤	2	0.7	0.7	93.1
21	小柴胡汤	2	0.7	0.7	93.8
22	血府逐瘀汤	2	0.7	0.7	94.5
23	当归芍药散	1	0.3	0.3	94.8
24	导痰汤	1	0.3	0.3	95.1
25	定眩汤	1	0.3	0.3	95.4
26	二陈汤	1	0.3	0.3	95.7
27	茯苓汤	1	0.3	0.3	96.0
28	附子汤	1	0.3	0.3	96.3
29	复元活血汤	1	0.3	0.3	96.6

（续上表）

序号	方剂名称	频次（数）	百分比	有效百分比	累积频率
30	河车大造丸	1	0.3	0.3	96.9
31	黄连温胆汤	1	0.3	0.3	97.2
32	蒺藜防风汤	1	0.3	0.3	97.5
33	龙骨牡蛎汤	1	0.3	0.3	97.8
34	青蒿鳖甲汤	1	0.3	0.3	98.1
35	人参养荣汤	1	0.3	0.3	98.4
36	身痛逐瘀汤	1	0.3	0.3	98.7
37	圣愈汤	1	0.3	0.3	99.0
38	吴茱萸汤	1	0.3	0.3	99.3
39	小半夏汤	1	0.3	0.3	99.6
40	阳和汤	1	0.3	0.3	100.0
合计		306	100.0	100.0	

从表 5-8 可以看出，传统经典方剂的应用累计频数百分比 44.1%，共计 39 首常用方剂，频数在 10 以上者，有补阳还五汤、天麻钩藤饮和半夏白术天麻汤。体现的治法集中于补虚、祛瘀、化痰等方面。而自拟方剂占了 55.9%。

表 5-9 传统经典方剂与自拟方剂用药频数、百分比、累积频率比较统计表 (n%)

序号	传统经典方剂用药					自拟方剂用药				
	药物名称	频数	百分比	有效百分比	累积频率	药物名称	频数	百分比	有效百分比	累积频率
1	川芎	68	5.1	5.1	5.1	川芎	119	6.2	6.2	6.2
2	葛根	63	4.7	4.7	9.8	葛根	116	6.0	6.0	12.2
3	天麻	60	4.5	4.5	14.4	天麻	97	5.0	5.0	17.3
4	当归	54	4.1	4.1	18.4	当归	86	4.5	4.5	21.8
5	甘草	54	4.1	4.1	22.5	甘草	77	4.0	4.0	25.8
6	白术	51	3.8	3.8	26.3	白术	66	3.4	3.4	29.2

（续上表）

	传统经典方剂用药					自拟方剂用药				
7	茯苓	50	3.8	3.8	30.1	茯苓	66	3.4	3.4	32.6
8	半夏	46	3.5	3.5	33.5	半夏	64	3.3	3.3	36.0
9	白芍	40	3.0	3.0	36.5	白芍	61	3.2	3.2	39.2
10	黄芪	37	2.8	2.8	39.3	黄芪	53	2.8	2.8	41.9
11	钩藤	32	2.4	2.4	41.7	钩藤	35	1.8	1.8	43.7
12	陈皮	31	2.3	2.3	44.1	陈皮	35	1.8	1.8	45.6
13	牛膝	31	2.3	2.3	46.4	牛膝	35	1.8	1.8	47.4
14	桂枝	30	2.3	2.3	48.6	桂枝	34	1.8	1.8	49.1
15	丹参	29	2.2	2.2	50.8	丹参	52	2.7	2.7	51.9
16	红花	28	2.1	2.1	52.9	红花	32	1.7	1.7	53.5
17	赤芍	28	2.1	2.1	55.0	赤芍	31	1.6	1.6	55.1
18	桃仁	25	1.9	1.9	56.9	桃仁	29	1.5	1.5	56.6
19	熟地	23	1.7	1.7	58.6	熟地	28	1.5	1.5	58.1
20	大枣	23	1.7	1.7	60.4	大枣	24	1.2	1.2	59.3
21	生姜	22	1.7	1.7	62.0	生姜	24	1.2	1.2	60.6
22	泽泻	20	1.5	1.5	63.5	泽泻	23	1.2	1.2	61.8
23	党参	20	1.5	1.5	65.0	党参	22	1.1	1.1	62.9
24	黄芩	20	1.5	1.5	66.5	黄芩	21	1.1	1.1	64.0
25	石决明	19	1.4	1.4	68.0	石决明	23	1.2	1.2	65.2
26	地龙	18	1.4	1.4	69.3	地龙	22	1.1	1.1	66.4
27	桑寄生	16	1.2	1.2	70.5	桑寄生	19	1.0	1.0	67.4
28	杜仲	15	1.1	1.1	71.7	杜仲	19	1.0	1.0	68.4
29	夜交藤	14	1.1	1.1	72.7	夜交藤	17	0.9	0.9	69.2
30	栀子	14	1.1	1.1	73.8	栀子	15	0.8	0.8	70.0
31	柴胡	13	1.0	1.0	74.7	柴胡	16	0.8	0.8	70.9

（续上表）

		传统经典方剂用药					自拟方剂用药			
32	竹茹	12	0.9	0.9	75.6	竹茹	16	0.8	0.8	71.7
33	益母草	11	0.8	0.8	76.5	益母草	12	0.6	0.6	72.3
34	枸杞	10	0.8	0.8	77.2	枸杞	13	0.7	0.7	73.0
35	山药	9	0.7	0.7	77.9	山药	14	0.7	0.7	73.7
36	生地	9	0.7	0.7	78.6	生地	11	0.6	0.6	74.3
37	升麻	9	0.7	0.7	79.2	升麻	12	0.6	0.6	74.9
38	茯神	9	0.7	0.7	79.9	茯神	10	0.5	0.5	75.4
39	酸枣仁	8	0.6	0.6	80.5	酸枣仁	9	0.5	0.5	75.9
40	威灵仙	7	0.5	0.5	81.1	威灵仙	12	0.6	0.6	76.5
41	石菖蒲	7	0.5	0.5	81.6	石菖蒲	10	0.5	0.5	77.0
42	菊花	7	0.5	0.5	82.1	菊花	10	0.5	0.5	77.6
43	鸡血藤	7	0.5	0.5	82.6	鸡血藤	10	0.5	0.5	78.1
44	胆南星	7	0.5	0.5	83.2	胆南星	12	0.6	0.6	78.7
45	牡蛎	7	0.5	0.5	83.7	牡蛎	12	0.6	0.6	79.3
46	枳壳	7	0.5	0.5	84.2	枳壳	9	0.5	0.5	79.8
47	蔓荆子	7	0.5	0.5	84.7	蔓荆子	8	0.4	0.4	80.2
48	山茱萸	7	0.5	0.5	85.3	山茱萸	10	0.5	0.5	80.7
49	龙骨	6	0.5	0.5	85.7	龙骨	10	0.5	0.5	81.3
50	何首乌	6	0.5	0.5	86.2	何首乌	9	0.5	0.5	81.7
51	枳实	6	0.5	0.5	86.6	枳实	8	0.4	0.4	82.2
52	鳖甲	6	0.5	0.5	87.1	鳖甲	5	0.3	0.3	82.4
53	僵蚕	5	0.4	0.4	87.4	僵蚕	9	0.5	0.5	82.9
54	远志	5	0.4	0.4	87.8	远志	7	0.4	0.4	83.2
55	麻黄	5	0.4	0.4	88.2	麻黄	6	0.3	0.3	83.6
56	龟板	5	0.4	0.4	88.6	龟板	6	0.3	0.3	83.9

(续上表)

	传统经典方剂用药					自拟方剂用药			
57	黄柏	5	0.4	0.4	88.9	黄柏	6	0.3	0.3	84.2
58	独一味	5	0.4	0.4	89.3	独一味	5	0.3	0.3	84.4
59	羌活	4	0.3	0.3	89.6	羌活	9	0.5	0.5	84.9
60	细辛	4	0.3	0.3	89.9	细辛	7	0.4	0.4	85.3
61	菟丝子	4	0.3	0.3	90.2	菟丝子	7	0.4	0.4	85.6
62	鹿角胶	4	0.3	0.3	90.5	鹿角胶	6	0.3	0.3	86.0
63	桔梗	4	0.3	0.3	90.8	桔梗	5	0.3	0.3	86.2
64	人参	4	0.3	0.3	91.1	人参	5	0.3	0.3	86.5
65	丹皮	4	0.3	0.3	91.4	丹皮	5	0.3	0.3	86.7
66	木香	4	0.3	0.3	91.7	木香	4	0.2	0.2	86.9
67	龙眼肉	4	0.3	0.3	92.0	龙眼肉	4	0.2	0.2	87.1
68	全蝎	3	0.2	0.2	92.3	全蝎	9	0.5	0.5	87.6
69	防风	3	0.2	0.2	92.5	防风	6	0.3	0.3	87.9
70	代赭石	3	0.2	0.2	92.7	代赭石	5	0.3	0.3	88.2
71	郁金	3	0.2	0.2	92.9	郁金	5	0.3	0.3	88.4
72	秦艽	3	0.2	0.2	93.2	秦艽	5	0.3	0.3	88.7
73	珍珠母	3	0.2	0.2	93.4	珍珠母	4	0.2	0.2	88.9
74	三七	3	0.2	0.2	93.6	三七	4	0.2	0.2	89.1
75	防己	3	0.2	0.2	93.8	防己	4	0.2	0.2	89.3
76	橘红	3	0.2	0.2	94.1	橘红	3	0.2	0.2	89.5
77	砂仁	3	0.2	0.2	94.3	砂仁	3	0.2	0.2	89.6
78	黄连	3	0.2	0.2	94.5	黄连	3	0.2	0.2	89.8
79	白蒺藜	2	0.2	0.2	94.7	白蒺藜	6	0.3	0.3	90.1
80	木瓜	2	0.2	0.2	94.8	木瓜	7	0.4	0.4	90.5
81	蜈蚣	2	0.2	0.2	95.0	蜈蚣	5	0.3	0.3	90.7

（续上表）

	传统经典方剂用药					自拟方剂用药			
82	穿山甲	2	0.2	0.2	95.1	穿山甲	4	0.2	0.2	90.9
83	太子参	2	0.2	0.2	95.3	太子参	4	0.2	0.2	91.2
84	独活	2	0.2	0.2	95.4	独活	3	0.2	0.2	91.3
85	没药	2	0.2	0.2	95.6	没药	3	0.2	0.2	91.5
86	肉苁蓉	2	0.2	0.2	95.7	肉苁蓉	4	0.2	0.2	91.7
87	夏枯草	2	0.2	0.2	95.9	夏枯草	4	0.2	0.2	91.9
88	延胡索	2	0.2	0.2	96.0	延胡索	4	0.2	0.2	92.1
89	仙鹤草	2	0.2	0.2	96.2	仙鹤草	2	0.1	0.1	92.2
90	柏子仁	2	0.2	0.2	96.3	柏子仁	2	0.1	0.1	92.3
91	藁本	2	0.2	0.2	96.5	藁本	2	0.1	0.1	92.4
92	鹿衔草	2	0.2	0.2	96.6	鹿衔草	2	0.1	0.1	92.5
93	附子	2	0.2	0.2	96.8	附子	2	0.1	0.1	92.6
94	老葱	2	0.2	0.2	96.9	老葱	2	0.1	0.1	92.7
95	黄酒	2	0.2	0.2	97.1	黄酒	2	0.1	0.1	92.8
96	青蒿	2	0.2	0.2	97.2	青蒿	1	0.1	0.1	92.9
97	骨碎补	1	0.1	0.1	97.3	骨碎补	6	0.3	0.3	93.2
98	土鳖虫	1	0.1	0.1	97.4	土鳖虫	4	0.2	0.2	93.4
99	川乌	1	0.1	0.1	97.4	川乌	4	0.2	0.2	93.6
100	香附	1	0.1	0.1	97.5	香附	4	0.2	0.2	93.8
101	姜黄	1	0.1	0.1	97.6	姜黄	3	0.2	0.2	94.0
102	水蛭	1	0.1	0.1	97.7	水蛭	3	0.2	0.2	94.1
103	乳香	1	0.1	0.1	97.7	乳香	3	0.2	0.2	94.3
104	苍术	1	0.1	0.1	97.8	苍术	3	0.2	0.2	94.4
105	五味子	1	0.1	0.1	97.9	五味子	3	0.2	0.2	94.6
106	续断	1	0.1	0.1	98.0	续断	3	0.2	0.2	94.7

（续上表）

		传统经典方剂用药				自拟方剂用药			
107	女贞子	1	0.1	0.1	98.0	女贞子	2	0.1	0.1	94.9
108	山楂	1	0.1	0.1	98.1	山楂	2	0.1	0.1	95.0
109	路路通	1	0.1	0.1	98.2	路路通	2	0.1	0.1	95.1
110	白芥子	1	0.1	0.1	98.3	白芥子	2	0.1	0.1	95.2
111	磁石	1	0.1	0.1	98.3	磁石	2	0.1	0.1	95.3
112	红参	1	0.1	0.1	98.4	红参	2	0.1	0.1	95.4
113	肉桂	1	0.1	0.1	98.5	肉桂	1	0.1	0.1	95.4
114	天花粉	1	0.1	0.1	98.6	天花粉	1	0.1	0.1	95.5
115	瓜蒌	1	0.1	0.1	98.6	瓜蒌	1	0.1	0.1	95.5
116	白附子	1	0.1	0.1	98.7	白附子	1	0.1	0.1	95.6
117	草豆蔻	1	0.1	0.1	98.8	草豆蔻	1	0.1	0.1	95.6
118	吴茱萸	1	0.1	0.1	98.9	吴茱萸	1	0.1	0.1	95.7
119	紫河车	1	0.1	0.1	98.9	紫河车	2	0.1	0.1	95.8
120	天门冬	1	0.1	0.1	99.0	天门冬	2	0.1	0.1	95.9
121	绿豆衣	1	0.1	0.1	99.1	绿豆衣	1	0.1	0.1	95.9
122	玉竹	1	0.1	0.1	99.2	玉竹	1	0.1	0.1	96.0
123	石斛	1	0.1	0.1	99.2	石斛	1	0.1	0.1	96.0
124	苍耳子	1	0.1	0.1	99.3	苍耳子	1	0.1	0.1	96.1
125	覆盆子	1	0.1	0.1	99.4	覆盆子	1	0.1	0.1	96.2
126	连翘	1	0.1	0.1	99.5	连翘	1	0.1	0.1	96.2
127	薄荷	1	0.1	0.1	99.5	薄荷	1	0.1	0.1	96.3
128	知母	1	0.1	0.1	99.6	知母	1	0.1	0.1	96.3
129	五灵脂	1	0.1	0.1	99.7	五灵脂	1	0.1	0.1	96.4
130	青葙子	1	0.1	0.1	99.8	青葙子	1	0.1	0.1	96.4
131	龙胆草	1	0.1	0.1	99.8	龙胆草	1	0.1	0.1	96.5

（续上表）

		传统经典方剂用药					自拟方剂用药			
132	干姜	1	0.1	0.1	99.9	干姜	1	0.1	0.1	96.5
133	沙参	1	0.1	0.1	100.0	沙参	1	0.1	0.1	96.6
…	…	…	…	…	…	…	…	…	…	…
合计		1 330	100.0	100.0	100.0		1 921	100.0	100.0	100.0

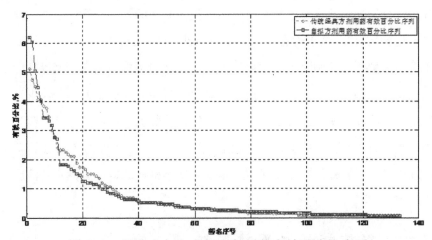

图 5-2　经典方剂和自拟方剂用药有效百分比序列

由于两个序列（传统经典方剂和自拟方剂）在 133 之后有效百分比很小且均为 0.1%，而在前 133 味中药上具有明显的差异性，因此选取前 133 味中药，计算两个序列的皮尔逊相关系数。见表 5-9 和图 5-2。

在 MATLAB R2012b 中编写程序，计算两个序列的皮尔逊相关系数。结果分析：两个序列的皮尔逊相关系数为 0.981 5，接近于 1，说明两个序列高度线性正相关。提示主要组方用药基本一致，自拟方剂中的主要药物应用组方和经方方剂用药无差异。

第四节 中医临床证型与中药治疗规律

一、中医临床常见证型

在对纳入的文献证型分布研究中，频数居于前列的证型依次为气血两虚、肝肾阴虚（虚火）、肝阳上亢（上扰）（亢盛）、痰瘀互结（搏）、痰浊（阻滞）（凝聚）、气滞血瘀、痰湿阻络（痹），而在后四种证型中，从"痰"分型占了3种，分别是痰瘀互结（搏）、痰浊（阻滞）（凝聚）、痰湿阻络（痹），三者合计频数36，高于排在第一位的气血两虚型（30）。应进一步说明，痰证在椎动脉型颈椎病中是一类重要证型。椎动脉型颈椎病实证证型以肝阳上亢（上扰）（亢盛）、痰瘀互结（搏）、痰浊（阻滞）（凝聚）为主，虚证证型以气血两虚、肝肾阴虚（虚火）为主。另外，从数据得出，从"肝（胆）"分证型的频数远高于其他脏腑，在临床上较为常见，从一个侧面印证了诸多医家"从肝论治"的临床意义。由此可见，椎动脉型颈椎病的辨证关键是分清虚实、辨明脏腑。

二、用药频数与用药框架

椎动脉型颈椎病的治疗用药广泛，这也在一定程度上反映了其证型的复杂性和遣药组方的多样性。经用药频数数理分析得出，现代临床治疗核心药物为：川芎、葛根、天麻、当归、甘草、半夏、白芍、茯苓、丹参、白术、黄芪、陈皮、钩藤、红花、赤芍、牛膝、熟地。其组方药类集中于补虚药、活血化瘀药、解表药、平肝息风药、化痰止咳平喘药、利水渗湿药、理气药等。上述药物的应用应该是中药治疗椎动脉型颈椎病的基本用药框架。

三、中药组方特点

（一）经典方剂的加减应用

在传统经典方剂的应用中，居于前10位的方剂为：半夏白术天麻汤、天麻钩藤饮、补阳还五汤、温胆汤、葛根汤、归脾汤、四物汤、桃红四物汤、益气聪明汤等占累计频数的 87.3%，半夏白术天麻汤出自清代程国彭著《医学心悟》："眩，谓眼黑，晕者，头旋也，古称头晕眼花是也。……有湿痰壅遏者一，书云'头眩眼花，非天麻、半夏不除是也，半夏白术天麻汤主之'……此治眩之大法也。"其功效为燥湿化痰，平肝息风。天麻钩藤饮出自胡光慈《中医内科杂病证治新义》："高血压，头痛，晕眩，失眠。"功效为平肝熄风，清热活血，补益肝肾。补阳还五汤出自清代王清任《医林改错·卷下·瘫痿论》功效：补气活血通络。前三首方剂从化痰、息风、祛瘀、补气等方面论治，充分体现从痰、瘀、虚为主论治该病的遣方用药特点。前 10 首方剂中，也充分体现了该病的临床特点和用药特点。

（二）自拟方组方用药与经方组方用药之间无显著性差别

分析数据得出，自拟方剂组方药物与传统经典方剂组方药物之间有些必然联系，自拟治疗组方用药与经典方剂组方用药主要用药基本相同。两者在实际应用中无显著性差异。因此，在临床应用中首先应以传统经典方剂为切入点，这主要是因为传统经典方剂古代医家有前期的实践经验，进行过多临床的反复验证，在理论基础、临床应用方面具有不可比拟的优势和特点。其次，自拟单首方剂用药味数平均为 11.3 ± 3.4 味，最多 23 味，最少 1 味。传统经典方剂单首方剂用药味数平均为 10.8 ± 2.8 味，最多 18 味，最少 5 味。一首方剂用药味数过多，易导致治疗点的分散，更容易丢失君、臣、佐、使的组方原则。如果用药味数太少，又不利于整体审察，辨证论治，从而失去中医的整体观和辨证论治的特点和优势。

四、用药内涵剖析

从虚论治：五脏、肝血虚，脾气虚，肾气虚、气血两虚。"虚则补之"，主要体现在补虚药（补气、补阳、补血、补阴）的应用上。证候分析中，属"虚"证候中的"气血两虚"和"肝肾阴虚（虚火）"在临床中较为常见。因此，从"虚"论治椎动脉型颈椎病占据着比较重要的地位。临床证型中亦以气血两虚为第一证候。

从实论治：包括痰、瘀、湿、血。"实则泻之"、"瘀则化之"主要体现在活血化瘀药、解表药、清热药、祛风湿药、平肝息风药、化痰止咳平喘、理气药、安神药、化湿药等的应用上。临床证型也集中体现在肝阳上亢（上扰）（亢盛）、痰瘀互结（搏）、痰浊（阻滞）（凝聚）等证候中。亦有学者依据中医瘀血学说和经络学说的理论，应用瘀血阻络理论复制家兔椎动脉型颈椎病模型，说明瘀血阻络是本病发生的一个重要因素。

从经论治：用药中主要责之于肝、脾二经。肝经属肝，络胆，与肺、胃、肾、脑有联系。肝脉上行者循喉咙，连目系，上出额至巅顶，本经经气不利则巅顶痛，咽干，眩晕；肝主疏泄，肝气郁结，郁而化火则口苦，情志抑郁或易怒。脾经属脾，络胃，上膈，挟咽，连舌本，散舌下。脾经失调，运化功能减弱，痰饮阻滞或精微物质无以上荣。归经用药，具有较强的针对性，亦是充分发挥中药的优势及靶向作用。

组方固定：通过自拟方剂用药与传统经典方剂用药的组方药物对比分析，两者在组方用药上无显著性差异。故而，在临床上，最优的方案是选择传统经方进行加减应用。

综上所述，得出以下结论：

(1) 椎动脉型颈椎病的遣方用药特点是有规律可循。首先，在辨证的基础上主要是通过传统经典方剂的加减应用来治疗椎动脉型颈椎病，如较为常用的半夏白术天麻汤、天麻钩藤饮、补阳还五汤、温胆汤、葛根汤、归脾汤、四物汤等。其次，在选择用药时，补虚药、活血化瘀药、清热药、祛风湿药、平肝息风药、化痰止咳平喘药、理气药等中药为常选用药。最后，从所选药物归经分析来看，归肝经、脾经的中药累积频率占了55%，主要印证了"从肝论治"、"从痰论治"、"从虚论治"椎动脉型颈椎病的临床理论与实践的统一。

(2) 椎动脉型颈椎病可主要分5型辨证施治，关键是分清虚实、辨明脏腑。从前面数据可以看出，气血两虚、肝肾阴虚（虚火）、肝阳上亢（上扰）（亢盛）、痰瘀互结（搏）、痰浊（阻滞）（凝聚）、气滞血瘀、痰湿阻络（痹）、气虚血瘀、痰湿中阻等9种些分型累积频率占了75%，其他部分分型亦可聚类于"虚"、"痰"、"瘀"、"火"等方面。因此，对于椎动脉型颈椎病的分型治疗可以从气血两虚、肝肾阴虚（虚火）、肝阳上亢（上扰）（亢盛）、痰瘀互结（搏）、痰浊（阻滞）（凝聚）5型为主辨证施治。

（3）临床治疗组方时应选择传统经典方剂进行加减应用。

（4）中药治疗椎动脉型颈椎病的作用机制。

中药作用机理主要是：①降低血液黏度，改善血液流变学特性，缓解颈性眩晕；②改善微循环，并抑制炎性介质的产生及其反应，消除局部充血水肿，松解受压组织；③扩张椎动脉、基底动脉，降低血管阻力，增加椎动脉、基底动脉的血流量，改善大脑供血；④影响微观分子正效应，改善疾病发展与转归。如血浆内皮素（ET）、降钙素基因相关肽（CGRP）、神经肽Y（NPY）等。

（5）中药治疗椎动脉型颈椎病对现代临床的指导意义。通过明确中药治疗椎动脉型颈椎病的遣方用药特点分析，中医临床证候主要分型探讨，进一步明确中药治疗椎动脉型颈椎病的策略选择，充分发挥中药治疗椎动脉型颈椎病的优势，整体审查，辨证论治。为中药治疗椎动脉型颈椎病制定标准化、程序化、规范化路径做了基础工作。有效开展中药组方与中医临床证型匹配规律化研究。注重年龄体质差异的辨治。青年人多见于实证，以风、痰、瘀为主，老年人多见于虚证，以气血、脏腑虚衰为主。

五、现代研究概况及展望

（1）统一证型，建立中医临床分型标准及症状标准。建立CSA中医临床分型、证候标准、症状标准，为规范临床治疗标准化路径做好基础工作。探索中药治疗对中医证型的疗效评价。重视研究中药治疗椎动脉型颈椎病的干预机制，治疗中更加注重辨证论治，将中药的治疗与指动脉型颈椎病的中医证型相结合，探索中药治疗与临床证型匹配规律研究，使中药治疗椎动脉型颈椎病更系统、更优化、更细致、更高效。

（2）建立方药疗效中医症状学评价指标及评价动物模型的标准，促进方药药效评价和微观领域的研究。

（3）将"治未病"思想融入椎动脉型颈椎病诊疗过程中。贯彻未病先防，养生固本的思想；已病早治，扶正祛邪，坚持"五早"（早发现、早诊断、早治疗、早康复、早受益）方针；既病防变，标本兼治，积极控制病情发展；愈后防复，择时防发，注重整体调养。"治未病"思想体现了中医学治疗疾病的特点和优势，在当今卫生方针向"以预防为主、防治重心前移"转变的前提下，在 CSA 和其他慢性病防治中深刻理解和运用"治未病"思想，不仅可提高疾病早期防治和全民健康水平，而且对于拓展中医学学术发展具有重大意义。

参考文献

[1] 潘之清. 实用脊柱病学 [M]. 济南: 山东科学技术出版社, 1996: 306.

[2] [明] 龚廷贤. 万病回春 [M]. 北京: 人民卫生出版社, 1994: 216.

[3] 任绍林. 从肝风论治眩晕 [J]. 光明中医, 2008, 23 (8): 1145.

[4] 水文霞. 脾胃升降理论在颈性眩晕中的应用 [J]. 浙江临床医学, 2000, 2 (2): 29-30.

[5] 张杰, 谢映红, 郭春媛. 李德新从脾虚论治眩晕经验 [J]. 辽宁中医杂志, 2005, 32 (6): 519.

[6] 李采宁. 椎动脉型颈椎病的病因病机与治疗进展 [J]. 中医正骨, 2008, 20 (2): 66-67.

[7] 史达, 孙银娣, 张平安, 等. 椎动脉型颈椎病发病机制的中西医研究进展 [J]. 颈腰痛杂志, 2011, 32 (1): 60-61.

[8] 董万涛, 宋敏, 邓强. 从虚痰瘀论治椎动脉型颈椎病探析 [J]. 甘肃中医, 2008, 21 (2): 2-3.

[9] 严培军, 黄桂成. 椎晕宁治疗椎动脉型颈椎病痰湿阻滞证的临床研究 [J]. 辽宁中医杂志, 2008, 36 (8): 1179.

[10] 杨利侠, 朱西杰. 北京名医孔伯华先生运用桑寄生特色探析 [J]. 四川中医, 2004, 22 (8): 1-2.

[11] 魏毅, 梁伟雄, 陈炳坤, 等. 椎动脉型颈椎病中医证候分布规律的临床流行病学调查 [J]. 新中医, 2007, 39 (7): 47-48.

[12] 中华人民共和国卫生部. 中药新药临床研究指导原则 [S]. 北京: 中国医药科技出版社, 2002: 346-349.

[13] 中华人民共和国中医药管理局. 中医病证诊断疗效标准 [S]. 北京: 南京大学出版社, 1994: 189-190.

[14] 王晓红, 丁明甫, 何成奇, 等. 颈椎病颈椎功能评定表 [J]. 华西医学, 2003, 18 (1): 35-36.

[15] 魏毅, 梁伟雄, 蔡业峰. 椎动脉型颈椎病功能评定量表初步建立 [J]. 中国康复医学杂志, 2003, 18 (7): 410.

[16] 尹烨, 王净净. 中医药治疗颈性眩晕的 Meta 分析 [J]. 湖南中医药大学

学报,2009,29(2):72-75.

[17] 秦灵芝. 颈性眩晕治疗的特点和疗效分析[J]. 中国医疗前沿,2010,5(19):23-24.

[18] 孔林. 中药塌渍治疗颈性眩晕疗效观察[J]. 中医临床研究杂志,2013,5(10):104-105.

[19] 万于军,陈欣童,梁云花. 中药汽化热疗并辨证论治治疗颈性眩晕疗效观察[J]. 中国中医急症,2007,16(8):930-931.

[20] 邹永英,曹少华,陆湖清,等. 特定穴位注射当归注射液治疗颈性眩晕的临床研究[J]. 中国医学创新,2012,9(5):104-105.

[21] 王晓东. 温灸百会穴和颈段夹脊穴治疗颈性眩晕60例[J]. 中医研究,2007,20(1):51.

[22] 宋敏,徐乐勤,蒋宜伟. 活血定眩丸的抗炎与镇痛作用研究[J]. 甘肃中医学院学报,2008,25(4):3.

[23] 康乐. 眩晕方治疗椎动脉型颈椎病痰浊中阻证30例临床观察[J]. 中医药导报,2011,17(6):23-25.

[24] 李引刚. 李彦民主任医师治疗颈性眩晕经验[J]. 辽宁中医药大学,2010,12(5):14-15.

[25] 魏佳军,章军建,肖劲松. 颈性眩晕患者血浆内皮素和降钙素基因相关肽测定的临床意义[J]. 卒中与神经疾病,2005,12(1):38-39.

[26] 刘书勇,苏丽婷. 眩晕宁对颈性眩晕患者血浆内皮素和降钙素的影响[J]. 中国全科医学,2010,13(2):199-200.

[27] 康永生,高延征. 颈性眩晕与神经肽Y相关性研究[J]. 中华实用诊断与治疗杂志,2011,25(11):1041-1042.

[28] 邢燕玲,焦扬. 中药内服配合艾灸对椎动脉型颈椎病患者血浆内皮素及降钙素基因相关肽含量的影响[J]. 时珍国医国药,2008,19(1):185-187.

[29] 李会敏,王德超,杨信才. 中药离子导入对颈性眩晕患者血浆降钙素基因相关肽的影响[J]. 中国中西医结合急救杂志,2003,10(2):78-79.

[30] 宋敏，温孝明，郭成龙，等．活血定眩丸对治疗椎动脉型颈椎病血液流变学的影响 [J]．时珍国医国药，2013，24（9）：2167-2168．

[31] 董万涛，宋敏，吕泽斌，等．活血定眩胶囊治疗椎动脉型颈椎病临床疗效评价 [J]．中国中医药信息杂志，2014，21（1）：33-35．

[32] 中华人民共和国中医药管理局．中华人民共和国国家标准·中医临床诊疗术语 [S]．北京：中华人民共和国国家中医药管理局颁发，1997．

[33] 蔡加，林春秀．颈性眩晕的中医辨证分型与脑血流动力学关系的观察 [J]．赣南医学院学报，2007，27（2）：226-227．

[34] 刘传，程常福，王嵘．眩晕宁颗粒剂治疗颈性眩晕 70 例疗效观察 [J]．实用心脑肺血管病杂志，2010，18（1）：24-25．

[35] 安玉芳．滕义和教授治疗颈性眩晕验案举隅 [J]．中医药信息，2009，26（6）：80-81．

[36] 谢高华．颈眩方治疗颈性眩晕 [J]．中医临床研究，2011，3（12）：71-72．

[37] 皮后炎．颈性眩晕治验 3 则 [J]．中国中医药信息杂志，2008，15（11）：82-83．

[38] 占春平．颈性眩晕的辨证论治 [J]．中国中医药现代远程教育，2012，10（17）：108-109．

[39] 刘金山，卫四来．加味温胆汤治疗颈性眩晕疗效观察 [J]．辽宁中医药大学学报，2009，11（1）：104-105．

[40] 徐薇薇．活血通络法治疗颈性眩晕 52 例观察 [J]．中医药临床杂志，2008，20（2）：122-123．

[41] 黄业芳．化痰活血益脑方治疗颈性眩晕 45 例临床疗效观察 [J]．新中医，1998，30（3）：22-23．

[42] 桑晓文．何洪阳教授治疗颈性眩晕经验 [J]．四川中医，2006，24（6）：5-6．

[43] 刘佳林．辨证治疗颈性眩晕 80 例疗效观察 [J]．湖南中医药导报，2003，9（11）：30-31．

[44] 吕国强，李松强．辨证分型治疗颈性眩晕 56 例 [J]．浙江中西医结合杂志，

2006, 16 (3) : 146-147.

[45] 许毅强. 八珍汤加味治疗气血亏虚型颈性眩晕 51 例疗效观察 [J]. 实用中西医结合临床, 2010, 10 (2) : 49-50.

[46] 梁永革, 杨波, 李洪钊, 等. 辨证分型治疗颈性眩晕疗效观察 [J]. 中医正骨, 2009, 21 (9) : 39-40.

[47] 倪进军. 辨证与辨病结合治疗颈性眩晕 180 例 [J]. 河南中医药学刊, 2001, 16 (2) : 32-33.

[48] 樊金鹏. 定眩汤加味治疗颈性眩晕临床观察 [J]. 医药论坛杂志, 2007, 28 (1) : 114-115.

[49] 苏洪源. 辨证治疗颈性眩晕 520 例分析 [J]. 中国中医急症, 2005, 14 (6): 583-584.

[50] 蔡家璧, 徐丽华. 颈性眩晕辨治 5 法 [J]. 河南中医, 2006, 26 (12) : 75-76.

[51] 盛正和. 颈性眩晕的中医辨治 [J]. 广西中医学院学报, 2003, 6 (3) : 37-38.

[52] 吴爱民. 理升降法治疗颈性眩晕症 [J]. 辽宁中医药大学学报, 2009, 11 (3) : 24-25.

[53] 范汉淮. 中医辨证治疗颈性眩晕 44 例 [J]. 陕西中医, 2006, 27 (1) : 65-66.

[54] 刘玲霞. 中医辨证治疗颈性眩晕 [J]. 湖北中医杂志, 2000, 22（8）: 28-29.

[55] 成建国. 半夏白术天麻汤合天麻钩藤饮加减治疗椎动脉型颈椎病 30 例临床观察 [J]. 中医药导报, 2010, 16 (10) : 41-42.

[56] 李文彦. 半夏白术天麻汤加味治疗椎动脉型颈椎病的疗效观察 [J]. 中国医疗前沿, 2010, 5 (18) : 43-44.

[57] 方晓明. 辨证分型治疗椎动脉型颈椎病 128 例 [J]. 时珍国医国药, 2001, 12 (10) : 933.

[58] 刘晋熹. 辨证分型治疗椎动脉型颈椎病的疗效观察 [J]. 中国医药指南,

2012, 10 (30): 253-254.

[59] 许卫国. 辨证分型治疗椎动脉型颈椎病临床观察 [J]. 中医药临床杂志, 2011, 23 (6): 540-541.

[60] 王庆来. 辨证结合活血化瘀法治疗椎动脉型颈椎病43例 [J]. 浙江中医杂志, 2009, 44 (4): 283-284.

[61] 陈培龙, 罗列波. 辨证论治椎动脉型颈椎病146例疗效观察 [J]. 辽宁中医药大学学报, 2010, 12 (2): 138-139.

[62] 乐北治, 胡建岳, 章明. 辨证治疗椎动脉型颈椎病147例临床观察 [J]. 浙江中医学院学报, 1997, 21 (6): 13.

[63] 廖信祥. 辨证治疗椎动脉型颈椎病204例 [J]. 按摩与导引, 2008, 24 (9): 28-29.

[64] 吴弢, 高翔, 施杞, 等. 辨证治疗椎动脉型颈椎病 [J]. 中医文献杂志, 2004, (2): 53.

[65] 张志海, 黄宏兴, 万雷, 等. 补肾健脾活血方治疗椎动脉型颈椎病疗效观察 [J]. 新中医, 2011, 43 (3): 47-48.

[66] 王素红, 周美玲. 葛根饮治疗椎动脉型颈椎病疗效观察(摘要)[J]. 济宁医学院学报, 2008, 31 (2): 171-172.

[67] 周奎龙, 马勇. 国医大师周仲瑛椎动脉型颈椎病治验 [J]. 中国中医骨伤科杂志, 2012, 20 (12): 63-64.

[68] 张月林. 加味葛根汤治疗寒湿痹阻型椎动脉型颈椎病80例 [J]. 江苏中医药, 2004, 25 (5): 38-39.

[69] 苏红光, 张慧敏. 加味天麻钩藤饮治疗椎动脉型颈椎病30例疗效观察 [J]. 中国民族民间医药, 2009, (15): 97-98.

[70] 郭丽, 贾凤兰. 加味天麻胶囊治疗椎动脉型颈椎病60例疗效观察 [J]. 求医问药(下半月), 2011, 9 (12): 529-530.

[71] 李飞跃, 李中伟. 名老中医李国衡治疗椎动脉型颈椎病的经验 [J]. 中医正骨, 1996, 8 (3): 19-20.

[72] 杨广野, 刘光华. 舒颈汤治疗椎动脉型颈椎病80例报告 [J]. 中医正骨,

2006, 18 (8)：52-53.

[73] 张睿. 四物汤为主治疗椎动脉型颈椎病26例观察 [J]. 实用中医药杂志, 2005, 21 (10)：592.

[74] 孙西霞, 杨芳. 运用仲景法辨证论治椎动脉型颈椎病的临床体会 [J]. 河南中医, 2012, 32 (7)：802-803.

[75] 蔺卓华. 泽泻汤加减治疗椎动脉型颈椎病 [J]. 医药论坛杂志, 2009, 30 (2)：91-92.

[76] 冯少玲, 卢君仁. 中药辨证治疗椎动脉型颈椎病 [J]. 江西中医药, 2003, 34 (5)：23.

[77] 包力, 曹广斌, 孙超文, 等. 中药治疗椎动脉型颈椎病的彩超疗效观察 [J]. 中医药学报, 1995, (3)：35.

[78] 昝韬. 中药治疗椎动脉型颈椎病临床观察 [J]. 湖北中医杂志, 2001, 23 (12)：21-22.

[79] 李俊海, 王庆甫. 椎动脉型颈椎病中医证型及治疗概况 [J]. 北京中医药大学学报中医临床版, 2005, 12 (2)：41-42.

[80] 陈永智, 韩力. 椎动脉型颈椎病的辨证施治 [J]. 中国社区医师：综合版, 2006, 8 (21)：7.

[81] 邱德华, 朱素珍, 石仰山, 等. 椎脉回春汤治疗椎动脉型颈椎病162例 [J]. 辽宁中医杂志, 1997, 13 (5)：17-18.

[82] 高学敏. 中药学 [M]. 2版. 北京：中国中医药出版社, 2007.

[83] 温国伟, 胡晓梅, 杨松涛, 等. 应用瘀血阻络理论复制家兔椎动脉型颈椎病模型 [J]. 成都中医药大学学报, 2005, (1)：50-52.

[84] 戚记伟, 全仁夫. 中医药治疗椎动脉型颈椎病近况. 云南中医中药杂志 [J]. 2009, 30 (9)：66-68.

[85] 李泽佳, 宋敏, 唐宝明. 基于"治未病"思想探讨椎动脉型颈椎病的防治思路 [J]. 中国中医骨伤科杂志, 2013, 21 (3)：64-66.

[86] 薛明新, 宋永伟, 主编. 颈椎病防治指南 [M]. 北京：九州出版社, 2009.12

[87] 仲卫红,郑其开,林建平,等.颈椎病功能障碍康复评定的探讨[J].中国康复杂志,2014,(29):4:331-334.

[88] 张彦军,朱焕平,颜春鲁,等.脊柱骨科疾病的中西医治疗与康复[M].上海:第二军医大学出版社,2014.